国家卫生和计划生育委员会"十二五"规划教材
全国中医药高职高专院校教材
全国高等医药教材建设研究会规划教材
供医疗美容技术专业用

美容保健技术

第 2 版

主　编　陈景华

副主编　胡　玲　廖　燕

编　委　（按姓氏笔画为序）

刘　波（辽宁卫生职业技术学院）

李　嘉（湖南中医药高等专科学校）

辛　桐（山东中医药高等专科学校）

陈景华（黑龙江中医药大学佳木斯学院）

武琴琴（安徽中医药高等专科学校）

胡　玲（重庆三峡医药高等专科学校）

黄昕红（黑龙江中医药大学佳木斯学院）

廖　燕（江西中医药高等专科学校）

人民卫生出版社

图书在版编目（CIP）数据

美容保健技术 / 陈景华主编 . —2 版 . —北京：人民卫生
出版社，2014

ISBN 978-7-117-19006-0

Ⅰ.①美… Ⅱ.①陈… Ⅲ.①美容 – 中医学 – 高等职业教
育 – 教材 Ⅳ.①R275②TS974.1

中国版本图书馆 CIP 数据核字（2014）第 112037 号

| 人卫社官网 | www.pmph.com | 出版物查询，在线购书 |
| 人卫医学网 | www.ipmph.com | 医学考试辅导，医学数据库服务，医学教育资源，大众健康资讯 |

美容保健技术
第 2 版

主　　编：陈景华
出版发行：人民卫生出版社（中继线 010-59780011）
地　　址：北京市朝阳区潘家园南里 19 号
邮　　编：100021
E - mail：pmph @ pmph.com
购书热线：010-59787592　010-59787584　010-65264830
印　　刷：三河市博文印刷有限公司
经　　销：新华书店
开　　本：787 × 1092　1/16　印张：15
字　　数：374 千字
版　　次：2010 年 7 月第 1 版　2014 年 7 月第 2 版
　　　　　2018 年 10 月第 2 版第 4 次印刷（总第 6 次印刷）
标准书号：ISBN 978-7-117-19006-0/R·19007
定　　价：30.00 元
打击盗版举报电话：010-59787491　E-mail：WQ @ pmph.com
（凡属印装质量问题请与本社市场营销中心联系退换）

《美容保健技术》网络增值服务编委会名单

主　编　陈景华

副主编　胡　玲　廖　燕　黄昕红

编　委　(按姓氏笔画为序)

刘　波(辽宁卫生职业技术学院)

李　嘉(湖南中医药高等专科学校)

辛　桐(山东中医药高等专科学校)

陈景华(黑龙江中医药大学佳木斯学院)

武琴琴(安徽中医药高等专科学校)

胡　玲(重庆三峡医药高等专科学校)

黄昕红(黑龙江中医药大学佳木斯学院)

廖　燕(江西中医药高等专科学校)

全国中医药高职高专国家卫生和计划生育委员会规划教材
第三轮修订说明

全国中医药高职高专卫生部规划教材第 1 版(6 个专业 63 种教材)2005 年 6 月正式出版发行,是以安徽、湖北、山东、湖南、江西、重庆、黑龙江等 7 个省市的中医药高等专科学校为主体,全国 20 余所中医药院校专家教授共同编写。该套教材首版以来及时缓解了中医药高职高专教材缺乏的状况,适应了中医药高职高专教学需求,对中医药高职高专教育的发展起到了重要的促进作用。

为了进一步适应中医药高等职业教育的快速发展,第 2 版教材于 2010 年 7 月正式出版发行,新版教材整合了中医学、中药、针灸推拿、中医骨伤、护理等 5 个专业,其中将中医护理学专业名称改为护理;新增了医疗美容技术、康复治疗技术 2 个新专业的教材。全套教材共 86 种,其中 38 种教材被教育部确定为普通高等教育"十一五"国家级规划教材。第 2 版教材由全国 30 余所中医药院校专家教授共同参与编写,整个教材编写工作彰显了中医药特色,突出了职业教育的特点,为我国中医药高等职业教育的人才培养作出了重要贡献。

在国家大力推进医药卫生体制改革,发展中医药事业和高等中医药职业教育教学改革的新形势下,为了更好地贯彻落实《国家中长期教育改革和发展规划纲要(2010-2020)》和《医药卫生中长期人才发展规划(2011-2020)》,推动中医药高职高专教育的发展,2013 年 6 月,全国高等医药教材建设研究会、人民卫生出版社在教育部、国家卫生和计划生育委员会、国家中医药管理局的领导下,全面组织和规划了全国中医药高职高专第三轮规划教材(国家卫生和计划生育委员会"十二五"规划教材)的编写和修订工作。

为做好本轮教材的出版工作,成立了第三届中医药高职高专教育教材建设指导委员会和各专业教材评审委员会,以指导和组织教材的编写和评审工作,确保教材编写质量;在充分调研的基础上,广泛听取了一线教师对前两版教材的使用意见,汲取前两版教材建设的成功经验,分析教材中存在的问题,力求在新版教材中有所创新,有所突破。新版教材仍设置中医学、中药、针灸推拿、中医骨伤、护理、医疗美容技术、康复治疗技术 7 个专业,并将中医药领域成熟的新理论、新知识、新技术、新成果根据需要吸收到教材中来,新增 5 种新教材,共 91 种教材。

新版教材具有以下特色:

1. **定位准确,特色鲜明** 本套教材遵循各专业培养目标的要求,力求体现"专科特色、技能特点、时代特征",既体现职业性,又体现其高等教育性,注意与本科教材、中专教材的区别,同时体现了明显的中医药特色。

2. **谨守大纲,重点突出** 坚持"教材编写以教学计划为基本依据"的原则,本次教材修订的编写大纲,符合高职高专相关专业的培养目标与要求,以培养目标为导向、职业岗位能力需求为前提、综合职业能力培养为根本,注重基本理论、基本知识和基本技能的培养和全面素质的提高。体现职业教育对人才的要求,突出教学重点、知识点明确,有与之匹配的教学大纲。

3. **整体优化,有机衔接**　本套教材编写从人才培养目标着眼,各门教材是为整个专业培养目标所设定的课程服务,淡化了各自学科的独立完整性和系统性意识。基础课教材内容服务于专业课教材,以"必需,够用"为度,强调基本技能的培养;专业课教材紧密围绕专业培养目标的需要进行选材。全套教材有机衔接,使之成为完成专业培养目标服务的有机整体。

4. **淡化理论,强化实用**　本套教材的编写结合职业岗位的任职要求,编写内容对接岗位要求,以适应职业教育快速发展。严格把握教材内容的深度、广度和侧重点,突出应用型、技能型教育内容。避免理论与实际脱节,教育与实践脱节,人才培养与社会需求脱节的倾向。

5. **内容形式,服务学生**　本套教材的编写体现以学生为中心的编写理念。教材内容的增减、结构的设置、编写风格等都有助于实现和满足学生的发展需求。为了解决调研过程中教材编写形式存在的问题,本套教材设有"学习要点"、"知识链接"、"知识拓展"、"病案分析(案例分析)"、"课堂讨论"、"操作要点"、"复习思考题"等模块,以增强学生学习的目的性和主动性及教材的可读性,强化知识的应用和实践技能的培养,提高学生分析问题、解决问题的能力。

6. **针对岗位,学考结合**　本套教材编写要按照职业教育培养目标,将国家职业技能的相关标准和要求融入教材中。充分考虑学生考取相关职业资格证书、岗位证书的需要,与职业岗位证书相关的教材,其内容和实训项目的选取涵盖相关的考试内容,做到学考结合,体现了职业教育的特点。

7. **增值服务,丰富资源**　新版教材最大的亮点之一就是建设集纸质教材和网络增值服务的立体化教材服务体系。以本套教材编写指导思想和整体规划为核心,并结合网络增值服务特点进行本套教材网络增值服务内容规划。本套教材的网络增值服务内容以精品化、多媒体化、立体化为特点,实现与教学要求匹配、与岗位需求对接、与执业考试接轨,打造优质、生动、立体的网络学习内容,为向读者和作者提供优质的教育服务、紧跟教育信息化发展趋势并提升教材的核心竞争力。

新版教材的编写,得到全国 40 余家中医药高职高专院校、本科院校及部分西医院校的专家和教师的积极支持和参与,他们从事高职高专教育工作多年,具有丰富的教学经验,并对编写本学科教材提出很多独到的见解。新版教材的编写,在中医药高职高专教育教材建设指导委员会和各专业教材评审委员会指导下,经过调研会议、论证会议、主编人会议、各专业编写会议、审定稿会议,确保了教材的科学性、先进性和实用性。在此,谨向有关单位和个人表示衷心的感谢!

希望本套教材能够对全国中医药高职高专人才的培养和教育教学改革产生积极的推动作用,同时希望各位专家、学者及读者朋友提出宝贵意见或建议,以便不断完善和提高。

全国高等医药教材建设研究会

第三届全国中医药高职高专教育教材建设指导委员会

人民卫生出版社

2014 年 4 月

全国中医药高职高专第三轮规划教材书目

中医学专业

1	大学语文（第3版）	孙　洁	12	中医妇科学（第3版）	盛　红
2	中医诊断学（第3版）	马维平	13	中医儿科学（第3版）★	聂绍通
3	中医基础理论（第3版）★	吕文亮	14	中医伤科学（第3版）	方家选
		徐宜兵	15	中药学（第3版）	杨德全
4	生理学（第3版）★	郭争鸣	16	方剂学（第3版）★	王义祁
5	病理学（第3版）	赵国胜	17	针灸学（第3版）	汪安宁
		苑光军	18	推拿学（第3版）	郭　翔
6	人体解剖学（第3版）	盖一峰	19	医学心理学（第3版）	侯再金
		高晓勤	20	西医内科学（第3版）★	许幼晖
7	免疫学与病原生物学（第3版）	刘文辉	21	西医外科学（第3版）	贾　奎
		刘维庆	22	西医妇产科学（第3版）	周梅玲
8	诊断学基础（第3版）	李广元	23	西医儿科学（第3版）	金荣华
9	药理学（第3版）	侯　晞	24	传染病学（第2版）	陈艳成
10	中医内科学（第3版）★	陈建章	25	预防医学	吴　娟
11	中医外科学（第3版）★	陈卫平			

中医骨伤专业

26	中医正骨（第3版）	莫善华	30	骨科手术（第3版）	黄振元
27	中医筋伤（第3版）	涂国卿	31	创伤急救（第3版）	魏宪纯
28	中医骨伤科基础（第3版）★	冼　华	32	骨伤科影像诊断技术	申小年
		陈中定	33	骨科手术入路解剖学	王春成
29	中医骨病（第3版）	谢　强			

中药专业

34	中医学基础概要（第3版）	宋传荣	40	中药方剂学（第3版）	吴俊荣
		何正显			马　波
35	中药药理与应用（第3版）	徐晓玉	41	有机化学（第3版）★	王志江
36	中药药剂学（第3版）	胡志方			陈东林
		李建民	42	药用植物栽培技术（第2版）★	宋丽艳
37	中药炮制技术（第3版）	刘　波	43	药用植物学（第3版）★	郑小吉
		李　铭			金　虹
38	中药鉴定技术（第3版）	张钦德	44	药事管理与法规（第2版）	周铁文
39	中药化学技术（第3版）	李　端			潘年松
		陈　斌	45	无机化学（第3版）	冯务群

46	人体解剖生理学(第3版)	刘春波	48	中药储存与养护技术	沈 力
47	分析化学(第3版)	潘国石			
		陈哲洪			

针灸推拿专业

49	针灸治疗(第3版)	刘宝林	52	推拿治疗(第3版)	梅利民
50	针法灸法(第3版)★	刘 茜	53	推拿手法(第3版)	那继文
51	小儿推拿(第3版)	佘建华	54	经络与腧穴(第3版)★	王德敬

医疗美容技术专业

55	医学美学(第2版)	沙 涛	61	美容实用技术(第2版)	张丽宏
56	美容辨证调护技术(第2版)	陈美仁	62	美容皮肤科学(第2版)	陈丽娟
57	美容中药方剂学(第2版)★	黄丽萍	63	美容礼仪(第2版)	位汶军
58	美容业经营管理学(第2版)	梁 娟	64	美容解剖学与组织学(第2版)	杨海旺
59	美容心理学(第2版)★	陈 敏	65	美容保健技术(第2版)	陈景华
		汪启荣	66	化妆品与调配技术(第2版)	谷建梅
60	美容手术概论(第2版)	李全兴			

康复治疗技术专业

67	康复评定(第2版)	孙 权	72	临床康复学(第2版)	邓 倩
68	物理治疗技术(第2版)	林成杰	73	临床医学概要(第2版)	周建军
69	作业治疗技术(第2版)	吴淑娥			符逢春
70	言语治疗技术(第2版)	田 莉	74	康复医学导论(第2版)	谭 工
71	中医养生康复技术(第2版)	王德瑜			
		邓 沂			

护 理 专 业

75	中医护理(第2版)★	杨 洪	83	精神科护理(第2版)	井霖源
76	内科护理(第2版)	刘 杰	84	健康评估(第2版)	刘惠莲
		吕云玲	85	眼耳鼻咽喉口腔科护理(第2版)	肖跃群
77	外科护理(第2版)	江跃华	86	基础护理技术	张少羽
		刘伟道	87	护士人文修养(第2版)	胡爱明
78	妇产科护理(第2版)	林 萍	88	护理药理学(第2版)★	姜国贤
79	儿科护理(第2版)	艾学云	89	护理学导论(第2版)	陈香娟
80	社区护理(第2版)	张先庚			曾晓英
81	急救护理(第2版)	李延玲	90	传染病护理(第2版)	王美芝
82	老年护理(第2版)	唐凤平	91	康复护理	黄学英

★为"十二五"职业教育国家规划教材。

第三届全国中医药高职高专教育教材建设指导委员会名单

顾 问

刘德培　于文明　王　晨　洪　净　文历阳　沈　彬　周　杰
王永炎　石学敏　张伯礼　邓铁涛　吴恒亚

主任委员

赵国胜　方家选

副主任委员（按姓氏笔画为序）

王义祁　王之虹　吕文亮　李　丽　李　铭　李建民　何文彬
何正显　张立祥　张同君　金鲁明　周建军　胡志方　侯再金
郭争鸣

委　员（按姓氏笔画为序）

王文政　王书林　王秀兰　王洪全　刘福昌　李灿东　李治田
李榆梅　杨思进　宋立华　张宏伟　张俊龙　张美林　张登山
陈文松　金玉忠　金安娜　周英信　周忠民　屈玉明　徐家正
董维春　董辉光　潘年松

秘　书

汪荣斌　王春成　马光宇

第三届全国中医药高职高专院校医疗美容技术专业教材评审委员会名单

主任委员

李建民

副主任委员

黄丽萍　陈丽娟

委　员（按姓氏笔画为序）

申芳芳　陈美仁　范俊德　胡　玲

为了更好地贯彻落实《国家中长期教育改革和发展规划纲要》和《医药卫生中长期人才发展规划(2011—2020年)》,推动中医药高职高专教育的发展,培养中医药类高级技能型人才,在总结汲取前一版教材成功经验的基础上,在全国高等医药教材建设研究会、全国中医药高职高专教材建设指导委员会的组织规划下,按照全国中医药高职高专院校各专业的培养目标,确立本课程的教学内容并编写了本教材。

本教材第1版经过三年的实际应用,深受广大师生的好评,但在使用过程中也发现一些不严谨、不完善之处。所以,依据教学过程的反馈,结合当前美容行业的发展现状和人才需求,对本教材进行了修订。与第1版教材比较,在环境与美容保健中补充了四季养生的内容,将心理健康调适并入情志调养中,将情趣美容保健并入生活方式美容保健中,其他章节也做了相应的修改与补充。

本教材共分12章,分别为绪论、药物美容保健、经络美容保健、膳食美容保健、音乐美容保健、运动美容保健、生活方式与美容保健、环境与美容保健、体质调养、睡眠调养、情志调养、局部调养。

本教材第一章及第九章的第二、四节由陈景华编写;第三章的第一节和第九章的第六节由胡玲编写;第七章及第十一章由廖燕编写;第五章及第九章的第一、三节由黄昕红编写;第二、四、八章由刘波编写;第三章的第二节、第六章及第十二章由李嘉编写;第九章的第七、八、九、十节及第十章由武琴琴编写;第三章的三、四节及第九章的第五节由辛桐编写。

本教材的编写过程中参考了相关书籍和文献资料,在此谨表诚挚的谢意,并在附录中以"主要参考书目"列出。

本教材是第2版教材,第1版教材中存在的谬误缺漏之处已基本修改,但仍可能有不足之处,请广大师生提出宝贵意见,以便再版时修正。

《美容保健技术》编委会
2014年5月

目　录

第一章 绪 论

第一节 美容保健技术的定义、内容和特点

一、美容保健技术的定义

美容保健技术是在医学和美学理论指导下,研究防衰驻颜、强身健体的理论、原则和技术方法,针对影响美容的各种因素,如体质、睡眠、情志、饮食、环境等,采用药物、针灸、推拿、刮痧、拔罐、音乐、运动、膳食、心理调适等技术手段进行内外综合调理,以预防疾病、延缓衰老、驻颜美形为目的的一门技术学科。

美容,有狭义和广义之分。狭义的美容是指颜面、五官的美化和修饰;而广义美容则包括颜面、须发、躯体以及心灵等全身心的美化。随着社会的发展,人们对美的要求也在日益提高,单纯颜面、五官的美化和修饰已经不能满足人们追求整体美、健康美、自然美的要求。因此,现代人追求的美容,都是广义上的美容,是健康基础上的美容。

二、美容保健技术的研究内容

美容保健技术的应用对象主要是健康和亚健康人群。研究内容主要有:第一,美容保健理论,包括美容保健技术的定义、内容和特点,中医理论与美容的关系,衰老理论及美容保健技术发展简史等;第二,药物美容保健技术,其中包括中药美容保健技术和西药美容保健技术等;第三,经络美容保健技术,包括美容常用腧穴,针灸美容方法,推拿美容方法,刮痧美容方法等;第四,膳食美容保健技术,包括食物的性能与配伍,食物的营养素与美容的关系,膳食美容保健方法等;第五,音乐美容保健技术,包括传统音乐保健理论,现代音乐保健理论,音乐美容保健技术,常用的美容保健音乐等;第六,运动美容保健技术,包括运动的作用,运动知要,有氧运动,全民健身路径,职业性身体练习等;第七,生活方式与美容保健的关系,包括规律生活及不良嗜好对美容保健的影响等;第八,环境与美容保健,包括环境有害因素的种类与防护及四季美容保健的原则与方法;第九,体质调养方法,包括体质的形成,体质的分类、特征与判定方法,各种体质的调养方法等;第十,睡眠调养方法,包括睡眠医学理论及睡眠调养方法两部分内容;第十一,情志调养方法,包括心理健康调适技术和中医情志调养的原则和具体方法等;第十二,局部调养方法,包括头面部、颈肩腰背部、胸腹部、上下肢部位的

保健方法等。

三、美容保健技术的特点

(一)整体调养,标本兼治

首先,人体是一个有机的整体。人体五脏六腑通过经络系统与五官九窍、四肢百骸、筋脉皮肉等有机地联系起来,形成了一个统一的整体;其次,人与自然界是一个统一的整体,《素问·宝命全形论》说:"人以天地之气生,四时之法成",可见人是大自然的产物,是自然生物圈中的组成部分,受四时气候变化的影响。因此,人体外部出现的任何异常表现,均与脏腑机能紊乱、气血阴阳失调、六淫侵袭、五志过极的影响密切相关。美容保健技术就是通过各种技术对体内脏腑气血及体表局部进行调理,即整体调理,标本兼顾,从而达到美容养颜、预防疾病,延缓衰老之目的。正如《圣济总录》所言:"驻颜色,当以益血气为先,倘不如此,徒区区于膏面染鬓之术,去道远矣。"

(二)辨质施调,因人而异

人体存在不同体质类型,已得到中西医学及国内外学者的公认。偏颇体质之人,体内阴阳气血已经失调,但尚未发展成疾病,处于病与未病之间的亚健康状态。它具有发生相关疾病的倾向性,也在一定程度上决定了疾病的发展与转归。所以改善偏颇的体质,可预防亚健康的发生,防止其向疾病的转化,是预防疾病的重要方法,体现了中医学"不治已病,治未病"的预防思想。辨质施调,即根据各人不同的体质,确定相应的调养方法。现代体质分类包括:阴虚质、阳虚质、气虚质、痰湿质、湿热质、气郁质、血瘀质、特禀质等。必须制定与其自身体质相适应的调养方法,因人而异,才能从根本上解决各种美容问题,取得良好的疗效,这也是美容保健的基本原则。

(三)历史悠久,方法多样

美容保健技术源远流长,早在马王堆汉墓古医书中已有关于药物美容、针灸美容、气功美容、膳食美容的记载,总体上涵盖了美容治疗和美容保健两方面的内容。后世又经过长期美容实践检验,逐步形成了药物、针灸、膳食、推拿、刮痧、拔罐等多种行之有效的美容方法,每一类方法中又包含着若干具体的方法。在历史的长河中,中医美容的各种技术方法被无数医家反复应用、验证、筛选,经过去粗取精,去伪存真,渐臻完善。

四、美容保健技术的种类

(一)药物美容保健

药物美容保健是通过药物的内用、外用以达到延缓衰老、驻颜美形、防病健身目的的一种美容保健方法。内用以口服为主,也包括注射,它通过对全身的调理来达到局部治疗的目的,以全身心的健康来保证局部的美,是治病求本、健身延衰、驻颜美形的必要手段;外用以涂搽为主,也包括贴敷、熏洗等,使药物直达病所,奏效迅速。美容保健药物包括中药、西药两大类。其中西药多为化学制剂、生物制剂,而中药多为纯天然药物、植物、矿物等,故中药在美容保健中占主导地位。

(二)膳食美容保健

膳食即人们的日常饮食,由多种食物组成。食物可视为营养素的载体,膳食可视为含有多种营养素的多种食物的混合体。

膳食美容,又称药膳美容、食疗美容,它是以中医药学基本理论为指导,采用食物或药食两用的中药,通过日常饮食而达到防病治病、美容保健目的的一种方法。美容膳食的品种很多,主要有菜肴、饮、鲜汁、汤、羹、酒、粥、蜜膏等。此法与中药美容一样,必须采用辨质施膳的方法才能取得较好的美容效果。

（三）经络美容保健

经络美容保健是指在中医理论指导下,通过对经络、腧穴的刺激,疏经通络,调理脏腑,平衡阴阳,濡养皮肤,达到美颜润肤,防病保健的目的。其刺激方法主要包括针灸、推拿、刮痧及拔罐等。

 知识链接

常见经络美容保健技术

针灸美容保健 针灸美容是指通过针灸的方法刺激经络、腧穴,调动机体内在抗病能力,调整脏腑组织功能,促进气血运行来达到美容保健目的的一种方法。针灸美容包括针法和灸法,针法又包括毫针法、三棱针法、火针法、水针法和电针法等;灸法又分为艾炷灸、艾条灸和温针灸等。

推拿美容保健 推拿美容是以中医经络理论为依据,将推拿手法作用于体表经络和腧穴,以疏通血脉,调畅气机,调整脏腑,从而达到美容保健目的的一种方法。它是美容保健最常用的一种技术手段。

刮痧美容保健 刮痧美容是以中医经络理论为指导,利用边缘光滑的刮板在人体体表的特定部位,施以各种刮拭手法,使局部皮肤出现发热或鲜红、紫红、黯红色的斑点、斑片,以疏通经络、调畅气血、调理脏腑,从而达到美容目的的一种方法。

拔罐美容保健 拔罐美容是以杯罐为工具,借热力或其他方法排去罐中空气,形成负压,使之吸着于皮肤,造成瘀血现象,以疏通经络、调畅气血、调理脏腑,从而达到美容目的的一种方法。拔罐法又分火罐法、闪罐法、走罐法和刺络拔罐法等。

（四）心理调适

现代健康定义,不仅指生理上的健康,还包括心理和社会适应等方面的完好状态,即包括身、心两方面的健康。心理调适是指经过自我心理调节和心理治疗使心理保持健康的方法。

（五）音乐美容保健

随着社会文化水平的提高,音乐由单纯的欣赏逐渐扩大了应用范围,越来越多的人接受音乐可以养生、康复、治疗多种疾病的理念,音乐已经成为一种良好的辅助治疗方法。音乐对人心身的调节作用是肯定的,音乐疗法在心身疾病治疗和康复上有广阔的应用前景。音乐治疗作为国内一种相对比较新颖的心理以及生理辅助治疗方法,正越来越多地引起医疗及保健行业的重视和青睐。

（六）运动美容保健

人体通过一定的运动,可以有效改善形态功能,提高身体素质和基本活动能力,促进智能发展,培养良好道德品质和心理素质,提高社会适应能力等。这些能力与水平的提高,是人体健康得到发展的重要标志。所以,科学合理的运动是一种十分重要的美容保健方法。

（七）生活方式与美容保健

生活方式是指在一定的历史时期与社会条件下,各个民族、阶级和社会群体的生活模式及行为习惯,表现在衣食住行、社会交往、情趣爱好等许多方面。随着社会的发展,科技的进步及人们生活水平的提高,人类生存的目标最终都要体现在增进健康上。目前世界卫生组织已经把养生保健定义为"经过系统安排的生活方式",而"系统安排"的生活方式需要固定下来、延续下去、持之以恒地实践才能达到养生的目的。

(八) 情趣美容保健

社会的进步,物质财富的增长,思想文化的多元化,为人们的生活方式提供了更大的空间,人们的生活情趣也更加丰富多彩。情趣可以说是人的一种生存状态,一种具有艺术意趣的生活方式。有情趣,就是懂得生活的艺术化和情感化。人们追求情趣,就是要学会以多种多样的艺术的生活方式来充实自己的生活,长久保持一种健康向上的心态。对一个人来说,是否有生活情趣,不仅关系生活质量,而且影响身心健康及事业发展。

第二节 与美容保健相关的中医理论

一、阴阳五行学说与美容保健

(一) 阴阳学说与美容保健

阴阳是对宇宙中相互关联的事物和现象对立双方的概括,含有对立统一的属性。阴阳学说贯穿于美容保健技术理论体系的各个方面,用来说明人体的生理、病理变化,指导人体肌肤与形态的维护和修复。《素问·阴阳应象大论》载:"善诊者,察色按脉,先别阴阳"。阴阳学说认为,五色之中赤色、黄色属阳,青色、白色、黑色属阴;面部色泽鲜明者属阳,晦暗者属阴;而每一种面色又可根据颜色鲜明和晦暗再分阴阳。阳虚阴盛表现为寒、静、湿,反映于面色上为白色、黑色、青色、阴黄;阴虚阳盛表现为热、动、燥,反映于面色上则为赤色、阳黄。故许多病理变化可以概括为"阴盛则寒,阳盛则热,阳虚则寒,阴虚则热"。其根本原因是由于阴阳失调而致病,影响容颜之美。如阳热亢盛,上蒸头面则生痤疮、色斑;阴寒盛则血脉失于温煦、血寒凝滞,阻于经络而肌肤晦暗,且易出现斑点;阴虚则体内津液缺乏,血流不畅,瘀血阻滞经络可引起黄褐斑;阳虚温煦作用和推动作用降低,血流缓慢亦可引起黄褐斑等。

(二) 五行学说与美容保健

五行学说通过对五脏生理及病理变化的说明,阐释面色的变化规律,进而指导美容保健和美容治疗。肝喜条达而恶抑郁,具有疏泄的功能,木有生发的特性,所以肝属木而主青色;心之阳气具有温煦的功能,火具有阳热之特性,所以心属火而主红色;脾具有运化水谷精微的功能,为气血生化之源,而土有生化万物之特性,所以脾属土而主黄色;肺主宣发和肃降,而金有清肃、收敛之特性,所以肺属金而主白色;肾具有藏精、主水功能,而水有润下之特性,所以肾属水而主黑色。例如黄褐斑患者,以肝、脾、肾三脏功能失调为常见,肝气郁结则斑见青色,脾虚则斑见黄色,肾虚则斑见黑色。肝的疏泄功能正常,则气机调畅,气血调和,心情开朗,气和悦色,此为肝资生心(木生火);心之阳气推动血行以养脾,心情喜悦则脾气健,食欲旺,面色容,此为心资生脾(火生土);脾运化水谷精微以养肺,肺之阴液具有荣润肌肤的作用,故肺有病,面白不华,可用"培土生金"法来改善容颜,此为脾资生肺(土生金);肺气肃降利于肾主水、纳气,对于肾虚面黑、水肿的患者,可用宣肺法通调水道以使面色转白、水肿消退,此为肺资生肾(金生水);肾藏精以滋肝养血,临床上常见肝肾阴虚之黄褐斑,通过补肾阴以涵木,使斑退而皮肤光亮,此为肾资生肝(水生木)。

二、藏象学说与美容保健

(一) 五脏与美容保健

中医藏象学说的基本特点是以五脏为中心的整体观。五脏与形体、五官九窍具有密切联系,五脏功能正常,则形体、官窍的功能正常,才会保持形体、皮肤、容颜的健美。

1. 心对美容的影响 心主血脉是指全身的血都在脉中运行,依赖于心脏的搏动而输送到全身,发挥其濡养作用。心气是血行的动力,心脏的正常搏动主要依赖于心气;而血液本身的盛衰也会影响心脏的正常搏动和血液的运行;血脉是血液运行的通道,脉道的通利与否,直接影响血液的正常运行。由此可见,心气、心血、脉道是保证心主血脉功能正常的三要素。心气旺盛、心血不亏、脉道通利,则血液在脉道中运行畅达,于是面色红润有光泽,从容和缓,健康又美丽。反之势必出现血流不畅,或血脉空虚,而见面色无华,脉象细弱无力等,甚则发生气血瘀滞,血脉受阻,而见面色晦暗或青紫,日久面部失于濡养则皱纹满布,出现早衰。

心主神志不仅是人体生理功能的重要组成部分,而且在一定条件下,也能影响人体各方面生理功能的协调平衡。如果心主神明的生理功能正常,则精神振奋,神志清晰,思维敏捷,反应灵敏,表现于面部则目光有神,面色红润,皮肤细腻有光泽;反之则失眠、多梦、神志不宁或反应迟钝、健忘、精神萎顿、倦怠乏力等,面部表现为两目无神、眼圈发黑、面容憔悴、面色晦滞无华、皮肤失润等。

心"在体合脉,其华在面",脉是指血脉,全身的血脉都归属于心。华者,光彩也。心的生理功能是否正常,可以根据面部的色泽变化来判断。由于头面部的血脉极为丰富,如《灵枢·邪气脏腑病形》述:"十二经脉,三百六十五络,其血气皆上于面而走空窍",所以心气旺盛,血脉充盈,面部红润有泽;心气不足,则可见面色㿠白、晦滞;心血虚则面色无华;心血瘀滞则面色青紫等。

2. 肺对美容的影响 肺的主要功能是主气,包括主一身之气和呼吸之气。当肺主一身之气功能失调则会出现面色㿠白,气短乏力,心悸,声低嘶哑等症,影响寿命;肺主呼吸之气功能减弱,则出现呼吸不利,咳嗽等症,同时也可见面白少气或面色青紫、喘促、张口抬肩等不良状态。

肺主宣发和肃降,"宣发"即是指肺气向上的升宣和向外周的布散。若肺的宣发功能正常,则皮肤得到津液和卫气的濡养而外观润泽光亮,无皮损及皮肤病;肺失宣发则营卫失常,容易出现感冒,皮肤过敏及各种皮肤病,外观上可见皮肤少泽、干燥、苍白、皮疹、痤疮等改变。"肃降"是指肺气向下向内的运动。肺失肃降,一方面呼吸不利而出现气逆,另一方面水液不能下输膀胱,水湿内停,发生水肿,见面色虚浮,苍白晦滞等表现。因此在皮肤保健美容时,调整肺的宣发与肃降功能,会使疗效更加满意而持久。

肺"在体合皮,其华在毛"。皮毛为一身之表,依赖于卫气和津液的温养和润泽,成为抵御外邪侵袭的屏障。若肺的生理功能正常,则皮肤致密,毫毛光泽,抵御外邪侵袭的能力较强;相反,则出现多汗,易于感冒,或皮肤憔悴枯槁,皱纹增多,面色晦暗少泽,甚至会出现皮疹、痤疮、酒渣鼻等损容性病变。

3. 脾对美容的影响 脾主运化,是指脾有把水谷化为精微,并将精微物质转输至全身的生理功能。脾的运化功能,分为运化水谷和运化水湿两个方面。

脾的运化水谷精微功能旺盛,才能为化生精、气、血、津液提供足够的养料,脏腑、经络、四肢百骸以及筋肉皮毛等组织才能够得到充足的营养,表现为体重适中,肌肉结实,四肢有力,肌肤充盈饱满,面有光泽,口唇红润等。反之,则易出现腹胀、便溏、食欲不振,甚至倦怠、消瘦等气血生化不足的病变。长期的脾胃功能失调会引起损美性病变。如脾胃积滞化热可见皮肤油腻粗糙、形体肥硕、便秘、口臭、体臭、痤疮、酒渣鼻、皮肤容易过敏等;脾胃虚弱,生化乏源则可见皮肤干枯、面色萎黄、精神疲惫、四肢乏力,肌肉松弛下垂,口唇色淡无华等。

脾的运化水湿功能健旺,能够防止水液在体内发生不正常停滞,防止湿、痰、饮等病理产物的生成。反之,必然导致水液在体内不正常停滞,而产生一系列病理产物,甚则出现水肿。皮肤对缺水和水液停留都很敏感。如脾失健运,水湿内停,痰湿内盛可致形体肥胖臃肿,神昏嗜睡,胸闷痰多,打鼾,面色㿠白无泽,面部虚浮;如恣食肥甘,伤胃损脾,湿热内蕴又常常引发多种皮肤病,如斑秃、脂溢性脱发、脂溢性皮炎、皮肤瘙痒、毛囊炎、湿疹等。

4. 肝对美容的影响 肝主疏泄,主要表现在调畅全身的气机、促进脾胃的运化、调畅情志三个方面。肝的疏泄功能正常,则气机调畅,气血调和,经络通利,脏腑、器官等功能正常。表现为肌肤红润,光泽饱满,毛发光亮润泽,双目明亮有神,五官功能正常。反之表现在两个方面:一是升发不足,气机的疏通和畅达受到阻碍,形成气机郁结,血脉瘀滞,各组织器官生理功能也发生异常,从而出现营养不良、佝偻、形体不匀称或青壮年早衰等,还可见精神萎靡,面色晦滞黯淡,皮肤干燥,色素沉着,脱发,毛发无泽等,如气聚不散,郁而化热,可见疮疡疖肿,口舌生疮,口气热臭、烦躁失眠;二是升发太过,肝气上逆,出现头目胀痛、烦躁易怒、面红目赤等表现。血的运行和津液的输布代谢,亦有赖于气机推动。因此,气机郁结,会导致血行障碍,形成血瘀,而见面色晦暗或青紫,日久面部失去濡养则皱纹满布,出现早衰。另外,肝的疏泄功能正常,则气机调畅,气血调和,心情开朗,七情平和适度,肌肤红润,光泽饱满。反之则肝气郁结,心情抑郁,稍受刺激,即抑郁难解,愁眉苦脸,极易出现月经不调、痤疮、黄褐斑等损容性疾病。

肝藏血是指肝脏具有贮藏血液和调节血量的作用。肝血充盈则双目明亮,视物清晰,爪甲红润饱满,关节活动灵活,动作敏捷;肝血不足则面色㿠白,目涩无神,视物昏花,爪甲干枯薄脆,体态衰老,关节屈伸不利,动作迟钝等。

5. 肾对美容的影响 肾藏精,即肾具有闭藏精气的作用。精气是构成人体的基本物质,也是维持人体生长发育及各种生理活动的物质基础。肾所藏的精气包括"先天之精"和"后天之精"。随着肾中精气的自然衰减,五脏功能逐渐衰退并随之出现一系列生理性衰老的改变,如驼背弯腰,活动不灵活,皮肤松弛,皱纹横生,肤色转黯,缺乏光泽,头发花白稀疏脱落,牙齿松动,视物昏花,听力下降,记忆力下降,以致老态龙钟,丧失人体外在之美。因此生命衰老之根源在于肾精衰减。

（二）六腑与美容

六腑,即胆、胃、大肠、小肠、膀胱、三焦的总称。《素问·五脏别论》云:"六府者,传化物而不藏,故实而不能满也。所以然者,水谷入口,则胃实而肠虚;食下,则肠实而胃虚"。

1. 胆对美容的影响 胆的主要生理功能是贮存和排泄胆汁。胆汁的化生和排泄,由肝的疏泄功能控制和调节。若肝的疏泄功能正常,则胆汁排泄畅达,脾胃运化功能也健旺,表现为体重适中,肌肉结实,四肢有力,肌肤充盈饱满,面有光泽,口唇红润。反之,则出现脘腹、胁下胀满疼痛,食欲减退,便溏或便秘,口臭、神疲乏力,头晕目眩,面色萎黄,皮肤失润等;若胆汁上逆,则可见口苦、呕吐黄绿苦水;胆汁外溢,则可出现黄疸。

2. 胃对美容的影响 胃的主要生理功能是受纳和腐熟水谷,以降为和。胃失通降,不仅可以影响食欲,而且可因浊气不能及时排出体外,而发生口臭、脘腹胀闷或疼痛,以及大便秘结等症状,日久导致面色晦滞、皮肤失润、周身不适、精神不振;若胃气上逆,则可出现嗳气酸腐、恶心、呕吐、呃逆等症。

3. 小肠对美容的影响 小肠与心靠经脉相互络属,它的主要生理功能是受盛、化物和泌别清浊。小肠的受盛和化物的功能减弱,必然引起营养物质吸收障碍,水谷不能化为精微,使面色失荣,皮肤失润;小肠泌别清浊功能正常,则二便正常;反之则大便稀薄,小便短少,浊气不能及时排出体外,从而影响精微物质的吸收,导致面色晦滞。

4. 大肠对美容的影响 大肠的主要生理功能是传化糟粕。大肠的传导功能减弱,则粪便排出障碍,引起便秘;变化功能减弱,则粪便形成功能障碍,引起便溏、泄泻等。

5. 膀胱对美容的影响 膀胱的主要生理功能是贮尿和排尿。膀胱的病变,主要表现为尿频、尿急、尿痛;或是小便不利,尿有余沥,甚至尿闭;或是遗尿,甚则小便失禁。表现在美容方面则是水湿停滞,面浮身肿。

6. 三焦对美容的影响 三焦是上焦、中焦、下焦的合称。其生理功能包括通行元气和通行水液两方面。三焦的功能失常,会导致气郁气滞,水液潴留,从而出现面色无华,虚浮郁胀,皮肤皱纹或瘀斑,毛发干枯,视物模糊,肥胖臃肿等表现。

三、气血津液与美容保健

(一)气与美容

气是维持人体生命活动的最基本物质,它对于人体具有十分重要的生理功能,对保持容貌美,体态美起着决定作用。若气虚则推动作用减弱,运行迟缓,输布、排泄障碍,可导致面色无华,皮肤皱纹,毛发干枯,视物模糊,面部瘀斑等;如果气的温煦作用失常,可引起体温下降,脏腑功能减退,血和津液运行迟缓,出现面色青紫,四肢发凉,易生冻疮,还可引起气聚不散,郁而化热上冲,出现口气秽臭,颜面生疮等;如果气的气化功能失常就会影响血的化生,出现面色苍白或面部瘀斑,皮肤干燥少泽,毛发脱落等;卫气失调则可见毛发干燥无泽,皮肤干枯而失润,甚至皮肤皲裂等;气虚营养不足则可见皮肤松弛,面容不华,骨弱无力等。

(二)血与美容

血液的营养和滋润功能,对容貌美起着重要作用,主要表现在肌肉、面色、皮肤、毛发等方面。如血液充足,运行正常,则面色红润,双目有神,肌肉丰满有弹性,皮肤毛发润泽有华,肢体感觉和运动灵活自如;若血的生成不足、过度耗损或营养滋润作用减弱,则出现头昏眼花、面色少华或萎黄,肌肤干燥,毛发干枯,双目干涩,肢体麻木等。血是精神活动的物质基础。当血气充盈,血脉调和,血行流利时,人的精神充沛,神志清晰,感觉灵敏,活动自如;反之当血虚、血热或运行失常时,则可出现精神衰退、健忘、多梦、失眠、烦躁,从而影响整体的健美。

(三)津液与美容

津液和气血一样,是构成人体和维持人体生命活动的基本物质,对机体各部起着滋养润泽的作用。津液布散体表,滋润皮毛,充养肌腠,使皮肤润泽,肌肉丰满,富于弹性,不易产生皱纹,关节运动滑利。如果津液不足,失于滋养则会出现皮肤干燥、脱屑、瘙痒、皲裂、面部皱纹、两目干涩、咽干口燥、口唇干焦起皮,毛发稀疏干枯,容颜苍老等表现。津液气化不行,积聚停留,可见结节性红斑、湿疹、囊肿、痤疮、面目肿胀等。

第三节 美容保健技术发展简史

一、远古至先秦时期

这段时期为美容保健技术的起源时期。养生保健在我国源远流长,商周时期人们就知道洗澡、洗面,甲骨文中就有"沐""浴"等字,这可以说是美容保健的萌芽时期。到了战国时期开始有文字记载一种较为普遍的美容行为,即"粉黛",其中"粉"是指由米研成的白色粉末,后经染红做成胭脂,用来涂面;"黛"则是画眉用的青色粉末。同时期还出现面脂、唇脂和发蜡等。孔子在《大戴礼记·劝学》曾说:"君子不可以不学,见人不可以不饰。不饰无貌,无貌不敬,不敬无礼,无礼不立。"可见先人们追求容貌、礼仪之美不仅是人爱美的天性,而且已成为了一种礼仪的需要。

战国时《山海经》中曾记载有关美容的药物,如治疗痤疮、腋臭及防治皮肤皱褶的药物。《养生方》等书中也有不少助人长寿的药方。这些书在谈论养生长寿时,常着眼于容貌、肌肤美方面,如"令人强,益色美""令人面泽"等。

二、秦汉至三国时期

我国的养生和美容自《黄帝内经》之后纳入了中医学的范畴,虽然没有关于保健和美容的专篇论述,但与身体健康、长寿、美容密切相关的阴阳、脏腑、气血、病因等理论都有明确、精深的论述。特别是与美容直接相关的形体、容貌、五官、毛发、皮肤、牙齿、神、情、语、态的论述,内容虽然散见于各篇,但其内容量大且丰富。

《黄帝内经》曾在生理方面论述了人体面部、毛发、牙齿、皮肤以及形体与内脏、经络、气血之间的关系。五脏外应于五体(筋、脉、肉、皮、骨),五官(目、舌、口、鼻、耳)、五志(怒、喜、思、悲、恐),如"心者,其华在面,其充在血脉;肺者,其华在毛,其充在皮……"并提出"青如翠羽,赤如鸡冠"等为主生的善色,也是健美的体现。气血充沛为健美的基础,如《灵枢·本脏》:"卫气者,所以温分肉,充皮肤,肥腠理,司开阖者也……卫气和则分肉解利,皮肤调柔,腠理致密矣"。说明卫气调和,皮肤才能柔润,肌肉才能丰满坚实,容貌才能美丽。

《黄帝内经》在病理方面曾论述了表现在人体面部并影响美颜的皮肤病。如《素问·生气通天论》说:"劳汗当风,寒薄为皶,郁乃痤""汗出见湿,乃生痤痱"。痤,为痤疮;皶,为酒渣鼻,这些都是影响人体美的疾患,并指出了其病因、病机。

在养生和美容关系方面,《黄帝内经》中论述更为丰富,论述了多种损容性疾病的病因、病机及饮食结构搭配不合理与健康美容的关系,还总结了合理的膳食配制原则,如《素问·藏气法时论》说:"……五谷为养,五果为助,五畜为益,五菜为充,气味合而服之,以补精益气",为后世的养生保健、科学健康饮食奠定了理论基础。

在《黄帝内经》这部巨著中,涉及的养生保健、美容美体的内容散见于多个篇章中。尽管如此,我们把它综合起来,确能看到中医美容整体观的雏形,看到健康与美容的一致性、统一性。这部著作从人体、自然、社会这样的整体观来审视人的健康与美丽,认为人不是孤立存在的,它与自然界的协调、平衡构成了天人相应的统一;与社会的协调、平衡构成了人和社会的统一;体内与体表的协调、平衡构成了人体自身的统一。这些理论为美容保健的发展奠定了基础。

成书于秦汉时期的《神农本草经》收载 365 种药物,其中具有美容保健和美容治疗作用的药物约 160 余种。如白芷"长肌肤润泽,可作面脂"等。

东汉时期张仲景所著的《伤寒杂病论》,确立了中医理、法、方、药和辨证施治的原则。其中也包含美容保健的基础理论和临床经验的相关内容。它是从整体观念来治疗某些损容性疾病。而且对某些病因病机的论述,也为后世保健美容提供了思路。

东汉末年中医外科鼻祖华佗,也是一位养生家。他创造了养生导引功——五禽戏,"年九十余,耳目聪明,齿牙完坚",还创制了"漆叶青黏散"(即黄金散),经常服用"寿百余岁"。因他"晓养性之术",所以"年且百岁,而貌有壮容"。可见保健、美容理论在这个时期继续发展,并随着中医理论体系的形成和确立,逐步走向成熟和完善。

三、晋至隋唐时期

晋代,在养生防病医学思想指导下,美容保健有了突出的发展与创新。医学家葛洪,在他编写的《肘后备急方》一书中已将美容的内容列为专题论述,例如《治面疱发秃身臭心昏鄙醜方第五十二》,这是迄今为止国内文献中最早的美容专篇。篇中介绍了治疗粉刺、酒渣鼻、黧黑斑的方药,并载有美容配方,如"张贵妃面膏""杨白皮散""令面白如玉色方"等,一直被后人所采用。

隋代巢元方等人编著的《诸病源候论》中,系统地论述了内、外、妇、儿、五官、皮肤等各科的病因、病机。其中涉及损美性疾病85条,如"面疱候""酒皶候""鬓发秃落候""白发候""发黄候""齿黄黑候"等,还在诸证之末附有养生导引之法,丰富了治疗的方法,提出了非药物治疗的手段,使后世保健、美容得到较快的发展。

唐代,由于政治稳定、经济繁荣,美容保健的发展也日趋完善,且已从宫廷走向民间,趋向大众化。著名医家孙思邈在《备急千金要方》和《千金翼方》中均有专门论述"面药"的篇章。同时为了满足民众的需求,使美容方药能"家家悉解,人人自知",孙氏在《千金翼方》中专开辟"面药"和"妇人面药"二篇,集刊载了他广泛收集而来的美容秘方,二篇共收集药方130余首,其中仅"妇人面药"一篇就收集了美容方剂39首、中药125种。在其他篇中还夹杂有各种美容内服、外用方剂200余首。如治"唇焦枯无润"的"润脾膏"、"令面光悦,却老祛皱"的"面膏方"、"令人面白净"的"悦泽方"、治"面皮粗涩"、治"手皴裂、干燥少润"、治"口及身臭令香"等很多美化面容、皮肤、毛发和治疗面部疾患的方剂。此外还介绍了针灸美容、食膳美容、养生美容等各种方法,提倡养生健身、防病长寿,并自身研究、实践养生长寿之道,享年101岁,以自身实践证实了养生长寿驻颜理论,可称为美容保健史上的一代大师。

四、宋、元、明、清时期

宋代,对美容卓有贡献的医书首推王怀隐等人编著的《太平圣惠方》,书中载有大量美容方剂和方法。其中第40卷以美容方为主,集中了"治面上生疮诸方""治酒渣鼻诸方""治粉刺诸方""治黑痣诸方""治狐臭诸方""灭瘢痕诸方""令面光泽洁白诸方""治身体臭令香诸方""生发令长诸方""治头风白屑诸方""染鬓发及换白变黑诸方""令发润泽诸方""治须发秃落诸方"等,其中仅美须发方就有120余首。

元朝的《饮膳正要》是我国第一部营养学著作。书中选录了元朝宫廷饮膳食谱,如羹、粉、汤、面、粥、饼、馒头等,多为延年益寿之品,该书极大丰富了中药食膳的内容。《御药院方》也是一部宫廷方书,书中载录了宋、金、元三代的宫廷秘方千余首,多数方剂他书不载。其中有180余首美容、保健方,如"御前洗面药""皇后洗面药""玉容膏""益寿地仙丸",以及其他令人肥壮强身、洁齿牢牙、明目等的方药。

明代著名药学家李时珍所著《本草纲目》,载药1892种,且该书中的"诸风""眼目""面""鼻""唇""口舌""音声""牙齿""须发""狐臭""诸疮"等篇中介绍了有关美容的药物270余种,功效涉及增白、驻颜、治面䵟粉刺及抗皱等方面,如"李花、梨花、木瓜花、杏花、樱桃花,并入面脂,去黑皱皮,好颜色",为美容保健提供了药物基础。《普济方》记录了明朝以前的大量美容药方,并在医书中首次将"美容"一词作为专用名词,同时还创制了"白面方""治酒渣鼻方"等美容新方。《本草纲目》和《普济方》被后人称为中医美容方之大汇总。

清朝时期,美容主要在宫廷中得到较大发展。从清代宫廷医案中可以看出当时宫廷美容已达到相当高的水平,现存的许多慈禧太后和光绪皇帝的脉案中,长发秃发方笺、令发不落方笺、洗头沐浴方笺、肥皂、面药方笺等俯拾皆是。另外,清代《医宗金鉴》中也记载了大量的美容方剂,如"玉容散""水晶膏"等,用于治疗损容性疾病,沿用至今均有较好的临床疗效。

五、现代

鸦片战争以后,我国有近百年处于半殖民地、半封建社会,政治腐败、经济萧条、文化落后,美容业停滞不前。直至 20 世纪 70 年代后期,我国实施改革开放政策,人民生活水平逐步提高,社会环境稳定,爱美之风日渐盛行,美容保健事业逐步受到全社会关注,得到迅速发展。自 1985 年以后有关美容的论文和论著日渐增多,涉及的内容有古方临床验证、古方开发、中西结合及理论探讨等。

目前美容事业在国内各主要城市相继开展,各医院纷纷开展美容服务,中医药研究所及有关研究单位对各种中药化妆品、延衰驻颜的保健药品、保健食品等不断更新工艺,突破传统剂型进行研制开发,繁荣了美容市场,并取得了令人瞩目的成就。国外对中医的经络美容及中药化妆品的研究也正在深入进行,并已取得了一定的成绩。

(陈景华)

❓复习思考题

1. 美容保健技术的定义、内容、特点和种类分别是什么?
2. 五脏与美容保健的关系是什么?

第二章　药物美容保健

学习要点

中药美容保健的原理和方法；常用美容保健西药；美容保健外用药的给药方法。

药物美容保健包括内用和外用两种方法，内用法以内服为主，也包括注射，它通过对全身的调理来达到局部治疗的目的；外用法以涂搽为主，也包括贴敷、熏洗等，使药物直达病所，奏效迅速。美容保健药物种类包括中药、西药两大类，西药多为化学制剂、生物制剂；而中药多为纯天然药物、植物、矿物等。

第一节　中药美容保健

中药内服美容法是在中医整体观念和辨证论治理论指导下，针对不同的体质进行辨质施调，以调整人体的脏腑功能、促进气血运行，来增加外部器官活力，即以内养外而达到整体美容保健和治疗的目的，是治本；中药外治法是将相关的中药制剂直接施治于体表相应的部位，以活血通络、软坚散结，达到局部美容或治疗的目的，是治标。这两种方法常常同时使用，以达到标本兼治的目的。中药美容是中医美容的主要方法，因其取材自然，注重整体、防治结合的显著特色而日益受到人们的关注。

一、中药美容保健原理

中药实现美容保健目的是根据中药的四气、五味、升降浮沉、归经、毒性等性能和中药的化学成分所具有的不同药理作用。

（一）中药的性能与美容保健

1. 药性与美容保健　药性指药物的寒、热、温、凉四种属性。温热药有升腾阳气、鼓舞气血上浮于面的作用，从而使颜面肌肤获得充足的养分，红润光泽，富有弹性，可用于损美性疾病中阳虚体质之人表现为寒证者；寒凉药有清热泻火、滋阴凉血的作用，而很多损美性疾病中阴虚体质之人都是感受风热或火热之邪、五志化火或阴虚内热所致，故在美容临床使用也较多。

2. 药味与美容保健　古人根据药物的真实滋味和作用于人体所发挥的不同功能，将中药的药味概括为辛甘酸苦咸五种，此外还有淡味和涩味，共七种。因长期将涩附于酸、淡附于甘以合五行配属，故习称五味。

（1）辛味：具有祛风解表、疏通气血的作用，适用于外邪侵袭肌表所致气血失调的病证。许多损容性疾病都好发于肌表，且多与气血失调有关，因此辛味药在美容保健和治疗中应用比较广泛。常用药有白芷、细辛、防风、藁本、红花、辛夷等。此外，芳香气味的药物也属辛味，并有辟秽、化湿的作用,常用薄荷、藿香、木香、丁香、麝香、佩兰等。

(2) 甘味:具有补益、调和药性的作用。此类药多质润,富含油脂,善于补益气血、滋阴润燥,用之可强身健体、延衰驻颜。甘味药在美容保健中应用最多。常用药有甘草、绿豆、熟地黄、黄精、白术、何首乌、麦冬、柏子仁等。

(3) 酸味:有收敛、固涩的作用,在美容中常用于收湿敛疮,治疗皮肤湿疮、烧烫伤及疮疡溃后久不收口。常用药有五倍子、龙骨、牡蛎、赤石脂、乌贼骨等。

(4) 苦味:具有清热泻火、泻下通便、燥湿等作用。在美容治疗中,可用于清泻火热治疗疮疡,清热燥湿治疗痤疮,通腑泄热治疗便秘。常用药有大黄、黄芩、黄连、黄柏、栀子、龙胆草等。

(5) 咸味:有软坚、散结、泻下作用。在美容中多用以治疗肿块及便秘等,也常用于治疗结节、囊肿型痤疮。常用药物有海藻、昆布、芒硝等。

(6) 淡味:有渗湿、利水作用。多用以治疗肥胖、疮疡等。常用药物有茯苓、猪苓、薏苡仁、通草、滑石等。

(7) 涩味:同酸味,能收敛固涩,但不具备酸味的生津、化阴的作用。常用药有龙骨、牡蛎、莲子等。

3. 药物升降浮沉与美容保健　升降浮沉是指药物向上、向外或向下、向内的作用趋向。在美容治疗头面部的损美性疾病时,常选用具有轻扬上浮性能的中药,或在方剂中配伍此类药物以引药上行,直达病所,如防风、荆芥、藁本、升麻、白芷、薄荷等;但当损美性疾病具火热、湿停、积滞等临床特征时,则又常选用具有沉降、内收性能的中药,如黄连清心胃之火,赤小豆利水,生龙牡收湿敛疮等。

4. 药物归经与美容保健　归经是指药物主要对某经(指脏腑及其经络)或某几经发生明显作用,而对其他经则作用较小,或没有作用,实际是药物对于机体某部分的选择性作用。美容中药以归肝、肺、脾、胃、大肠经为多,其次为心、肾二经。

5. 药物毒性与美容保健　毒性即指药物的"偏性"。偏性较小或无毒的药物可久服,为美容保健的首选药;偏性中等的药物一般用于祛邪、扶正、愈疾,为美容的治疗用药;偏性较大的药物是真正有毒的药物,用之不当会导致人中毒,危害性较大,甚至危及生命。在中医美容外治法中,常选用此类药以解疮毒、杀虫、祛腐生新等。美容常用药中如艾叶、苦杏仁、硫磺、朱砂均归为有毒中药,使用时应严格控制用量。

(二)中药的化学成分与美容保健

现代理化研究证明,中药中具有美容作用的化学成分主要有如下 9 类:

1. 蛋白质、肽和氨基酸类　此类物质美容作用广泛,如抑菌、抗感染、愈伤、修复、保湿、润肤、润发、营养、增白、抗过敏、抗老化、祛斑等。含此类物质的中药有茯苓、绿豆、赤小豆、泽兰、地黄、阿胶、白僵蚕、蝉蜕、乌蛇、大枣、当归、人参、黄芪、蒲公英、玄参、半夏、天冬、天花粉、桑寄生等。

2. 激素与酶类　激素调节、控制着机体的生长、发育、代谢和衰老等生命过程。不同的激素具有不同的作用,如表皮生长因子能刺激表皮和上皮细胞,直接促使表皮增生和角质化,还有消炎、镇痛、促进皮肤和黏膜愈合、护肤、保湿等作用,在哺乳动物体内都存在,可从动物类中药中获取;又如赤霉酸,是植物激素的一种,具有明显的抑制黑素细胞活性的功能,在许多植物种子的胚芽中都存在。酶具有催化活性,不同的酶有不同的作用,如脂肪酶可分解油脂,配入化妆品中有清洁功能,在动物的胰脏、蓖麻种子中存在。

3. 糖类　糖类在中草药中分布十分广泛,一些补益药如山药、何首乌、黄精、地黄、白木耳、大枣等,均含有大量糖类。糖类俗称碳水化合物,有广泛的美容作用。如黄芪多糖是免疫促进剂;鹿茸多糖可抗溃疡;蘑菇多糖可愈伤、抗感染、抗肿瘤;壳聚糖有优良的保湿功能;肝糖有保湿和营养作用;透明质酸可延缓皮肤衰老等。

4. 有机酸类　有机酸广泛地存在于植物体尤其是具有酸味的果实中,如乌梅、覆盆子、山楂、木瓜、苹果、芥菜、胡桃、升麻、阿魏、胡椒、牛胆汁、大黄、马齿苋、荷叶等。其种类和化学结构多种多样,具有多种美容功效。如硫辛酸可以加强皮肤代谢功能,抑制皮脂过多分泌;壬二酸可以增加皮肤渗透性;果酸可以软化表皮角质层,祛除皮肤外层坏死细胞;亚油酸有保湿、抗过敏、抑制酪氨酸酶活性作用;阿魏酸有抗氧化和吸收紫外线作用等。

5. 生物碱类　生物碱较广泛存在于各种中草药中,如附子、黄连、黄柏、白杨皮、商陆、火麻仁、马齿苋、莲子、赤芍、黄芪、白鲜皮、大枣等。这是一类存在于生物体(主要是植物)中的含氮有机化合物,有类似碱的性质,绝大多数具有显著生理活性。如汉防己碱具有抗菌、消炎、抗过敏、镇痛、抗肿瘤作用;尿囊素可提高皮肤、毛发吸水能力,有软化角蛋白的作用;茶碱外用可加速黑素的生成;苦参碱可抑制酪氨酸酶的活性等。

6. 皂苷类　皂苷广泛存在于植物界,许多中草药如人参、远志、桔梗、甘草、知母、柴胡等的主要有效成分都是皂苷。其活性物的美容作用较广,如熊果苷有抑菌、抗感染作用;积雪草苷可促进伤口愈合,刺激肉芽生长;丝瓜皂苷能提高细胞活性及愈合伤口,调理皮肤,有广谱抗菌性,抗感染性,可刺激头发生长;齐墩果苷能抑制酪氨酸酶活性;柴胡皂苷可吸收紫外线;山茶皂苷可延缓皮肤角质化,从而去头屑、防脱发等。

7. 黄酮类　含黄酮类化合物的中草药很多,如金银花、黄芩、高良姜、桑叶、槐角、葛根、射干、莲子、松叶、侧柏叶、桑寄生等。这是一类存在于自然界、具有 2- 苯基色原酮结构的化合物,多有颜色,在植物体内大部分与糖类结合成苷,具有多种生理活性。黄酮类化合物对紫外线和可见光均显示强烈的吸收作用,并可与溶液中的金属离子相结合而具抗氧化性,具有降低血脂、抗菌、抗病毒、泻下等作用,如芹黄素能生肌并愈伤,抗氧性能强;黄芩黄素有抗菌、抗感染及抗变态反应作用;桑黄素有很强的抗氧化性;槲皮素可增强毛细血管抵抗力,降低毛细血管脆性,并能吸收大量的紫外线;根皮素可减少皮脂的分泌等。

8. 酚类及醌类　厚朴、生姜、曼陀罗、何首乌、姜黄、丹皮等均含酚类化合物。简单的酚类衍生物具有挥发性,是精油的组成部分。较为复杂的酚类衍生物大多具有显著的生物活性,如厚朴酚能抗菌、抗感染、抗溃疡,并能抑制透明质酸酶的活性,对酪氨酸酶也具有抑制作用;熊果苷能显著抑制酪氨酸酶活性;姜黄素能吸收紫外线等。紫草、茜草、赤芍、何首乌、蒲公英等均含有醌类化合物,具有广泛的生理活性。如胡桃醌能抑制睾丸激素 5α- 还原酶的活性,从而防止脱发;芦荟苷可强烈吸收紫外线,具有保湿,调理皮肤的功能;番泻苷对酪氨酸酶和透明质酸酶都有抑活作用等。

9. 萜类　母菊、橘皮、佛手、芍药、香附、松脂、紫苏、海藻、茯苓、丁香等中草药中均含萜类化合物,具有多种生理活性。如芍药苷可抑菌、抗过敏、抗氧化;维 A 酸对角质有溶解作用,可抗感染、吸收紫外线。中草药中挥发油成分以萜类化合物为多。

除以上 9 大类外,中草药中还含有甾体化合物、鞣质、香豆精衍生物等物质,分别具有不同的生理活性,在美容中起着重要作用。此外,美容中药尤其是矿物药中还含有多种无机元素,在美容中也发挥重要作用。

二、中药美容保健方法

美容中药运用于临床,方法多样。根据给药途径的不同,可分为内治法和外治法,根据临床的不同需要又可制成各种不同剂型,以求得到最好的疗效。

(一)内治法

1. 常用法则及药物

(1)祛风法:是指宣散疏风或养血息风的方法。外风宜疏散,包括疏风散寒、疏风清热、疏风祛湿等;内风宜息,包括凉血息风、养血息风、平肝息风等。祛风药多为辛味,性发散,适用于皮肤瘙痒、黄褐斑、白癜风等疾病。常用药物:白芷、藁本、细辛、防风、辛夷、羌活、独活、前胡、桔梗、薄荷、蝉蜕、葛根、升麻、白僵蚕、桑叶、荆芥、白蒺藜、白附子、桂枝等。

(2)清热法:热邪是美容的重要致病因素,清热法即是用寒凉药物清热解毒的方法,应用较广泛。临床应用要分清火之虚实。实火者,火毒炽盛应清热解毒,热在气分应清热泻火,热在血分应清热凉血;虚火者宜养阴清热。清热药多为苦味,性寒,适用于疮疡、疖肿、痤疮等疾病。常用药物:石膏、黄连、知母、黄芩、黄柏、栀子、天花粉、生地黄、赤芍、牡丹皮、蒲公英、紫花地丁、地骨皮、苦参、连翘、金银花、侧柏叶、竹叶、大青叶、水牛角、白鲜皮、地肤子、浮萍、石斛、菊花、芦荟、白蔹等。

(3)祛湿法:是用化湿、燥湿或利湿药物祛除湿邪的方法。湿邪分外湿和内湿。外湿多由六淫之湿邪侵袭人体所致;内湿多由脾失健运所致。湿在上焦者宜化,湿在中焦者宜燥,湿在下焦者宜利。祛湿药多为淡味,适用于肥胖症、湿疮、粉刺等疾病。常用药物:皂角、瓜蒌、白芥子、昆布、半夏、藿香、佩兰、白豆蔻、茯苓、白术、苍术、泽泻、滑石、扁豆、薏苡仁、茵陈等。

(4)理气法:是用理气药物调畅气机、疏通气血的方法。情志内伤,肝气郁结,痰湿阻滞等均可造成气机不畅,临床常用疏肝解郁法使肝气条达,气机通畅。该法常与其他治法并用,如理气祛痰、理气化湿、理气活血等。理气药多为辛味,性温,适用于黄褐斑、粉刺、浮肿等疾病。常用药物:木香、香附、沉香、檀香、甘松香、厚朴、柴胡、陈皮、青皮、郁金、丁香、玫瑰花等。

(5)化瘀法:是用活血化瘀的药物疏通瘀阻,疏通血液的方法。瘀血可由气滞、气虚、寒凝、血热等原因造成,故临床上化瘀法常配合理气法、益气法、温经法、凉血法同用。活血化瘀药多为辛温之性,适用于血瘀引起的面色晦暗、黄褐斑等疾病。常用药物:川芎、丹参、益母草、桃仁、红花、月季花、凌霄花、苏木、麝香、当归等。

(6)补益法:是用扶正补虚的药物弥补人体先天或后天不足,消除虚弱,恢复正气和延缓衰老的一种方法。通常分为益气、养血、滋阴、温阳四法。临床可分别单独使用,也可互相配合使用。补益药物多味甘,适用于驻颜、防皱、润面、乌发等美容保健法。常用药物:人参、西洋参、党参、黄芪、黄精、何首乌、枸杞、龙眼、蜂蜜、甘草、大枣、黑芝麻、熟地黄、鹿茸、女贞子、旱莲草等。

2. 常用剂型

(1)汤剂:把一种或多种药物配伍成方,按煎法要求加水煎煮后,去渣取汤制成的液体剂型,称为汤剂。其适用于治疗各种损美性疾病,特点是吸收快,奏效迅速,作用强,并可根据病情变化加减使用。

(2)散剂:是将药物粉碎、过筛、混合均匀,制成的粉末状制剂。内服散剂有两种类型,一种为末细量少者,可直接冲服;另一种研成粉末,临用时加水煮沸十几分钟后服用,如人参蛤蛤散。后一种又称煮散，类似于汤剂，但由于药材已研成粗末，颗粒小，有效成分容易煎出，故用量较之汤剂要小得多，且制作简便，便于携带，不易变质，适用于需较长期服用者。

（3）丸剂：是根据配方将药物研成细末，以蜜、水，或米糊、面糊、酒、醋等作为赋形剂制成的球形的固体剂型。临床上常用的丸剂有蜜丸、水丸和浓缩丸。其中又有大丸和小丸的不同。丸剂的主要特点是吸收缓慢，药效持久，体积小，服用、携带、贮存方便，适用于体弱和需长期服用者，如六味地黄丸。

（4）片剂：是将中药加工后或提炼后与辅料混合压制成的一种片状剂型。其用量准确，体积小，多用机械生产，效率高，成本低，贮运方便，是现代常用剂型，如参茸片、牛黄解毒片等。

（5）胶囊剂：是将药物细粉或提取物直接分装于硬质空胶囊或具有弹性的软胶囊中制成固体制剂。胶囊剂有硬胶囊、软胶囊和肠溶胶囊等，已是现代美容保健用品的常用剂型，如排毒养颜胶囊。

（6）膏剂：分内服和外用。内服膏剂是将饮片加热煎煮后，除去药渣，而后再用微火浓煎，最后加入砂糖、冰糖或白蜜制成的半液体剂型。其特点是便于服用。中药内服美容滋补品多采用膏剂，味甜营养丰富，故又称膏滋。如阿胶膏。

（7）酒剂：又称药酒，是用酒（一般用白酒或黄酒）为溶媒浸取药物中的有效成分，过滤所得的澄明浸出液。美容用酒剂多系补益之品，既具有药物的补益作用，又具有酒的通血脉、行药势的功能，特别适宜饮酒者，如枸杞酒。

（8）露剂：又称药露，是将含有挥发性成分的药物放入水中加热蒸馏所收集的蒸馏液。多用新鲜药物制作。其气味清淡，便于口服，一般作为饮料服用，夏天尤为常用，如金银花露。

（9）冲剂：是近几年在糖浆和汤剂的基础上发展起来的一种新剂型。是将药材提取物加适量赋形剂或部分药物细粉制成的干燥颗粒状或块状制剂，用时以开水冲服。冲服剂较丸剂、片剂作用迅速，较汤剂体积小，重量轻，易于运输、携带，服用方便，如益母草冲剂。

（二）外治法

1. 常用法则及药物

（1）止痒法：是用具有祛风、燥湿、杀虫、养血作用的药物制成各种外用剂型作用于体表患处，达到止痒目的的治法。常用药物：防风、荆芥、苍耳子、蝉蜕、薄荷、樟脑、冰片、威灵仙、地肤子、白鲜皮、苦参、蛇床子、羊蹄、川椒、艾叶、当归、何首乌等。

（2）清热解毒法：是用寒凉的药物制成各种外用剂型于体表患处或局部，达到清解体内和局部蕴结热毒的治法。临床常用于毒热证，如疮痈红肿等。常用药物：黄连、黄芩、黄柏、虎杖、马齿苋、大黄、栀子、青黛、紫花地丁、大青叶、寒水石、牛黄、儿茶等。

（3）养血润燥法：是用养血润燥的药物制成软膏、油剂、面膜等外用剂型，涂于体表局部以达到滋阴补血、滋养皮肤的目的。临床常用于各种慢性瘙痒性、肥厚性皮肤病及皮肤干燥、老化等。常用药物：核桃、地黄、当归、蜂蜜、蜂蜡、松脂、杏仁、猪脂、羊脂、麻油、蓖麻油等。

（4）活血法：是用活血药制成各种软膏、油剂、面膜等外用剂型用于体表局部，以达到活血化瘀目的的治法。临床上常用于治疗血瘀之证，如皮肤色黯、紫红、瘀斑、血丝、结节等。常用药物：川芎、赤芍、丹参、蒲黄、当归、红花、五灵脂、三棱等。

（5）收湿法：用具有化湿、淡渗、收敛作用的药物制成粉剂、洗剂、散剂、软膏等外用剂型，用于体表患处，以达到祛除湿邪的目的。临床常用于水疱、脓疱等。常用药物：熟石膏、炉甘石、滑石、赤石脂、煅龙骨、煅牡蛎、蛤蚧粉、五倍子、儿茶、海螵蛸、苍术等。

（6）褪黑祛斑法：是用具有增白祛斑作用的药物制成软膏、面膜等外用剂型，用于皮肤局部以消除色素沉着或增白皮肤褪黑祛斑的一种治法。临床常用于色素沉着性疾病或面部皮肤晦暗。常用药物：当归、川芎、桃仁、红花、珍珠、防风、柴胡、白茯苓、白附子、白芍等。

（7）腐蚀肌肤法：用具有腐蚀作用的药物制成软膏或糊剂，涂敷于体表患处，腐蚀痣疣或剥蚀表皮以祛斑。临床常用于疣目、黑痣、蟹足肿、雀斑、黧黑斑等病证。过敏者禁用。常用药物：鸦胆子、乌梅、石灰、木鳖子等。

2. 常用剂型

（1）粉剂：是将各种不同的药物研成粉末制成的药剂。粉剂多来源于植物或矿物中药的药粉，少数来源于动物药。一般可作洗面药或粉底。除少数干性皮肤不太适合使用外，一般可用于各种皮肤类型的人，应用范围较广泛。

（2）混悬剂：又名洗剂、悬垂剂、水粉剂、振荡剂，是水与粉（含粉30%~50%）混合而成的药剂。为了起到助悬浮和滋润保湿作用，常常在该类制剂中加10%甘油。作用基本与粉剂相同。使用前须振荡均匀，使水分与药物充分混匀，用纱布或毛刷蘸药液涂布在皮损上，每日数次，如硫磺洗剂。

（3）溶液：将单味中药或复方加水煎熬至一定浓度后的药液，或用开水将药粉冲烊冷却后的药液称为溶液。此外将新鲜植物草药捣汁，或以酒、醋等做溶剂的制剂亦可归于此类。溶液有外洗和湿敷两种用法。外洗的主要目的是清洁病损部位，湿敷有消炎、退肿、收敛的作用，如硼酸溶液。

（4）软膏：是将药物加入适宜的基质中，制成均匀、细腻、易于涂布于皮肤、黏膜或病损面的半固体状外用制剂。具有不易干燥，易于黏着人体体表，作用持久深入，可保护皮肤，防止外界物理、化学因素影响等特点。外用软膏在美容保健中用途极广，各类美白、驻颜、润肤的面脂、手脂均为软膏剂。

 知识链接

软膏的分类

软膏根据基质和制备方法的不同，可分为六类：①调膏：用动物油或植物油（现代还可用矿物油如凡士林）调和药末成糊状即成。②熬膏：以水或酒作溶媒，将生药中的可溶成分加热溶出，滤净去渣，再加热浓缩而成，也可直接用生药汁加热浓缩制备。③油蜡膏：系用植物油或动物油煎熬药料，滤净，再加蜂蜡或虫白蜡成膏。④捣研膏：用富含油脂的生药捣研而成。⑤醋膏：以醋为溶媒，按照熬膏的方法制备而成。⑥蜜膏：以蜂蜜配合药物细末制备成的膏剂。

（5）硬膏剂：将中药放在植物油中煎熬至枯，除去药渣后再加黄丹、松香等收膏，待呈暗黑色后，涂于布或纸等裱褙材料上。具有软坚散结、搜风止痒、护肤防裂的作用。常用于牛皮癣、疣、角化性皮肤病等。

（6）油剂：油剂是将植物油调配适量的药粉混合调匀成糊状制成；或将药物浸在植物油中煎熬至枯，去渣，再加入适量黄蜡即成；还可以直接从动物药或植物药中压榨取油不调配药粉，多用花生油、芝麻油或菜籽油。由于油剂为不饱和脂肪酸，其性缓和而无刺激性，有收湿、润燥、止痒的功效。

（7）乳剂：在乳化剂的作用下，油相和水相物质融合形成的乳液样制剂称为乳剂。乳剂性质稳定缓和，静置后不分离，有清热、止痒、消炎的功能。乳剂的分散度较大，渗入皮肤的力量较强,可增加药物的疗效,减少药物的使用剂量。如各类中药洗面奶。

(8)膜剂:将中药成分加入成膜材料可以制成剥离面膜;将中药粉末或萃取物加入淀粉中可以制成软膜。膜剂具有保湿、营养、促进吸收和清洁的作用,在美容保健中有非常好的发展前景,如芦荟面膜、人参面膜等。

第二节 西药美容保健

一、抗衰养颜药

人到中年后随年龄的增长,新陈代谢进入衰退状态,各器官功能开始减退,衰老也随之出现。目前,人类已经发现引起衰老的原因有自由基的增多,抗氧化酶活性的下降,单胺氧化酶活性的增强及免疫功能和内分泌功能的衰退等。因此抗衰老药物目前主要为自由基清除剂、单胺氧化酶抑制剂及其他抗衰老药物。

常见的自由基清除剂有超氧化物歧化酶(SOD)、谷胱甘肽过氧化物酶(GSH-Px)、维生素E、维生素A及其衍生物维A酸类药物。这些药物除通过清除自由基达到抗衰老之外,还通过其他机制起到美容保健的作用,如维A酸能增加真皮基质成分,恢复皮肤弹性,减少皱纹;抑制酪氨酸酶活性,减少色素形成;调节上皮细胞的角化,使皮肤光滑细嫩。维生素E可促进毛细血管及小血管增生,改善周围循环,延缓皮肤衰老。维生素C亦可减少色素的形成。

单胺氧化酶抑制剂有普鲁卡因制剂,通过抑制单胺氧化酶(MAO)的活性而起到抗衰老的作用。国内外目前已有普鲁卡因复方制剂的问世,而且其抗衰老作用已经通过临床验证。

其他抗衰养颜药物还有美托洛尔,主要用于治疗毛细血管扩张及美容保健;阿司匹林可抑制体内过氧化物的形成,起到养颜、抗衰老作用;透明质酸能够保持真皮结缔组织中的水分,其水解物能抑制酪氨酸酶活性和吸收紫外线而起到防光、保湿、增白的作用;胶原蛋白可补充皮肤层内蛋白数量,以注射方法除皱效果明显。

二、防光药

防光药也称防晒剂,目的在于防止紫外线对皮肤的伤害。从光防护机制上讲,防晒剂可分为物理防晒剂和化学防晒剂。虽然作用机制不同,但都能阻止紫外线直接到达皮肤,从而减少紫外线对皮肤的损害。

(一)化学性防晒成分

化学性防晒成分属于紫外线吸收剂,是具有光化学活性的有机化合物,在紫外线照射下会发生光降解作用,能将紫外线吸收后再以一种较低的能量形式释放,避免紫外线对皮肤的直接损伤,故称为紫外线吸收剂。因为是在皮肤上发生的化学反应,所以对皮肤仍有一定的刺激。

目前用得最多的化学防晒剂是含有羰基和共轭结构的芳香化合物,属于有机化合物。主要有:肉桂酸酯类、二苯甲酮类、水杨酸酯类、对氨基苯甲酸类、邻氨基苯甲酸酯类、樟脑类等,其中肉桂酸酯类化学防晒剂较常用。

(二)物理性防晒成分

物理性防晒成分属于紫外线散射剂,物理防晒剂通常由"紫外线散射剂"如二氧化钛、氧化锌等组成。物理性防晒剂的作用机制是通过对紫外线的反射和散射作用来避免紫外线直接接触皮肤。具体是指利用防晒品中的粒子,阻挡、反射或散射掉紫外线,减少到达皮肤的紫外线量。其最大的优点是性质比较稳定、作用时间长、安全性高、不会造成皮肤的依赖性。但物理防晒剂的缺点是会带给肌肤特殊的颜色,如涂抹不均匀容易在皮肤表面形成白色的膜,有碍美观,且用量过多时,皮肤感觉厚重,容易堵塞毛孔。

三、脱色药

皮肤光老化所致的皮肤色素沉着、内分泌紊乱及外界接触物等均可使皮肤颜色加深,如黄褐斑、瑞尔黑变病等,可对容貌产生很大影响。而这些又完全可以通过脱色剂得以改善或治愈。

临床上使用的脱色剂主要有两类:一类是角质剥脱剂,加快表皮细胞更替,使黑素颗粒向角质层移动,并随角质细胞一起脱落,达到脱色目的,如水杨酸、维A酸等;另一类为酪氨酸活性抑制剂或酪氨酸酶竞争抑制剂,可减少黑色素形成或减缓其形成速度,是目前应用较多的一类脱色剂,如1%~2%曲酸霜或凝胶、12%~15%壬二酸霜、3%~5%的氢醌霜、10%过氧化氢乙醇液等。

四、减肥药

肥胖的形成有多种原因,其防治应采取综合措施,如适当控制饮食,调整饮食结构,坚持体育锻炼等。同时,选择适当的减肥药物也能收到明显的效果。

(一)中枢性食欲抑制剂

主要为苯丙胺及其衍生物,作用部位在下丘脑,可促进神经末梢去甲肾上腺素的释放、抑制去甲肾上腺素的再吸收,使神经末梢去甲肾上腺枯竭而抑制摄食。食欲抑制剂常和巴比妥类合并使用,以抵消神经兴奋的副作用。因该药可缓解疲劳、产生欣快感,故易成瘾和产生精神依赖性,不宜长期大剂量使用。对甲状腺功能亢进、青光眼、交感胺类过敏者,孕妇及危险职业者,如司机、炉前工、架子工等均不宜使用,另应注意该类药物与单胺氧化酶抑制剂合用可产生高血压。

(二)消化吸收阻滞剂

利用某些药物减弱消化吸收的功能,减少能量的吸收和利用,从而达到减肥作用。

1. 胃肠道消化酶抑制剂

(1)脂肪酶抑制剂:以奥利司他为代表,是目前国家唯一批准可用于减肥的药品。它可以使脂肪酶失活,未消化的甘油三酯不能被身体吸收,从而减少热量摄入,控制体重。

(2)淀粉酶抑制剂:是一种纯天然生物活性物质,存在于植物种子的胚乳中,使淀粉酶活性降低,营养吸收减少,食后血糖升高减慢,胰岛素分泌减少,脂肪合成降低,从而使体重减轻。它不进入血液循环系统,不作用于大脑中枢,减肥的同时不抑制食欲,使用剂量很高时也无副作用,符合世界卫生组织的减肥原则。

2. 瘦素　是一种由脂肪组织分泌的激素,进入血液循环后会参与糖、脂肪及能量代谢的调节,促使机体减少摄食、增加能量释放、抑制脂肪细胞的合成,减少营养物质的吸收,进而使体重减轻。

3. 双胍类降血糖药　可增加肌肉组织的无氧糖酵解,增加葡萄糖的利用并减少其在肠道的吸收从而降低血糖。此类药物在治疗糖尿病时,常引起患者厌食而致体重减轻,而这一副反应,正可用于减肥治疗。双胍类降血糖药对正常人的血糖没有影响。因此,没有糖尿病的肥胖患者同样可以服用。

（三）脂肪代谢促进剂

1. 甲状腺素　它能提高机体的新陈代谢，增加脂肪的分解、消耗，从而减轻体重。常用的有甲状腺素片和三碘甲状腺原氨酸钠。但此类药物使用时若超过正常生理剂量，常可对心血管系统产生不利影响。需要在医生指导下，慎重使用。

2. 左旋肉碱　是一种促使脂肪转化为能量的类氨基酸，红色肉类是左旋肉碱的主要来源，对人体无毒副作用。左旋肉碱是脂肪代谢过程中的一种关键的物质，能够促进脂肪酸进入线粒体氧化分解，使脂肪转化成能量，可以说它是转运脂肪酸的载体。在长时间大强度运动中，左旋肉碱能提高脂肪的氧化速率，减少糖原的消耗，同时延缓疲劳。服用左旋肉碱能够在减少身体脂肪、降低体重的同时，不减少水分和肌肉。目前人们已把肉碱应用于大众减肥、竞技运动员减脂抗疲劳，经多年观察，效果明显。

五、治痤疮药

痤疮是青春期最常见的损美性疾病，多与青春期内分泌异常、皮脂腺功能亢进及微生物感染等因素有关。目前治疗方法是减少皮脂腺分泌、纠正毛囊皮脂腺异常角化、消炎、积极控制瘢痕形成和防止炎症后色素沉着。

（一）抗雄激素药

青春期雄性激素分泌增多，可引起皮质分泌增多、淤积毛囊而形成粉刺。螺内酯、西咪替丁及雌性激素类药物均可抵抗雄激素，抑制皮脂腺分泌，缓解痤疮临床症状。但雌性激素类药物可引起女性月经不调，男性患者女性化等副作用，故不适合长期使用，或男性禁用。

（二）抑制毛囊皮脂腺导管角化异常药

维A酸及其衍生物。可抑制皮脂腺功能，抑制角化过程，并有一定抑制痤疮丙酸杆菌的作用。

（三）抗皮脂溢出药

硫酸锌或葡萄糖酸锌。通过增加体内锌含量对皮肤直接起到收敛作用，并维持酶和雄激素系统正常功能，以抑制皮脂分泌，减轻皮肤油腻，对治疗痤疮有良好疗效。

（四）抗菌药

主要针对痤疮丙酸杆菌，多为广谱抗生素。如过氧化苯酰、米诺环素、红霉素、四环素、阿奇霉素等。

第三节　外用美容药物的给药方法

外用美容药物的作用是通过美容药物成分释放、透入皮肤并到达皮肤组织深部而实现的。其给药的方法多种多样，最常用的方法，除局部外敷之外还有中药药浴、超声药物透入、直流电药物离子导入、药物蒸气等。

一、中药药浴

中药药浴指在水中加入中药或直接采用中药的煎液浸浴、洗浴或蒸气沐浴身体，利用水的温热、按摩等物理作用以及药物的治疗作用，达到美容保健目的的一种美容方法。在药浴中，散布在水蒸气中的药物有效成分可通过口鼻黏膜吸收到体内，溶于水液中的有效成分则通过角质层、毛囊等进入体内,然后通过血液循环分布到机体各组织与器官而产生药效。现代研究表明,药浴液中的药物离子通过皮肤、黏膜的吸收、扩散、辐射等途径进入体内,避免了肝脏首过效应、减少了毒副作用、增加了病灶局部有效药物的浓度,直接针对病位发挥治疗作用。同时药浴液的温热效应能够提高组织的温度、舒张毛细血管、改善循环,从而达到治疗疾病或强身健体的目的。中药药浴一般采用浸浴、洗浴或蒸气浴的方法。

 知识链接

中药药浴方法

1. 浸浴　指全身(头部以下)或身体的某一部分浸入药浴液中,每次 10~30 分钟,可每日或隔日 1 次。全身浸浴适于全身皮肤的保健或泛发性皮肤病;局部浸浴适于局部皮肤或毛发的保健。

2. 洗浴　用药液擦洗或湿敷于局部,可频频用手掌捧起药液洗浴或用毛巾蘸药液擦洗。此法一般用于头部和局部皮损范围较小时,简单、方便且节省药液。每次洗浴 15~20 分钟,每日 1~3 次,水温据病情而定。

3. 蒸气浴　用煎煮药液时的水蒸气熏蒸局部。蒸气浴法可加速局部血管的扩张,利于药物的吸收。但此法不适宜于热证及皮肤敏感者。局部皮损蒸浴,每日 1~2 次;面部保健美容可每周 1 次。

二、超声药物透入

是运用超声波的作用将药物有效成分经过皮肤或黏膜,送入体内,从而达到美容保健目的的一种方法,简称"声透疗法"。

超声波在介质中传播时,可造成巨大的压强变化,它可使介质中的分子产生剧烈运动,相互摩擦,引起组织细胞容积和内容物移动、变化及细胞原浆环流,从而对组织内物质和微小细胞结构产生一种"微细按摩作用",同时引起介质温度升高。超声波的这种机械作用、热作用和由此产生的理化作用,可增强细胞的活力、改善局部血液循环、加速新陈代谢。超声药物透入疗法还能将药物透入体内,同时保持药物的原有性能,这样超声波和药物同时产生作用,从而使疗效得到加强。

声透疗法治疗时首先要清洁皮肤,之后将含药物的耦合剂涂布于受治局部(可将中草药制成浸膏或霜剂作为耦合剂),然后将超声头置于美容部位均匀移动,选用连续波,$(0.5{\sim}1)W/cm^2$ 小剂量,速度约 1~2cm/s。每次使用时间 5~10 分钟,不超过 15 分钟,每日或隔日治疗 1 次,或每周 2 次。若采用穴位声透,可选 $(0.25{\sim}0.5)W/cm^2$ 剂量连续波,每穴 0.5~2 分钟。

使用声透疗法时要注意保护声头,切忌碰撞与空载,否则易使声头中晶片破裂或过热损坏;避免烧灼伤,受治者如感觉局部有烧灼感或其他不适时,应立即关闭机器,在未查明原因前不得继续使用;眼周只能采取小剂量超声治疗,不要超过 $1W/cm^2$,每眼时间不超过 5 分钟,声波方向不要直对眼球,以免造成眼球损伤;禁用对皮肤有较强刺激的药物,注意药物过敏。

三、直流电药物离子导入

用直流电将药物离子通过皮肤导入人体内治疗疾病的方法称为"直流电药物离子导入法",简称"药物离子导入",是直流电疗法的一种特殊方式。

在药物溶液中,一部分药物离解成离子,在直流电的作用下,利用正负电极在人体外形成一个直流电场,在直流电场中加入带阴阳离子的药物,利用电学上"同性相斥,异性相吸"的原理,使药物中的阳离子从阳极,阴离子从阴极导入体内,达到治疗疾病的目的。

操作时将脱脂棉浸透药液裹于电极棒上。带正电荷的药棉裹于阳极棒上,带负电荷的药棉裹于阴极棒上,然后置于面部皮肤缓慢移动。非作用极握于受治者手中。剂量以电流密度为指标, 一般选用$(0.1\sim0.2)$mA/cm^2。每次治疗时间为 15~25 分钟,每日或隔日治疗 1 次。

使用时注意带正电荷的药物一定要从阳极棒导入,带负电荷的药物一定要从阴极棒导入,否则药物不能导入;配制药物所用溶剂一般为蒸馏水、乙醇、葡萄糖溶液等;易引起过敏的药物,导入前须做皮肤过敏试验;急性湿疹、出血倾向性疾病及对直流电过敏者禁用此法。

（刘 波）

❓复习思考题

1. 中药美容保健常用法则及药物是什么？
2. 抗衰美容、脱色、治疗痤疮常用药剂的种类有哪些？
3. 药物美容外用时常用的给药方法有哪些？

第三章 经络美容保健

学习要点

美容腧穴的定位、作用、操作;针灸、推拿、拔罐、刮痧的操作方法。

经络美容保健是在中医理论指导下,利用针灸、推拿、刮痧及火罐等方法,对经络、腧穴或全息穴区进行刺激,以疏经通络、调和阴阳、调整脏腑,达到美容养颜、防病保健的目的。

第一节 美容常用经络腧穴

知识链接

腧 穴

腧穴是人体脏腑、经络之气输注于体表的特殊部位。又是针灸的施术之处。腧穴的作用有三:近治作用是指每一个腧穴均能治疗其所在部位及邻近脏腑组织器官病证的作用;远治作用是指在十四经穴中,尤其是十二经脉肘膝关节以下的腧穴,不仅治疗局部及邻近部位病证,而且还能治疗本经循行所及的远隔部位的脏腑、组织、器官的病证,有的甚至有影响全身的作用;特殊作用是指某些腧穴具有双向良性调节作用和相对的特异性作用。

一、手太阴肺经

起自中焦(腹部),向下联络大肠,回绕过来沿着胃的上口贯穿膈肌,入属肺脏,从肺系(气管、喉咙)横行出胸壁外上方,走向腋下,沿上臂内侧前缘,至肘中后再沿前臂内侧桡骨边缘下行至寸口(桡动脉搏动处),又沿手掌大鱼际外缘出拇指桡侧端;其支脉从腕后桡骨茎突上方分出,经手背虎口部至食指桡侧端,与手阳明大肠经相接(图 3-1)。

本经联系的脏腑器官主要有肺、大肠、胃、气管、喉咙等。本经腧穴主要治疗喉、胸、肺病,以及经脉循行部位的其他病证。本经常用美容腧穴如下:

1. 尺泽(合穴)

【定位】肘横纹中,肱二头肌腱桡侧凹陷处(图 3-2)。

【功用】清泄肺热,和胃理气,舒筋止痛。

【应用】皮肤色素沉着、痤疮、酒渣鼻、过敏性鼻炎、荨麻疹、上肢保健。

【操作】直刺 0.8~1.2 寸,或点刺出血;可灸。

2. 列缺(络穴,八脉交会穴——通于任脉)

【定位】前臂桡侧缘,桡骨茎突的上方,腕横纹上 1.5 寸,肱桡肌与拇长展肌腱之间(图 3-2)。

图 3-1　手太阴肺经循行示意图　　　图 3-2　手太阴肺经前臂穴位示意图

【功用】宣肺理气,通经活络,利水通淋。

【应用】皮肤瘙痒症、荨麻疹、痤疮、酒渣鼻、面瘫、偏头痛、颈痛、水肿、上肢保健。

【操作】向上斜刺 0.3~0.5 寸;可灸。

3. 少商(井穴)

【定位】手拇指末节桡侧,距指甲角 0.1 寸(图3-2)。

【功用】清泄肺热。

【应用】痤疮、酒渣鼻、咽喉肿痛、声音嘶哑、手部保健。

【操作】浅刺 0.1 寸,或点刺出血;可灸。

二、手阳明大肠经

从食指末端起始,沿食指桡侧缘出第 1、2 掌骨间,进入两筋(拇长伸肌腱和拇短伸肌腱)之间,沿前臂桡侧,进入肘外侧,经上臂外侧前缘,上肩,出肩峰部前边,向上交会颈部,下入缺盆,散络肺,通过横膈,属于大肠;上行的一支,从锁骨上窝上行颈旁,通过面颊,进入下齿龈,出来挟口旁,交会于人中部,左边的向右,右边的向左,上挟鼻孔旁,接足阳明胃经(图 3-3)。

本经联系的脏腑器官主要有大肠、肺、口、下齿、

图 3-3　手阳明大肠经循行示意图

23

鼻等。本经腧穴主要治疗头面、五官、咽喉病,胃肠病,热病以及经脉循行部位的其他病证。本经常用美容腧穴如下:

1. 合谷(原穴)

【定位】在手背,第1、2掌骨间,第2掌骨桡侧的中点处(图3-4)。

【功用】通经活络,清热解表,镇静止痛。

【应用】面瘫、面肌痉挛、痤疮、酒渣鼻、黧黑斑、咽喉肿痛、口臭、荨麻疹、皮肤瘙痒、皮肤过敏、腹泻、便秘、手部保健。

【操作】直刺0.5~1寸,孕妇禁针;可灸。

2. 曲池(合穴)

【定位】屈肘,肘横纹外侧端与肱骨外上髁连线中点(图3-5)。

图3-4　手阳明大肠经手部穴位示意图

图3-5　手阳明大肠经上臂穴位示意图

【功用】调和气血,清热解表。

【应用】各种热证、痤疮、酒渣鼻、皮肤过敏、黧黑斑、皮脂溢出、口周皮炎、面瘫、肥胖、神经衰弱、心烦失眠、咽喉肿痛、手部保健。

【操作】直刺1~1.5寸;可灸。

3. 肩髃

【定位】肩部平举时,肩峰前下方凹陷处(图3-5)。

【功用】祛风除湿,清热解表。

【应用】荨麻疹、甲状腺肿大、颈淋巴结结核、腋臭、肩周炎、局部脂肪堆积、局部保健。

【操作】直刺或向下斜刺0.8~1.5寸;可灸。

4. 迎香

【定位】鼻翼外缘中点旁,鼻唇沟中(图3-6)。

【功用】祛风通络,宣通鼻窍。

【应用】黄褐斑、痤疮、酒渣鼻、皮肤过敏、皮脂溢

图3-6　手阳明大肠经面部穴位示意图

出、口周皮炎、面瘫、面肌痉挛、面部美容。

【操作】斜刺或平刺0.3~0.5寸;不宜灸。

三、足阳明胃经

起于鼻翼旁,挟鼻上行,左右侧交会于鼻根部,旁行入目内眦,与足太阳经相交,向下沿鼻柱外侧,入上齿中,还出,挟口两旁,环绕嘴唇,在颏唇沟处左右相交,退回沿下颌骨后下缘沿下颌角上行过耳前,经过上关穴,沿发际,到额前;本经脉分支从大迎前方下行到人迎,沿喉咙向下后行至大椎,折向前行,入缺盆,下行穿过膈肌,属胃,络脾;直行向下的一支从缺盆出于体表,沿乳中线下行,挟脐两旁,下行至腹股沟;本经脉又一分支从胃下口幽门处分出,沿腹腔内下行到气街,与直行之脉会合,而后下行大腿前侧,至膝髌沿下肢胫骨前缘下行至足背,入足第2趾外侧端;本经脉另一分支从膝下3寸处分出,下行入中趾外侧端;又一分支从足背上分出,前行入足大趾内侧端,交于足太阴脾经(图3-7)。

本经联系的脏腑器官主要有脾、胃、鼻、眼、口、上齿、喉咙、乳房等。本经腧穴主要治疗胃肠病、头面五官病、神志病、热病以及经脉循行部位的其他病证。本经常用美容腧穴如下:

1. 承泣

【定位】瞳孔直下,眼球与眶下缘之间(图3-8)。

【功用】疏经活络,美目养颜。

【应用】面瘫、眼袋、黑眼圈、眼周皱纹、眼轮匝肌痉挛、面部美容保健。

【操作】以左手拇指向上轻推眼球,右手紧靠眼眶下缘缓慢直刺0.5~1.5寸,不宜提插;不宜灸。

2. 四白

【定位】瞳孔直下,眶下孔凹陷处(图3-8)。

图3-7 足阳明胃经循行示意图

承泣
四白
巨髎
地仓

图3-8 足阳明胃经面部穴位示意图

【功用】疏经活络,养颜明目。

【应用】面瘫、面部色素沉着、眼袋、黑眼圈、眼周皱纹、眼轮匝肌痉挛、面部美容保健。

【操作】直刺0.2~0.3寸,不可深刺;不宜灸。

3. 巨髎

【定位】瞳孔直下,平鼻翼下缘,鼻唇沟外侧(图3-8)。

【功用】疏经活络,养颜明目。

【应用】皮肤松弛、面色无华、痤疮、黧黑斑、面瘫、面肌痉挛、面部美容保健。

【操作】斜刺或平刺0.3~0.6寸;可灸。

4. 地仓

【定位】瞳孔直下,平口角(图3-8)。

【功用】除皱美颜,通经活络。

【应用】口周皱纹、口唇皲裂、痤疮、面瘫、面肌痉挛、面部美容保健。

【操作】直刺0.2寸,或向颊车方向平刺0.5~0.8寸;可灸。

5. 颊车

【定位】在面颊部,下颌角前上方1横指凹陷中,当咀嚼时咬肌隆起最高点处(图3-9)。

【功用】除皱,活络,止痛。

【应用】面颊皱纹、黄褐斑、痤疮、面瘫,面肌痉挛、牙痛、三叉神经痛、面部美容保健。

【操作】直刺0.3~0.5寸,平刺0.5~1寸,可向地仓穴透刺;可灸。

6. 下关

【定位】耳前方,颧弓与下颌切迹所形成的凹陷中,闭口有孔,张口即闭(图3-9)。

【功用】除皱,活络,止痛。

【应用】面颊皱纹、黄褐斑、痤疮、面瘫,面肌痉挛、牙痛、三叉神经痛、面部美容保健。

【操作】直刺0.5~1寸;可灸。

7. 头维

【定位】额角发际上0.5寸,头正中线旁4.5寸(图3-9)。

【功用】疏经通络,养发驻颜,明目。

【应用】头痛、失眠、眩晕、脱发、颞部皱纹、神经衰弱、面瘫、眼轮匝肌痉挛、头面部美容保健。

【操作】平刺0.5~1寸;不宜灸。

8. 膺窗

【定位】锁骨中线上,平第3肋间隙(图3-10)。

【功用】理气丰胸。

【应用】女性乳房发育不良、乳痈、咳喘。

【操作】斜刺或平刺0.5~0.8寸;可灸。

图3-9　足阳明胃经头部穴位示意图

图3-10　足阳明胃经胸部穴位示意图

9. 乳根

【定位】锁骨中线上,平第 5 肋间隙(图 3-10)。

【功用】健胸丰乳,理气止痛。

【应用】女性乳房发育不良、乳腺增生症、产后乳汁少、乳痈、咳喘、胸痛。

【操作】斜刺或平刺 0.5~0.8 寸;可灸。

10. 梁门

【定位】在上腹部,脐中上 4 寸,距前正中线 2 寸(图 3-11)。

【功用】健脾和胃,瘦身美颜。

【应用】肥胖、消瘦、食欲不振、面色无华、腹泻、便秘。

【操作】直刺 0.8~1.2 寸;可灸。

11. 天枢(大肠募穴)

【定位】在腹中部,平脐,距脐中 2 寸(图 3-11)。

【功用】理肠瘦身。

【应用】肥胖、消瘦、食欲不振、面色无华、腹泻、便秘、月经不调、痛经。

【操作】直刺 1~1.5 寸;可灸。

12. 水道

【定位】在下腹部,脐中下 3 寸,距前正中线 2 寸(图 3-11)。

【功用】清热利湿,通调水道。

【应用】肥胖、腹胀便秘、小便不利、月经病、带下病。

【操作】直刺 1~1.5 寸;可灸。

13. 归来

【定位】在下腹部,脐中下 4 寸,距前正中线 2 寸(图 3-11)。

【功用】行气活血,调补肝肾。

图 3-11　足阳明胃经胸腹部穴位示意图

27

【应用】肥胖、腹胀便秘、小便不利、月经病、带下病。

【操作】直刺 1~1.5 寸;可灸。

14. 足三里(合穴)

【定位】在小腿前外侧,犊鼻下 3 寸,距胫骨前缘 1 横指(图 3-12)。

【功用】健脾和胃,瘦身美颜。

【应用】强壮保健要穴。长期脾胃功能失调所引起的肥胖、消瘦、皮肤干燥或油腻、体虚早衰、面色不华、脱发、皱纹、痤疮、鼋黑斑等,睡眠不佳,神经衰弱,消化不良,腹胀便秘。常灸之可以增强抵抗力,改善虚弱体质。

【操作】直刺 1~2 寸;可灸。

15. 上巨虚(大肠下合穴)

【定位】在小腿前外侧,犊鼻下 6 寸,距胫骨前缘一横指(图 3-12)。

【功用】理肠和胃。

【应用】胃肠积热引起的便秘、痤疮、皮肤油腻红痒、口臭、肥胖。

【操作】直刺 1~2 寸;可灸。

16. 下巨虚(小肠下合穴)

【定位】在小腿前外侧,犊鼻下 9 寸,距胫骨前缘 1 横指(图 3-12)。

【功用】理肠和胃。

【应用】大便干燥、小便短赤、失眠多梦、口舌生疮、粉刺、肥胖。

【操作】直刺 1~1.5 寸;可灸。

17. 丰隆(络穴)

【定位】在小腿前外侧,当外踝尖上 8 寸,距胫骨前缘 2 横指(图 3-12)。

【功用】健脾和胃,化痰瘦身。

【应用】痰湿内盛引起的肥胖、腹胀、大便不爽,打鼾,嗜睡、痤疮、鼋黑斑,头痛、眩晕。

【操作】直刺 1~1.5 寸;可灸。

图 3-12　足阳明胃经下肢部穴位示意图

18. 内庭(荥穴)

【定位】在足背,第 2、3 趾间的缝纹头处(图 3-13)。

【功用】通经活络,泻热凉血。

【应用】善清头面、上焦之热,用于齿痛、咽喉肿痛、面瘫、痤疮、酒渣鼻、荨麻疹、足部保健。

【操作】直刺或斜刺 0.5~0.8 寸;可灸。

图 3-13　足阳明胃经足部穴位示意图

四、足太阴脾经

起于足大趾内侧端,沿内侧赤白肉际,上行过内踝的前缘,沿小腿内侧正中线上行,在内踝上 8 寸处,交出足厥阴肝经之前,上行沿大腿内侧前缘,进入腹部,属脾,络胃,向上穿过膈肌,沿食道两旁,连舌本,散舌下;本经脉分支从胃别出,上行通过膈肌,注入心中,交于手少阴心经(图 3-14)。

本经联系的脏腑器官主要有脾、胃、心脏、舌、咽、食管等。本经腧穴主要治疗脾胃、妇科、前阴病及经脉循行部位的其他病证。本经常用美容腧穴如下:

1. 隐白(井穴)

【定位】足大趾末节内侧,距趾甲角 0.1 寸(图 3-15)。

【功用】调血止痛。

【应用】月经不调、崩漏、尿血、神经衰弱、足部保健。

【操作】浅刺 0.1 寸,或点刺出血;可灸。

2. 三阴交

【定位】在小腿内侧,足内踝尖上 3 寸,胫骨内侧面后缘(图 3-16)。

图 3-15 足太阴脾经足部穴位示意图

图 3-14 足太阴脾经循行示意图

图 3-16 足太阴脾经小腿穴位示意图

29

【功用】活血化瘀,健脾美颜。

【应用】美容保健要穴,调理肝、脾、肾三经,延缓衰老,调节内分泌。用于脾胃虚弱引起的面色少华、消化不良、腹泻、肥胖、消瘦等,黑眼圈、粉刺、黧黑斑、荨麻疹、白癜风、脱发等,月经不调,赤白带下,阳痿遗精。常灸之可以增强抵抗力,改善虚弱体质。

【操作】直刺 1~1.5 寸,孕妇禁针;可灸。

3. 地机(郄穴)

【定位】在小腿内侧,内踝尖与阴陵泉的连线上,阴陵泉下 3 寸(图 3-16)。

【功用】健脾胃,调经带。

【应用】腹胀、食欲不振、肥胖、水肿、月经不调、痛经、黧黑斑等。

【操作】直刺 1~1.5 寸;可灸。

4. 阴陵泉(合穴)

【定位】在小腿内侧,胫骨内侧髁下缘凹陷处(图 3-16)。

【功用】健脾利湿,美颜瘦身。

【应用】脾虚湿盛引起的肥胖、带下、月经不调、小便不利、面部色素沉着、神经衰弱、膝关节炎。

【操作】直刺 1~2 寸;可灸。

5. 血海

【定位】屈膝,在大腿内侧,髌底内侧端上 2 寸,股四头肌内侧头的隆起处(图 3-17)。

【功用】活血调血,润肤养发。

【应用】调血理血常用穴。用于月经不调、崩漏、瘾疹、湿疹、丹毒、痤疮、黧黑斑、脱发、肥胖等。

【操作】直刺 1~1.5 寸;可灸。

6. 大横

【定位】腹部,脐旁开 4 寸(图 3-18)。

【功用】调理肠腑,减肥瘦身。

【应用】肥胖、便秘、腹泻。

【操作】直刺 1~2 寸;可灸。

图 3-17　足太阴脾经大腿穴位示意图

图 3-18　足太阴脾经腹部穴位示意图

五、手少阴心经

起自心中,向下通过膈肌,联络小肠;其分支从心系向上挟食道连于目;其直行主干又从心系上肺,向下斜出于腋下,沿上肢内侧后边,至肘中,沿前臂内侧后边,到手掌后豌豆骨突起处进入掌内后边,沿小指桡侧到达其末端,由此与手太阳小肠经相连(图3-19)。

本经联系脏腑器官主要有心、小肠、肺、心系、食管、目系等。本经腧穴主治心、胸、神志及经脉循行部位的其他病证。常用美容腧穴如下:

1. 少海(合穴)

【定位】屈肘,肘横纹内侧端与肱骨内上髁连线的中点(图3-20)。

【功用】清心泻热。

【应用】心经有热引起的烦躁、心悸、齿痛、牙龈肿痛。

【操作】直刺0.5~1寸;可灸。

2. 神门(输穴,原穴)

【定位】在腕部,腕掌侧横纹尺侧端,尺侧腕屈肌腱桡侧凹陷中(图3-20)。

【功用】清心,安神,助眠。

【应用】心烦、心悸、健忘、失眠、手部保健。

图3-19　手少阴心经循行示意图

图3-20　手少阴心经前臂穴位示意图

【操作】直刺 0.3~0.5 寸；可灸。

六、手太阳小肠经

起于小指外侧端，沿手背、上肢外侧后缘，过肘部，到肩关节后面，绕肩胛部，交肩上前行入缺盆，络心，沿食道，穿过膈肌，到达胃部，下行，属小肠；本经脉分支是从缺盆出来，沿颈部上行到面颊，至目外眦后，退行进入耳中；另一分支是从面颊部分出，向上行于眼下，至目内眦交于足太阳膀胱经（图 3-21）。

本经联系脏腑器官主要有小肠、心、胃、食管、眼、耳、鼻等。本经腧穴主治头项、耳、目、咽喉病，热病，神志病以及经脉循行部位的其他病证。常用美容腧穴如下：

1. 少泽（井穴）

【定位】在小指末节尺侧，距指甲角 0.1 寸（图 3-22）。

【功用】清热解毒，通乳、丰乳。

【应用】神经性头痛、咽喉肿痛、乳痈、乳汁少、手部保健。

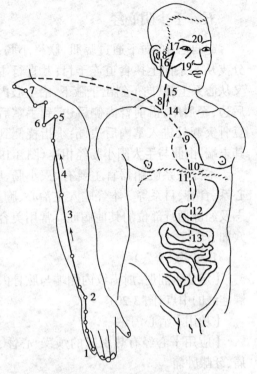

图 3-21　手太阳小肠经循行示意图

【操作】浅刺 0.1 寸，或点刺出血；可灸。

2. 后溪（输穴，八脉交会穴——通督脉）

【定位】在手掌尺侧，微握拳，当小指本节后的远侧掌横纹头赤白肉际（图 3-22）。

图 3-22　手太阳小肠经手部穴位示意图

【功用】镇静安神，清热解毒。

【应用】落枕、头项强痛、咽喉肿痛、急性腰扭伤、面瘫、眼睑闭合不全、烦躁、荨麻疹、手部保健。

【操作】直刺 0.5~1 寸；可灸。

3. 肩贞

【定位】肩关节后下方，臂内收时，腋后纹头上 1 寸（指寸）（图 3-23）。

【功用】祛风除湿，清热聪耳。

【应用】局部脂肪堆积、肩关节及上肢损美性疾病、颈淋巴结结核、耳鸣。

【操作】向外斜刺 1~1.5 寸，或向前腋缝方向透刺；可灸。

4. 天宗

【定位】肩胛部，当冈下窝中央凹陷处，与第 4 胸椎相平（图 3-23）。

【功用】舒筋活络，消肿化痰。

【应用】局部脂肪堆积、肩胛疼痛、乳腺炎、气喘。

【操作】直刺或向四周斜刺 0.5~0.8 寸；可灸。

5. 颧髎

【定位】目外眦直下，颧骨下缘凹陷处（图 3-24）。

【功用】疏经活络，美颜祛皱。

【应用】面瘫、面肌痉挛、齿痛、面部美容保健。

【操作】直刺 0.3~0.5 寸，斜刺或平刺 0.5~1 寸；可灸。

6. 听宫

【定位】耳屏前，下颌骨髁状突的后方，张口凹陷处（图 3-24）。

【功用】聪耳除皱。

【应用】耳鸣、齿痛、面部美容保健。

【操作】张口，直刺 1~1.5 寸；可灸。

图 3-23　手太阳小肠经肩部穴位示意图

图 3-24　手太阳小肠经头部穴位示意图

七、足太阳膀胱经

起于目内眦，上达额部，左右交会于头顶部；本经脉分支从头顶部分出，到耳上角部；直行经脉从头顶部分别向后行至枕骨处，进入颅腔，络脑，复出分别下行到项部，下行交会于大椎穴，再分左右沿肩胛内侧，脊柱两旁，到达腰部，进入脊柱两旁的肌肉，深入体腔，络肾，属膀胱；本经脉一分支从腰部分出，沿脊柱两旁下行，穿过臀部，从大腿后侧外缘下行至腘窝中；另一分支从项部分出下行，经肩胛内侧，夹脊下行，经大腿后侧至腘窝中与前一支脉会合，然后下行穿过腓肠肌，出走于足外踝后，沿足背外侧缘至小趾外侧端，交于足少阴肾经（图 3-25）。

本经联系脏腑器官主要有膀胱、肾、脑、眼等。本经腧穴主治头面五官病、神志病、经脉循行部位的项、背、腰、下肢病证；背俞穴主治相关的脏腑、组织器官的病证。常用美容腧穴如下：

1. 睛明

【定位】目内眦稍上方凹陷处（图 3-26）。

【功用】明目消皱。

【应用】面瘫、各种眼疾、眼部美容保健。

【操作】患者闭目，医者左手轻推眼球向外侧固定，右手缓慢进针，紧靠眶缘直刺0.3~0.5寸，不提插捻转，出针后按压针孔，以防出血；禁灸。

2. 攒竹

【定位】眉头凹陷中，眶上切迹处（图3-26）。

【功用】疏经活络，明目除皱。

【应用】各种眼疾、面瘫、面肌痉挛、头痛、眉棱骨痛、呃逆、眼部美容保健。

【操作】平刺0.5~0.8寸；禁灸。

3. 风门（背俞穴）

【定位】在背部，第2胸椎棘突下，旁开1.5寸（图3-27）。

【功用】疏风清热，除疹润面。

【应用】荨麻疹、痤疮、斑秃、皮肤过敏、背部痈肿、哮喘、头痛、项强、背痛。

【操作】斜刺0.5~0.8寸（此穴及背部腧穴均不宜深刺，以免伤及内部重要脏器）；可灸。

4. 肺俞（背俞穴）

【定位】在背部，第3胸椎棘突下，旁开1.5寸（图3-27）。

【功用】润肤美颜，止咳平喘。

【应用】皮肤过敏、瘙痒、干燥、痤疮、荨麻疹、皮肤美容保健。

【操作】斜刺0.5~0.8寸；可灸。

5. 心俞（背俞穴）

【定位】在背部，第5胸椎棘突下，旁开1.5寸（图3-27）。

【功用】活血调血润肤。

【应用】面色晦暗或苍白、痤疮、疖肿、皮肤瘙痒症、荨麻疹、失眠、神经衰弱、心悸、心烦、健忘、失眠。

【操作】斜刺0.5~0.8寸；可灸。

6. 膈俞（八会穴之血会）

【定位】在背部，第7胸椎棘突下，旁开1.5寸（图3-27）。

【功用】活血养血润肤。

【应用】调血理血常用穴。面色萎黄、脱发、皮肤过敏、瘙痒、干燥、痤疮、荨麻疹、黧黑斑、心悸、健忘、营养不良、形体消瘦。

图3-25　足太阳膀胱经循行示意图

图3-26　足太阳膀胱经面部穴位示意图

【操作】斜刺 0.5~0.8 寸;可灸。

7. 肝俞(背俞穴)

【定位】在背部,第 9 胸椎棘突下,旁开 1.5 寸(图 3-27)。

【功用】养血荣颜,明目美甲。

【应用】肝气郁结引起的抑郁、月经不调、皮肤油腻、干燥、粉刺、黧黑斑;肝肾亏虚引起的早衰、失眠、健忘、腰膝酸软。

【操作】斜刺 0.5~0.8 寸;可灸。

8. 胆俞(背俞穴)

【定位】在背部,第 10 胸椎棘突下,旁开 1.5 寸(图 3-27)。

【功用】清热化湿,利胆止痛。

【应用】面部色素沉着、麦粒肿、黄疸、神经衰弱、背痛。

【操作】斜刺 0.5~0.8 寸,不宜深刺;可灸。

9. 脾俞(背俞穴)

【定位】在背部,第 11 胸椎棘突下,旁开 1.5 寸(图 3-27)。

【功用】健脾利湿,美容美形。

图 3-27　足太阳膀胱经背部穴位示意图

【应用】脾虚生化不足引起的食欲不振、大便稀溏、形体消瘦、面色不华、皮肤干枯、肌肉松弛、眼睑下垂、口唇色淡、早衰、厌食、呕吐等;脾虚痰湿内盛引起的肥胖、头昏、带下、舌苔厚腻。

【操作】斜刺 0.5~0.8 寸;可灸。

10. 胃俞(背俞穴)

【定位】在背部,第 12 胸椎棘突下,旁开 1.5 寸(图 3-27)。

【功用】健胃,美形美容。

【应用】肥胖症、消瘦、消化不良、面色不华、胃脘痛、腹胀、呕吐、背痛。

【操作】斜刺 0.5~0.8 寸,不宜深刺;可灸。

11. 肾俞(背俞穴)

【定位】在腰部,第 2 腰椎棘突下,旁开 1.5 寸(图 3-27)。

【功用】补肾助阳,驻颜美容。

【应用】肾阳虚引起的形寒肢冷、面色㿠白、腰膝冷痛、早衰、皮肤干枯、黑眼圈;肾阴虚引起的形体消瘦、心烦失眠、色斑、粉刺;肝肾亏虚引起的腰膝酸软、早衰、脱发;心肾不交引起的失眠。

【操作】直刺 0.5~1 寸;可灸。

12. 大肠俞(背俞穴)

【定位】在腰部,当第 4 腰椎棘突下,旁开 1.5 寸(图 3-27)。

【功用】疏调肠胃,理气化滞。

【应用】面部色素沉着、痤疮、荨麻疹、湿疹、腹泻、便秘、痔疮、腰膝酸软、遗精、阳痿、月经不调、痛经。

【操作】直刺 0.5~1 寸;可灸。

13. 委中(合穴,下合穴)

【定位】在腘横纹中点,股二头肌腱与半腱肌肌腱的中间(图 3-28)。

【功用】祛风湿,利腰膝。

【应用】腰膝疼痛,皮肤热毒引起的疔疮、湿疹、丹毒。

【操作】直刺 1~1.5 寸,或用三棱针点刺腘静脉出血;可灸。

14. 膏肓

【定位】在背部,当第 4 胸椎棘突下,旁开 3 寸(图 3-27)。

【功用】益气补虚,保健强身;美容美形。

【应用】体质虚弱、消瘦、神疲乏力、遗精。为保健美容要穴之一。

【操作】斜刺 0.5~0.8 寸;多用灸法。

15. 承山

【定位】在小腿后面正中,委中与昆仑之间,当伸直小腿或足跟上提时,腓肠肌肌腹下出现尖角凹陷处(图 3-28)。

【功用】舒筋活络,清热理肠,疗痔。

【应用】肥胖症、便秘、痔疮、腓肠肌痉挛、湿疹、口臭。

【操作】直刺 1~2 寸;可灸。

16. 昆仑(经穴)

【定位】在足外踝后方,外踝尖与跟腱之间的凹陷处(图 3-28)。

【功用】通络化痰,舒筋健腰。

【应用】头痛、目眩、耳鸣、腰背痛、粉刺、䵟黑斑、难产、足部保健。

【操作】直刺 0.5~0.8 寸;可灸。孕妇禁针。

17. 至阴(井穴)

【定位】足小趾末节外侧,距趾甲角 0.1 寸(图 3-29)。

【功用】祛风止痒,通络明目。

【应用】神经性头痛、目痒痛、胎位不正、足部保健。

【操作】浅刺 0.1 寸;胎位不正用灸法。

图 3-28　足太阳膀胱经小腿后部穴位示意图

图 3-29　足太阳膀胱经足部穴位示意图

八、足少阴肾经

　　起于足小趾下面,斜行于足心,出行于舟骨粗隆之下,沿内踝后缘,分出进入足跟,向上沿小腿内侧后缘,至腘内侧,上股内侧后缘入脊内,穿过脊柱,属肾,络膀胱。本经脉直行于腹腔内,从肾上行,穿过肝和膈肌,进入肺,沿喉咙,到舌根两旁;本经脉一分支从肺中分出,络心,注于胸中,交于手厥阴心包经(图3-30)。

　　本经联系的脏腑器官主要有肾、膀胱、肝、肺、心、脊髓、舌、喉咙等。本经主要治疗妇科、前阴、肾、肺、咽喉病证以及经脉循行部位的病变。常用美容腧穴如下:

　　1. 涌泉(井穴)

　　【定位】在足底,约当第2、3趾缝纹头端与足跟连线的前1/3与后2/3交点上。(图3-31)

　　【功用】滋补肝肾,平肝息风。

　　【应用】虚火上炎所致的头痛头晕、失眠多梦、心烦、咽喉肿痛、足部保健。

　　【操作】直刺0.5~1寸;可灸。

　　2. 太溪(输穴,原穴)

　　【定位】足内踝后方,内踝尖与跟腱之间的凹陷处(图3-32)。

　　【功用】益肾滋阴。

　　【应用】滋阴补肾常用穴。形体消瘦、皮肤干燥、面色晦暗、心烦、失眠、腰膝酸软、脱发、月经不调、带下、足部保健。

　　【操作】直刺0.5~1寸;可灸。

图3-30　足少阴肾经循行示意图

图3-31　足少阴肾经足底部穴位示意图

图3-32　足少阴肾经足部穴位示意图

　　3. 肓俞

　　【定位】腹中部,当脐旁0.5寸(图3-33)。

　　【功用】益肾健脾,利尿通淋。

　　【应用】腹痛、腹胀、浮肿、便秘、月经不调、腰脊痛。

　　【操作】斜刺0.8~1寸;可灸。

九、手厥阴心包经

起于胸中,出属心包络,向下穿过膈肌,依次络于上、中、下三焦;它的支脉从胸中分出,沿胁肋到达腋下,沿上肢内侧中线入肘,过腕部,入掌中,沿中指桡侧,出于中指末端;另一分支从掌中分出,沿无名指出其尺侧端,交于手少阳三焦经(图3-34)。

本经联系的脏腑器官主要有心包、三焦。本经腧穴主要治疗心、胸、胃病,神志病以及经脉循行部位的病变。常用美容腧穴如下:

图 3-33　足少阴肾经腹部穴位示意图

图 3-34　手厥阴心包经循行示意图

1. 曲泽(合穴)

【定位】肘横纹中,肱二头肌腱的尺侧缘(图3-35)。

【功用】清心泻热。

【应用】心悸、烦躁、失眠、口舌生疮。

【操作】直刺1~1.5寸,或者用三棱针点刺出血;可灸。

2. 内关(络穴,八脉交会穴——通阴维脉)

【定位】在前臂掌侧,曲泽与大陵的连线上,腕横纹上2寸,桡侧腕屈肌腱与掌长肌腱之间(图3-36)。

【功用】宁心和胃,润肤益颜。

【应用】心悸、失眠、抑郁、呃逆、面色晦暗、手部保健。

【操作】直刺0.5~1寸;可灸。

3. 大陵(输穴,原穴)

【定位】在腕掌横纹的中点,掌长肌腱与桡侧腕屈肌腱之间(图3-36)。

图 3-35　手厥阴心包经上臂穴位示意图

【功用】清心凉血。

【应用】心悸、易悲、面色晦暗、咽喉肿痛、手部保健。

【操作】直刺 0.3~0.5 寸;可灸。

4. 劳宫(荥穴)

【定位】在掌心,第 2、3 掌骨之间偏于第 3 掌骨,握拳屈指的中指尖处(图 3-37)。

图 3-36 手厥阴心包经前臂穴位示意图

图 3-37 手厥阴心包经手部穴位示意图

【功用】清心泻热。

【应用】眩晕、心烦、失眠、口疮、口臭、鹅掌风、手掌多汗、手部皮肤皲裂、手部保健。

【操作】直刺 0.3~0.5 寸;可灸。

十、手少阳三焦经

起自无名指尺侧端,上出于 4、5 两指之间,沿手背至腕部,向上经尺、桡两骨之间通过肘尖部、沿上臂后到肩部,在大椎穴处与督脉相会;又从足少阳胆经后,前行进入锁骨上窝,分布在两乳之间,脉气散布联络心包,向下贯穿膈肌,统属于上、中、下三焦;其分支从两乳之间处分出,向上浅出于锁骨上窝,经颈至耳后,上行出耳上角,然后屈曲向下至面颊及眼眶下部;另一支脉从耳后进入耳中,出行至耳前,在面颊部与前条支脉相交,到达外眼角,与足少阳胆经相接(图 3-38)。

本经联系的脏腑器官主要有三焦、心包、耳、眼、膈等。本经腧穴主治头、目、耳、颊、咽喉、胸胁

图 3-38 手少阳三焦经循行示意图

病和热病,以及经脉循行经过部位的其他病证。常用的美容腧穴有:

1. 中渚(输穴)

【定位】手背部,当掌指关节后方,第4、5掌骨间凹陷(图3-39)。

【功用】清热散风,舒筋活络。

【应用】湿疹、疣、皮肤瘙痒症、丹毒、目赤肿痛、面瘫、头痛、耳鸣、耳聋、手部冻疮、肘臂肩背疼痛。

【操作】直刺0.3~0.5寸;可灸。

2. 外关(络穴,八脉交会穴——通阳维脉)

【定位】在前臂背侧,阳池与肘尖的连线上,腕背横纹上2寸,尺骨与桡骨之间(图3-40)。

【功用】疏风清热,明目止颤。

【应用】落枕、偏头痛、荨麻疹、瘙痒症、手汗、手部保健。

【操作】直刺0.5~1寸;可灸。

3. 支沟(经穴)

【定位】在前臂背侧,阳池与肘尖的连线上,腕背横纹上3寸,尺骨与桡骨之间(图3-40)。

图3-39　手少阳三焦经手部穴位示意图

图3-40　手少阳三焦经前臂穴位示意图

【功用】理气通络,清热通便。

【应用】带状疱疹、丹毒、湿疹,瘙痒症、肥胖、便秘、手部保健。

【操作】直刺0.5~1寸;可灸。

4. 翳风

【定位】在耳垂后方,乳突与下颌角之间的凹陷中(图3-41)。

【功用】通窍聪耳,祛风泻热。

【应用】偏头痛、面瘫、面肌痉挛、耳鸣、齿痛、脂溢性脱发、头面部美容保健。

【操作】直刺0.8~1.2寸;可灸。

图3-41　手少阳三焦经头部穴位示意图

5. 耳门

【定位】在面部,耳屏上切迹的前方,下颌骨髁状突后缘,张口凹陷处(图3-41)。

【功用】疏散邪热,通利耳窍。

【应用】面瘫、面肌痉挛、耳鸣、齿痛、面部美容保健。

【操作】张口,直刺0.5~1寸;可灸。

6. 丝竹空

【定位】在面部,当眉梢凹陷处(图3-41)。

【功用】祛风明目,除皱美颜。

【主治】偏头痛、面瘫、面肌痉挛、齿痛、目赤肿痛、面部美容保健。

【操作】平刺0.5~1寸或透刺鱼腰、太阳穴;可灸。

十一、足少阳胆经

起于目外眦,上至头角,下行到耳后,再折回上行,经额部至眉上,又向后沿颈下行至肩上,左右交会于大椎穴,前行入缺盆;本经脉一条分支从耳后进入耳中,出走于耳前,至目外眦后方;另一分支从目外眦分出,下行至大迎穴,同手少阳经分布于面颊部的支脉相合,行至目眶下,向下经过下颌角部下行至颈部,与前脉会合于缺盆后,穿过膈肌,络肝,属胆,沿胁里浅出气街,绕毛际,横向至环跳穴处;直行向下的经脉从缺盆下行至腋,沿胸侧,过季肋,下行至环跳穴处与前脉会合,再向下沿大腿外侧、膝关节外缘,行于腓骨前面,直下至腓骨下端,浅出外踝之前,沿足背行出于足第4趾外侧端;本经脉又一分支从足背分出,前行出足大趾外侧端,折回穿过爪甲,分布于足大趾爪甲后,交于足厥阴肝经(见图3-42)。

本经脉联系的脏腑器官主要有胆、肝、膈、耳、眼、咽喉等。本经腧穴主治侧头、目、耳、咽喉病,神志病,热病及经脉循行部位的其他病证。常用的美容腧穴有:

1. 瞳子髎

【定位】在面部,目外眦旁,眶外侧缘处(图3-43)。

【功用】疏风散热,明目除皱。

【应用】面瘫、面肌痉挛、眼部美容保健按摩。

【操作】向后刺或平刺0.3~0.5寸,或点刺出血;不宜灸。

2. 听会

【定位】在面部,耳屏间切迹的前方,下颌骨髁状突的后缘,张口凹陷处(图3-43)。

图3-42 足少阳胆经循行示意图

【功用】清热通络,开窍益聪。

【应用】面瘫、耳鸣、齿痛、面部美容保健。

【操作】张口直刺 0.5~1 寸;可灸。

3. 上关

【定位】在耳前,下关直上,颧弓上缘凹陷处(图 3-43)。

【功用】清热通络,开窍益聪。

【应用】面瘫、耳鸣、齿痛、面部美容保健。

【操作】直刺 0.5~1 寸;可灸。

4. 阳白

【定位】在前额,瞳孔直上,眉上 1 寸(图 3-44)。

【功用】祛风清热,益气明目。

【应用】面瘫、面肌痉挛、眼睑下垂、面部美容保健。

【操作】平刺 0.3~0.5 寸;可灸。

图 3-43　足少阳胆经面部穴位示意图　　图 3-44　足少阳胆经头面部穴位示意图

5. 头临泣

【定位】头部,目正视时,当瞳孔直上入前发际 0.5 寸,神庭与头维连线的中点(图 3-44)。

【功用】清头明目,安神定志。

【应用】面部皱纹、眼睑下垂、迎风流泪、头痛、眩晕。

【操作】平刺 0.3~0.5 寸;可灸。

6. 风池

【定位】在项部,枕骨之下,与风府相平,胸锁乳突肌与斜方肌上端之间的凹陷中(图 3-45)。

【功用】祛风通络,明目开窍。

【主治】头痛、眩晕、颈项强痛、斑秃、脱发、面瘫、面肌痉挛、皮肤干燥、瘙痒、粉刺、荨麻疹、头部保健。

【操作】针尖向鼻尖方向斜刺 0.8~1.2 寸,或平刺透风府穴;可灸。

7. 肩井

【定位】肩上,当大椎与肩峰端连线的中点上(图 3-46)。

【功用】祛风通络,涤痰开窍。

【应用】局部损美性疾病、保健美容、头痛、眩晕、颈肩背痛、乳腺炎、难产。

【操作】直刺 0.3~0.5 寸;切忌深刺、捣刺,孕妇禁用;可灸。

图 3-45 足少阳胆经头后部穴位示意图

图 3-46 足少阳胆经肩部穴位示意图

8. 风市

【定位】在大腿外侧部的中线上,腘横纹上 7 寸。或直立垂手时,中指尖处(图 3-47)。

【功用】祛风除湿通络。

【应用】皮肤过敏、遍身瘙痒、荨麻疹、局部脂肪堆积、下肢痿痹。

【操作】直刺 1~2 寸;可灸。

9. 阳陵泉(合穴,八会穴之筋会)

【定位】在小腿外侧,腓骨小头前下方凹陷处(图 3-47)。

【功用】疏经活络,强健腰膝。

【应用】疏肝理气,清泻肝胆的常用穴。肝气郁结、胆经郁热所致的损容性改变皆可用之。

【操作】直刺或斜向下刺 1~1.5 寸;可灸。

10. 光明(络穴)

【定位】在小腿外侧,当外踝尖上 5 寸,腓骨前缘(图 3-47)。

【功用】通络明目。

【应用】各种眼疾,易怒,面色晦暗。

【操作】直刺 1~1.5 寸;可灸。

11. 悬钟(八会穴之髓会)

【定位】小腿外侧,外踝尖上 3 寸,腓骨前缘(图 3-47)。

【功用】通经活络,强筋健骨,局部美形。

【应用】局部脂肪堆积、黄褐斑、皮肤瘙痒症、湿疹、丹毒、颈淋巴结结核、足癣、斜颈、落枕、偏头痛、痔疮、便秘。

【操作】直刺 1~1.2 寸;可灸。

图 3-47 足少阳胆经腿部外侧穴位示意图

十二、足厥阴肝经

起于足大趾爪甲后的丛毛处,沿足背内侧向上,经过内踝前 1 寸处,上行小腿内侧,至内踝上 8 寸处交出于足太阴脾经的后面,至膝内侧沿大腿内侧,进入阴毛中,环绕过生殖器,至小腹,挟于胃两旁,属于肝脏,联络胆腑,向上通过横膈,分布于胁肋部,沿喉咙之后,向上进入鼻咽部,连接目系,向上经前额到达巅顶与督脉交会。它的一条支脉从"目系"向下经过面颊,环绕唇内;另一条支脉从肝分出,通过膈肌,向上流注于肺,与手太阴肺经相接(图 3-48)。

本经联系的脏腑器官主要有肝、胆、肺、胃、脑等。本经腧穴主要治疗肝病,妇科病、前阴病以及经脉循行部位的其他病证。常用的美容腧穴有:

1. 行间(荥穴)

【定位】在足背侧,第 1、2 趾间,趾蹼缘后方赤白肉际处(图 3-49)。

【功用】清肝泻火。

【主治】急躁易怒、头痛、失眠、痛经、崩漏、面色晦暗、痤疮、黧黑斑、狐臭、足部保健。

【操作】直刺 0.5~0.8 寸;可灸。

2. 太冲(输穴,原穴)

【定位】在足背侧,第 1、2 跖骨结合部前方凹陷中(图 3-49)。

【功用】清肝明目,祛斑。

【应用】黄褐斑、慢性湿疹、各种眼疾、前阴瘙痒疼痛、头痛、眩晕、月经不调、胸胁胀痛、心烦失眠、足部保健。

【操作】直刺 0.5~0.8 寸;可灸。

3. 章门(脾的募穴、八会穴之脏会)

【定位】侧腹部,当第 11 肋游离端的下方(图 3-50)。

图 3-48 足厥阴肝经循行示意图

图 3-49 足厥阴肝经足部穴位示意图   图 3-50 足厥阴肝经胸部穴位示意图

【功用】疏肝理气。

【应用】黄褐斑、消瘦、肥胖症、黄疸、胸胁胀满、腹胀、呃逆、胃神经官能症。

【操作】直刺 0.8~1 寸;可灸。

4. 期门(肝的募穴)

【定位】胸部,当乳头直下,第 6 肋间隙,前正中线旁开 4 寸(图 3-50)。

【功用】疏肝理气,丰胸。

【应用】黄褐斑、消瘦、女性胸部扁平、胸胁胀满、呃逆、胃神经官能症、乳腺炎。

【操作】斜刺 0.5~0.8 寸;可灸。

十三、任脉

　　起于小腹内胞宫,下出会阴毛部,经阴阜,沿腹部正中线向上,到达咽喉部,再上行到达下唇内,左右分行,环绕口唇,交会于督脉,再分别通过鼻翼两旁,上至眼眶下,交于足阳明经(图 3-51)。

　　本经联系的脏腑器官主要有胞宫、咽喉、口唇、目等。本经腧穴主要治疗腹、胸、颈、头面的局部病证及相应的内脏器官疾病,少数腧穴有强壮作用或可治疗神志病。常用的美容腧穴有:

1. 中极(膀胱的募穴)

【定位】下腹部,前正中线上,当脐下 4 寸(图 3-52)。

【功用】活血除湿。

【应用】肥胖症、阴囊湿疹、外阴瘙痒、遗精、遗尿、月经不调、功能性子宫出血、痛经、带下;保健美容要穴之一。

【操作】直刺 0.5~1 寸,需在排尿后进行针刺,孕妇禁针;可灸。

图 3-51　任脉循行示意图

图 3-52　任脉腹部穴位示意图

2. 关元(小肠的募穴)

【定位】在下腹部,前正中线上,当脐中下 3 寸(图 3-52)。

【功用】培元固本,养颜防衰。

【应用】强壮保健要穴。身体虚弱、面色无华、色斑、皮肤干燥、失眠、神经衰弱、月经不调、带下。

【操作】直刺 0.5~1 寸,排尿后进针;宜灸。

3. 气海(肓之原穴)

【定位】在下腹部,前正中线上,当脐下 1.5 寸(图 3-52)。

【功用】升阳益气,调气润肤。

【应用】强壮保健要穴。身体虚弱、面色无华、色斑、皮肤干燥、脱发、肥胖、失眠、神经衰弱、月经不调、带下。

【操作】直刺 0.8~1.2 寸;可灸。孕妇慎用。

4. 神阙

【定位】在前正中线上,脐中(图 3-52)。

【功用】温阳健脾,祛疹润面。

【应用】保健美容要穴之一。肥胖、消瘦、面色无华、早衰、黄褐斑、脱肛、心烦、失眠、腹泻、便秘。

【操作】禁针;宜灸。

5. 中脘(胃募穴,八会穴之腑会)

【定位】在上腹部,前正中线上,脐中上 4 寸(图 3-52)。

【功用】调理脾胃。

【应用】保健美容要穴之一。各种胃肠疾病、肥胖、消瘦、心烦、失眠、腹泻、便秘。

【操作】直刺 0.5~1 寸;可灸。

6. 膻中

【定位】胸部,前正中线上,平第 4 肋间隙(图 3-53)。

【功用】调气益气,通络健乳。

【应用】保健美容要穴之一。黄褐斑、乳腺炎、产后乳汁少、呃逆、哮喘、心悸、咽部异物感、健胸丰乳。

【操作】平刺 0.3~0.5 寸;可灸。

图 3-53　任脉胸部穴位示意图

7. 承浆

【定位】在面部,颏唇沟正中凹陷处(图 3-54)。

【功用】祛风通络美颜。

【应用】口舌生疮、面瘫、齿痛、面部美容保健按摩。

【操作】斜刺 0.3~0.5 寸;可灸。

十四、督脉

督脉起于小腹内胞宫,下出会阴部,向后行于腰背正中至尾骶部,沿脊柱上行,经颈项后部进入脑内,沿头部正中线,上行至巅顶,经前额下行至鼻尖,过人中,至上齿正中(图 3-55)。

图 3-54　任脉颈部穴位示意图

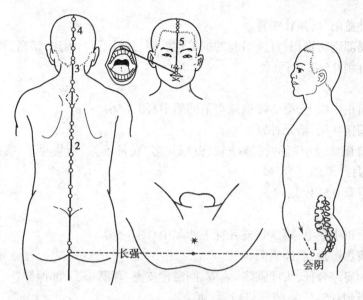

图 3-55 督脉循行示意图

本经脉联系的脏腑器官主要有胞宫、脑、鼻、唇。本经腧穴主要治疗神志病、热病、腰骶、脊背、头项等局部病证及相应的内脏病证。常用美容腧穴有:

1. 腰阳关

【定位】腰部,当后正中线上,第 4 腰椎棘突下凹陷中(图 3-56)。

图 3-56 督脉背部穴位示意图

【功用】补益阳气,强壮腰肾。

【应用】局部脂肪堆积、肾虚引起的损美性疾病、月经不调、阳痿、遗精、腰背及下肢痛。

【操作】直刺 0.5~1 寸;可灸。

2. 命门

【定位】后正中线上,第 2 腰椎棘突下凹陷中(图 3-56)。

【功用】固精壮阳,培元补肾。

【应用】肾阳虚衰引起的腰膝酸软、夜尿频多、精神不振、阳痿早泄、畏寒肢冷、面色㿠白、毛发稀疏、月经不调、白带多。

【操作】直刺 0.5~1 寸;可灸。

3. 大椎

【定位】后正中线上,第 7 颈椎棘突下凹陷中(图 3-56)。

【功用】清热解毒,温经通阳。

【应用】颈肩综合征、头项强痛、痤疮、脂溢性皮炎、荨麻疹、头部保健。

【操作】斜刺 0.5~1 寸,或刺络拔罐;可灸。

4. 风府

【定位】后发际正中直上 1 寸,枕外隆凸直下,两侧斜方肌之间的凹陷处(图 3-57)。

【功用】祛风清热。

【应用】头项部神经肌肉痛、烦躁不安、咽喉肿痛、失音、头部保健按摩。

【操作】伏坐位,头微前倾,项肌放松,朝下颌方向缓慢刺入 0.5~1 寸,针尖不可向上,以免刺入枕骨大孔,误伤延髓;不灸。

5. 百会

【定位】在头部,前发际正中直上 5 寸,或两耳尖连线中点处(图 3-57)。

图 3-57　督脉头部穴位示意图

【功用】升阳固脱,开窍安神。

【应用】清阳不升、中气下陷引起的面色不华、形体消瘦、皮肤干燥、眩晕健忘、久泄久痢、内脏下垂、头部保健按摩。

【操作】平刺0.5~0.8寸;可灸。

6. 神庭

【定位】在头部,前发际正中直上0.5寸(图3-57)。

【功用】安神定志,宁心通窍。

【应用】头痛、眩晕、失眠、记忆力减退、神经衰弱、头部保健按摩。

【操作】平刺0.5~0.8寸;可灸。

7. 素髎

【定位】面部,当鼻尖的正中央(图3-57)。

【功用】泄热开窍,回阳救逆。

【应用】酒渣鼻、休克、低血压、心动过缓。

【操作】向上斜刺0.3~0.5寸,或点刺出血;一般不灸。

8. 水沟

【定位】在面部,人中沟上1/3与中1/3交点处(图3-57)。

【功用】清热通窍,通经活络。

【应用】面瘫、面肌痉挛、口臭、牙痛、口周皱纹、虚脱、面部美容保健。

【操作】向上斜刺0.3~0.5寸,或用指掐;不灸。

第二节　针灸美容保健

　　针灸美容,就是从中医的整体观念出发,运用针刺、艾灸或拔罐等方法,通过对经络腧穴的刺激,调和气血、消肿散结、调整脏腑,从而达到防病强身、美容养颜、延缓衰老的一种方法。它是中医美容的重要组成部分,具有操作简单、应用方便、疗效显著、经济安全、适应证广等优点,为人们所普遍接受,已经成为中医美容保健的重要手段之一。

一、针刺美容

(一)针刺美容作用原理

　　1. 疏通经络　各种致病因素均可致经气运行失常,以及脏腑功能失调,从而引发多种病证。针刺则可以激发经气,加强气血运行,使闭阻壅滞的经络疏通,达到防病保健的目的。

　　2. 扶正祛邪　扶正,即扶助正气,提高机体抗病能力;祛邪,即消除病邪,消除致病因素的影响。疾病的发生与体内正气及致病邪气的盛衰有密切的关系。疾病的发生、发展及转归过程,就是正气与邪气相互斗争的过程。正能胜邪,则邪退病愈;正不敌邪,则疾病趋于恶化。针刺能激发并振奋机体的调节能力和防御能力。针用补法,可使功能低下的经络、脏腑组织振奋;针用泻法,能使外邪得以驱除。

　　3. 调和阴阳　阴阳失调是一切疾病发生的根本原因。根据证候的表、里、寒、热、虚、实属性,配伍适当的腧穴,使用恰当的针刺补泻手法,可调节阴阳的偏盛偏衰,使机体恢复至阴平阳秘的状态。

（二）操作方法

1. **毫针法** 毫针刺法在保健美容中使用最为广泛。常用毫针多为 28~30 号的 1~3 寸针。面部多选用 32~36 号,0.5~1.5 寸毫针。

（1）行针手法

1）提插法:将针刺入腧穴一定深度后,行上提下插纵向运动的手法,将针反复由浅层插入深层,再由深层提至浅层(图 3-58)。

2）捻转法:将针刺入腧穴一定深度后,行向前向后来回旋转的手法。注意不能单向捻转,避免肌纤维缠绕引起局部疼痛及滞针(图 3-59)。

（2）行针辅助手法:是除行针的基本手法即提插法和捻转法之外,促使针后得气和加强针感的操作手法,美容常用弹法和刮法。

1）弹法:是用手指轻弹针柄或针尾,以增强针感(图 3-60)。

图 3-58 提插法　　　　图 3-59 捻转法　　　　　　图 3-60 弹法

2）刮法:是用食指或中指的指甲,自下而上刮动针柄,以促使得气(图 3-61)。

（3）注意事项:①患者应采取舒适自然的体位,进针后不可随便变动体位,避免弯针、滞针及针身折断;②过饥、过劳、情绪激动者及皮肤感染、溃疡或肿瘤部位均不宜针刺;③若遇晕针,应迅速拔针,使患者取头低脚高位,服温水或糖盐水,严重者掐人中,灸气海、关元;④妇女于孕期和经期不宜针刺腹部、腰骶部腧穴及三阴交、合谷、至阴、昆仑等通经活血的穴位。

2. **三棱针法** 是用三棱针刺破患者身体上的一定穴位或浅表血络,放出少量血液,以防治疾病的方法。此法具有开窍泻热、活血消肿的作用。

（1）针具:三棱针是用于点刺放血的针具,一般由不锈钢制成,针长约 6cm,针柄较粗,呈圆柱形,针身呈三棱形,尖端三面有刃,针尖锋利(图 3-62)。

（2）针刺方法:三棱针刺法一般分

（1）　　　　　　　（2）

图 3-61 刮法

图 3-62 三棱针

为点刺法、散刺法、刺络法三种。

1) 点刺法:左手拇食中三指夹紧被刺部位或穴位,用右手拇指食指捏住针柄,中指指腹紧靠于针身的下端,针尖露出 1~2mm,对准针刺的穴位或者部位,刺入 1~2mm,立即将针迅速退出,轻轻挤压针孔周围,使其出血少许后,再用消毒棉球按压针孔(图 3-63)。此法多用于指趾末端穴位,如十宣、十二井穴或头面部的太阳、耳尖等。

2) 散刺法:是对病变局部及四周进行点刺的一种方法,根据病变部位的大小不同,可刺 10~20 针,由病变外缘环形向中心点刺,以促使瘀血或水肿得以排除,达到去瘀生新、通经活络的目的(图 3-64)。此法多用于局部瘀血、血肿或水肿、顽癣等。

图 3-63 点刺法　　　　　　　图 3-64 散刺法

3) 刺络法:先用橡皮管或带子结扎在针刺部位上端(近心端),而后迅速消毒。针刺时,左手拇指压在被刺部位下端,右手持三棱针,对准被针刺部位的静脉,刺入脉中 0.5~1mm,并将针迅速退出,使其流出少量血液,然后解开橡皮管。出血停止后,再用消毒棉球按压针孔(图 3-65)。此法多用于腘肘窝处静脉放血,如尺泽、委中等。

(3) 注意事项:①无菌操作,以防感染;②点刺、散刺时,手法宜轻、快、浅;③泻血法出血一般不宜过多,注意切勿伤及深部大动脉;④虚证、妇女产后、有自发性出血倾向者,均不宜使用本法。

3. 皮肤针法　是用多支短针来叩刺人体一定部位或穴位,以疏通经络、调和气血,从而防治疾病、保健美容的一种针刺方法。

(1) 针具:皮肤针是针头呈小锤形的一种针具,一般针柄长 15~19cm,一端附有莲蓬状的针盘,下边散在镶嵌着不锈钢短针。根据所用针具数目多少的不同,又分别称之为梅花针(五支针)、七星针(七支针)、罗汉针(十八支针)。

(2) 针刺方法:右手握针柄,用无名指、小指将针柄末端固定于小鱼际,针柄末端露出手掌后约 2~5cm,以拇指与中指夹持针柄,食指置于针柄中段上方(图 3-66)。

图 3-65 刺络法

图 3-66 皮肤针刺法

技能要点

皮肤针刺法

1. 叩刺的速度要均匀一致,不要忽快忽慢、用力不均。
2. 针尖起落要垂直,即针垂直刺下,垂直提起,反复操作。
3. 防止针尖斜着刺入和向后拖拉起针,增加患者的疼痛。

（3）注意事项：①注意检查针具,当发现针尖有倒钩或缺损、针锋参差不齐者,须及时修理,或弃之不用；②针具和针刺局部皮肤均应消毒；③局部皮肤有创伤和溃疡者,不宜使用本法。

4. 耳针法　是使用短毫针或其他方法刺激耳穴,以达到保健美容目的的方法。

（1）操作方法：首先要定准耳穴,在穴区内确定阳性反应点,并做好标记。严格消毒,除了医者手指与针具消毒外,耳穴皮肤应当先用 2% 碘酊消毒,再用 75% 酒精消毒并脱碘。正确选用刺激方法,并根据患者体质、病情、穴位、时节等具体情况灵活选用。耳针法的刺激方法很多,目前常用的有以下几种：

1）毫针法：即用毫针刺激耳穴以治疗疾病的方法。进针时,以左手拇指和食指固定耳郭,中指托着针刺部位的耳背。以右手持针,在选定的阳性反应点或耳穴处进针。进针的方法包括捻入法和插入法两种。针刺的深度应视耳郭局部的厚薄、穴位的位置而定,一般刺入深度为 2~3mm 即可到达软骨,其深度以毫针能稳定立起、不摇摆为宜,但不能刺透耳郭背面皮肤。刺激强度应当根据患者的体质、病情、耐受度灵活掌握。针刺手法以小幅度捻转为主。如果局部感应强烈,可以不行针。留针时间一般是 20~30 分钟,慢性病和疼痛性疾病可以适当延长,小儿和老年人不宜久留针。起针时,左手托住耳背,右手起针,并立即用消毒干棉球压迫针孔,以防止出血,必要时用 2% 碘酒棉球再消毒 1 次。

2）压籽法：即在耳穴表面贴敷压丸的一种简易疗法,也称为压丸法、压豆法。本法操作简单,疗效确切,而且安全、无创、疼痛轻,刺激时间长,易被患者接受。凡是具有表面光滑、质硬无副作用、适合贴压穴位大小的物质均可用于耳穴贴压,临床多选用王不留行籽。操作时,先在耳郭局部消毒,将材料黏附在 0.5cm×0.5cm 的胶布中央,再贴敷于耳穴上,并给予适当按压,使耳郭有发热、胀痛感,使之得气。一般每次贴压一侧耳穴,两耳交替,3 天换 1 次,也可以两耳同时贴压。耳穴贴压期间,要求患者每日自行按压数次,每次每穴 1~2 分钟。此法适用于耳针治疗的各种病证,一般老人、儿童、孕妇、神经衰弱者用轻刺激法,急性疼痛性病证宜用强刺激法。

3）刺血法：是先按摩耳郭使其充血,常规消毒后,运用三棱针点刺法在耳郭皮肤上或耳穴处放血 3~5 滴,然后立即用消毒干棉球擦拭,按压止血。一般隔日 1 次,急性病可以每天 2 次。有泻热解毒、镇静开窍、消肿止痛、祛瘀生新等作用,此法适用于实热、阳闭、热毒、瘀血等证。孕妇、出血性疾病以及凝血功能障碍者忌用,体质虚弱者慎用。

4）按摩法：是在耳郭不同部位用手进行按摩、点掐或提捏,以防治疾病的方法,常用的方法包括自身耳郭按摩法与耳郭穴位按摩法。此法适用于耳针疗法的各种适应证。

（2）适用范围：耳针在临床治疗的疾病范围很广,不仅对许多功能性疾病有调整作用,而且对一部分器质性疾病,也有一定效果。另外,还可用于美容、保健、减肥、戒烟、戒毒等。

（3）注意事项：①严格消毒,防止感染；②耳郭上有溃疡、湿疹、冻疮破溃等,不宜用此法；

③习惯性流产的孕妇及妇女怀孕期间慎用耳针;④对年老体弱、高血压或严重器质性疾病者手法要轻柔,刺激量不宜过大,以避免意外发生。

5. 腧穴磁疗法 又称为"磁穴疗法",是运用磁场作用,调节人体经络与脏腑功能的一种方法。此法具有镇静止痛、消炎降压、驻颜延衰、防病保健的作用。腧穴磁疗法使用的器材主要有磁片、磁珠、旋转磁疗机及电磁疗机等。

(1) 操作方法:①磁片贴敷法:将磁片直接或间接地贴敷于选用穴位的表面,外加胶布固定;②耳磁疗法:将直径 1~3mm 的磁珠用胶布固定于耳穴上,每次 3~5 穴,5~7 天更换一次,两耳交替使用;③磁针法:将皮内针或短毫针刺入穴位后,于针尾处接磁片或磁场脉冲机头,然后用胶布固定,磁场可通过针尖集中射入机体深层组织;④脉动磁场疗法:此法是利用同名极旋磁机发出的脉动磁场进行治疗,操作时调整磁头位置于所选穴位处,打开电源开关,将输出电压旋钮调节至所需电压值;⑤交变磁场疗法:此法利用电磁疗机所产生的低频交变磁场进行治疗,操作时将磁头导线插入插孔里,于治疗部位上选择合适的磁头放置,接通电源后,指示灯亮,电压表指针上升,视患者具体情况调节电压旋钮的低、中、高档。

(2) 注意事项:白细胞总数低于 $4 \times 10^9/L$、急性严重疾病、体质极度虚弱、高热、皮肤破溃出血、磁疗后副作用明显者及孕妇禁用或慎用腧穴磁疗法。

 知识链接

腧穴激光照射法

又称"激光针",是利用低功率激光束直接照射穴位以达到防病保健、延衰驻颜的方法。常用氦-氖激光机和半导体激光机。操作时,调整电流,当激光管发光稳定后,用光导纤维传输的激光束垂直照射经穴或耳穴,距离皮肤 80~100mm,每穴每次照射 5~10 分钟,每日 1 次,10 次为 1 个疗程。癫痫、心脏病患者及眼球部不可使用。

二、灸法美容

灸法,是指用艾绒制成的艾炷或艾条于穴位上熏灼,借助温热的刺激作用达到防治疾病、美容保健的目的。

(一) 灸法美容作用

灸法具有温经通络、祛风散寒、行气活血、温中补气、防病保健的作用。多用于防治虚寒性损容性疾病及美容养生保健。

(二) 操作方法

1. 艾炷直接灸 将艾炷放在皮肤上直接施灸的方法,称为直接灸。根据灸后有无化脓,分为化脓灸和非化脓灸。在进行美容保健时,一般采用非化脓灸法。

操作时,首先在施灸的穴位处涂以少量的凡士林或葱、蒜汁,以增强黏附和刺激作用。再将艾炷放上点燃,当艾炷燃烧剩下 1/3 或患者感到灼痛时,即用镊子将艾炷夹去,更换艾炷再灸,一般连续灸 3~7 壮,以局部皮肤出现潮红充血为度。本法适用于虚寒性病证(图 3-67)。

图 3-67 直接灸

2. 艾炷间接灸　是指在艾炷下垫一层间隔物,放在穴位上施灸的方法,称为间接灸。根据隔物的不同,可分为隔姜灸、隔蒜灸、隔盐灸与隔附子饼灸等。其火力温和,又具有艾灸和药物的双重作用,适用于慢性疾病、疮疡、阳虚证等(图3-68)。

3. 艾条灸　分为温和灸、回旋灸和雀啄灸。

(1) 温和灸:将艾条的一端点燃,对准应灸的部位,约距皮肤2~3cm,进行熏灸,使局部有温热感而无灼痛为宜,一般每穴灸10~15分钟,至皮肤红晕为度(图3-69)。

图 3-68　间接灸　　　　　　　　　　　图 3-69　温和灸

(2) 雀啄灸:施灸时,艾条像鸟雀啄食一样,一上一下地移动(图3-70)。

(3) 回旋灸:施灸时,艾条均匀地向上下左右或反复旋转移动施灸(图3-71)。

图 3-70　雀啄灸　　　　　　　　　　　图 3-71　回旋灸

4. 温针灸　是将针刺与艾灸相结合的一种方法。适用于既需要留针又适宜用艾灸的情况。操作时,首先将针刺入腧穴使其得气,再给予适当补泻手法而留针,然后将纯净细软的艾绒捏在针尾上,也可用一段长约2cm的艾条,插在针柄上,点燃施灸。待艾绒或艾条燃烧完毕后除去灰烬,将针取出(图3-72)。

(三) 注意事项

灸法虽可温阳但亦能伤阴,临床上凡属阴虚阳亢、热毒炽盛及邪实内闭等证,应慎用灸法;颜面五官及大血管分布部位不宜直接灸;妊娠期妇女的腹部及腰骶部不宜施灸;注

图 3-72　温针灸

意安全,避免烫伤皮肤,烧损衣物。

三、拔罐美容

拔罐法,是一种以罐为工具,采用各种方法排去罐内的空气产生负压,使其吸附于皮肤上,造成局部瘀血,以防治疾病的一种疗法。也是针灸美容中的重要疗法之一。

(一)拔罐美容作用原理

拔罐疗法是传统中医常用的一种治疗疾病的方法,这种疗法可以逐寒祛湿、疏通经络、祛除瘀滞、行气活血、消肿止痛、拔毒泻热,具有调整人体的阴阳平衡,解除疲劳、增强体质的功能,从而达到扶正祛邪、防治疾病的目的。

(二)操作方法

1. 罐的种类 常用的有竹罐、陶罐、玻璃罐和抽气罐(图3-73)。

2. 吸拔的方法 常用的有闪火法与抽气法。

(1)闪火法:利用燃烧时火焰的热力,排除空气,使罐内形成负压,令其吸附在皮肤上,临床较为常用。操作时,用镊子夹起95%酒精棉球,点燃后,往罐底一闪,迅速撤出,立即将火罐扣在应拔的部位上,此时罐内已成负压即可吸住。其优点在于,当闪动酒精棉球时,火焰已离开火罐,罐内无火,可避免烫伤(图3-74)。

图3-73 常用罐　　　　　　　　　图3-74 闪火法

(2)抽气法:用抽气筒套在塑料罐的活塞上,将空气抽出,即能吸拔。也可采用可调式磁疗拔罐器,只要旋转罐外的旋罩,便可形成负压,而且还可以根据具体情况调节负压大小。

3. 拔罐法的运用

(1)闪罐:罐拔上后,立即取下,反复吸拔多次,至皮肤潮红为度。适用于局部皮肤麻木或者功能减退的虚证。

(2)留罐:拔罐后,一般留置5~15分钟,当施术部位局部充血时,将罐取下。若罐口大,吸拔的力量强,则应适当减少留罐时间。若在夏季以及肌肤浅薄处,留罐的时间也不宜过长,以防损伤皮肤。

(3)走罐:又称推罐,一般用于腰背、大腿等面积较大,肌肉丰富的部位,选用口径较大、罐口平滑的玻璃罐,先在施术部位皮肤上涂上凡士林等润滑剂,罐吸上之后,以手握住罐底,稍向后倾斜,慢慢向前推动,这样在皮肤表面上下或左右来回推拉移动数次,至皮肤潮红为度(图3-75)。

图 3-75 走罐法

（4）留针拔罐法：先在腧穴上进行针刺，得气后，将针留在原处，再以针刺处为中心，拔上火罐（图 3-76）。若与药罐结合，称为"针药罐"，多用于风湿证。

图 3-76 留针拔罐法

（5）刺血拔罐法：又称为刺络拔罐法，操作时，首先按病变部位的大小和出血要求，用三棱针或皮肤针点刺出血，然后拔以火罐，可以增强刺血法的效果。适用于各种急慢性软组织损伤、皮肤瘙痒、丹毒、神经性皮炎、神经衰弱等。

4. 起罐方法 左手轻按罐子，向左侧倾斜，右手按在罐口的肌肉处，使罐内进入空气，吸力消失，火罐会自然脱落。切忌施用暴力硬拔，造成皮肤、肌肉的损伤或疼痛（图 3-77）。

图 3-77 起罐

5. 注意事项：

（1）空腹、饱腹均不宜操作；高热、抽搐、痉挛等，皮肤过敏或溃疡破损处，肌肉瘦削或骨骼凹凸不平及毛发多的部位不宜应用；孕妇腰骶部及腹部均须慎用。

（2）如果起罐后出现小疱，消毒后用针刺破排出液体，并涂以碘伏消毒，以免感染。

（3）拔罐过程中，若感到头晕、心悸、脉搏变弱，应迅速取下火罐，喝一些温水，一般能够缓解。

第三节 推拿美容保健

推拿美容保健，是美容保健最常用的一种方法。它以经络理论为指导，将推拿手法作用于体表的经络与腧穴，以协调阴阳、调畅气血、调整脏腑、改善局部血液循环、促进新陈代谢，最终达到防病保健目的。推拿美容保健手法主要包括美容推拿基本手法和脏腑保健常规手法两大类。

一、美容推拿基本手法

（一）㨰法

【操作】以小指掌指关节背侧吸附于体表施术部位，以肘关节为支点，前臂主动做旋转运动，带动腕关节做屈伸运动，使小鱼际和手背尺侧在施术部位上进行连续不断地滚动（图 3-78）。

（1） （2）

图 3-78 擦法

【应用】温经通络，舒筋活血，滑利关节，解痉止痛。适用于身体肌肉较丰厚的部位，如颈部、肩背部、腰骶部、臀部、四肢部等。主要用于风湿疼痛、关节不利、肢体麻木、瘫痪以及软组织损伤引起的运动功能障碍疾患。擦法是常用的保健推拿手法之一。

（二）一指禅推法

【操作】用拇指螺纹面或指端或拇指桡侧偏峰着力，其余四指自然屈曲呈半握拳状，沉肩、垂肘、悬腕、指实、掌虚，前臂主运动，带动腕关节有节律的左右摆动，使拇指产生的力轻重交替、持续不断地作用于治疗部位或穴位上。操作时要求肩部自然放松，不要耸肩，不要外展；肘关节自然下垂，不可高于腕关节；腕关节自然屈曲（图 3-79）。

（1） （2）

图 3-79 一指禅推法

【应用】理气活血，通经止痛，祛瘀消肿。适用于全身各部位，尤其是经络和腧穴。主要用于头痛、胃脘痛，风湿痹痛，筋肉拘急等证。

（三）揉法

揉法是用掌根、大鱼际或指腹部贴附于体表施术部位或穴位上，做轻柔和缓的环旋转动，且带动吸附部位组织运动，常用的有指揉法和掌揉法。

1. 指揉法

【操作】用指腹着力于体表施术部位或穴位上，以肘关节为支点，前臂做主动运动，通过腕关节使手指螺纹面做轻柔和缓的节律性环旋运动，并带动皮肤深层组织运动。操作时腕部放松，揉动时需要蓄力于指，吸定操作部位（图 3-80）。

图 3-80 指揉法

【应用】温经理气,缓急止痛。本法适用范围较广,头面、胸胁部位皆可应用,主要用于头痛、脘腹痛及软组织损伤等症。

2. 掌揉法

【操作】用手掌着力贴附于体表施术部位或穴位上做环旋运动。操作方法同上(图3-81)。

图3-81　掌揉法

【应用】本法和缓舒适,具有活血祛瘀、消肿止痛、理气和胃等作用,主要用于脘腹胀痛、胸胁支满、便秘、腹泻、头痛、失眠等证。也可用于软组织损伤引起的红肿疼痛、肢体麻木等症。

(四)摩法

【操作】用手指螺纹面贴附于体表施术部位做有节律的环形或直线往返摩动。操作时肘微屈,腕部放松,以肘关节为支点,前臂主运动,使指面随同腕关节来完成,动作宜轻缓柔和(图3-82)。掌摩法是用手掌贴附于体表施术部位,前臂主动运动,使手掌随同腕关节连同前臂做环旋或直线往返摩动,动作应当协调和缓(图3-83)。

图3-82　指摩法

图3-83　掌摩法

【应用】理气消积,温经散寒。常用于胸腹及胁肋部,主要治疗胃脘痛、胸胁胀满、消化不良、腹泻、便秘等。

(五)擦法

【操作】用手掌、大鱼际或小鱼际着力于体表施术部位,进行直线往返快速擦动,或上下,或左右,不可歪斜。动作稍快,用力要均匀。操作应产生温热渗透感(图3-84、图3-85、图3-86)。

【应用】运用擦法能使局部产生温热感。具有舒筋活络,理气止痛,消瘀退肿,健脾和胃,祛风散寒等作用。主要用于胃脘痛、消化不良、腰背酸痛、肢体麻木及软组织损伤等。

图3-84　掌擦法

图 3-85　大鱼际擦法

图 3-86　小鱼际擦法

（六）推法

【操作】用指腹、指端、单掌、双掌或肘尖部紧贴患者皮肤向前直推,也可顺着筋肉结构形态而推之(图 3-87、图 3-88、图 3-89)。

图 3-87　拇指平推法

图 3-88　掌推法

【应用】活血通络,散瘀消肿,解痉止痛。指推法多用于头面、颈项以及肢体远端;掌推法适用于胸腹、腰背及四肢等;肘推法的力度较强,用于肌肉丰厚、形体肥胖或感觉迟钝的患者。

（七）搓法

【操作】用双手掌面对称性地夹住肢体的一定部位,以肘关节和肩关节为支点,前臂与上臂主动施力,做相反方向快速搓动,同时上下往返移动。操作时搓动要快,移动要慢,用力均匀,不可停顿(图 3-90)。

图 3-89　肘推法

图 3-90　搓法

【应用】本法具有疏肝理气、开郁散结、舒筋活络、消除疲劳、调和气血的作用。主要用于臂痛、腰背痛及胸胁痛等。

（八）抹法

【操作】用拇指指腹贴附于皮肤,轻柔和缓地做上下或左右移动,操作时不要带动深部组织(图3-91)。

【应用】抹法有醒脑明目、镇静开窍等作用。适用于头面和颈项保健及头痛、头晕、失眠、面瘫等。

（九）按法

【操作】用拇指指端或指腹按压体表,为指按法。用单掌或双掌,亦可用双掌重叠按压体表,称为掌按法。按法操作时用力要由轻到重,不要使用暴力猛然按压(图3-92、图3-93)。

图 3-91　指抹法

图 3-92　指按法

图 3-93　掌按法

【应用】按法常常与揉法结合应用,组成复合手法"按揉法"。指按法适用于全身各部穴位;掌按法多用于腰背和腹部。本法具有放松肌肉、开通闭塞、活血止痛之功效。

（十）点法

【操作】拇指点法是用拇指指端点压体表。屈指点法可以屈拇指,用拇指指间关节桡侧点压体表,也可以屈食指,用食指近端指间关节点压体表(图3-94、图3-95)。

图 3-94　拇指端点法

图 3-95　屈指点法

技能要点

点 法

1. 点取部位、穴位要准确。压力方向尽可能垂直于体表。
2. 用力平稳、持久,不可偏歪、移动。发力、撤力应缓慢进行,不可变化太快。
3. 力度的大小以局部有得气感为度,根据病情维持最大力度 1~3 分钟,不可久点。
4. 点法与按法的操作及要领相似,区别在于点法作用面积小,刺激量大。

【应用】本法刺激很强,使用时要视患者的具体情况和操作部位酌情用力。多用于肌肉较薄的骨缝处。具有开通闭塞,活血止痛,调整脏腑的作用。

(十一) 捏法

【操作】用拇指和食、中指指面,或拇指与其余四指指面夹住肢体,相对用力挤压,随即放松,重复以上动作,并循序移动。

【应用】常用于颈项部、四肢部。具有较好的舒松肌筋的作用,因而常用于颈椎病、疲劳性四肢酸痛等病症。

(十二) 拿法

【操作】以拇指和其余手指的指面相对用力,对肢体或肌肉进行轻重交替、连续不断有节奏的提捏,并施以揉动。操作时,用力应当由轻而重,不可突然用力,动作要和缓而有连贯性(图 3-96)。

【应用】常用于头项、肩颈及四肢等部位。具有祛风散寒、开窍止痛、舒筋通络、消除疲劳等作用。

(十三) 拍法

【操作】用虚掌拍打体表,称为拍法。操作时手指自然并拢,掌指关节微屈,拍打患部,平稳而有节奏(图 3-97)。

图 3-96 拿法　　　　　　　　图 3-97 拍法

【应用】拍法适用于肩背、腰臀及下肢部。对风湿酸痛、局部感觉迟钝或肌肉痉挛等症常用本法配合其他手法治疗,具有舒筋通络,行气活血的作用。

（十四）击法

用拳背、掌根、掌侧小鱼际、指尖或桑枝棒叩击体表，称为击法。

【操作】拳击法：手握空拳，腕伸直，以拳背叩击体表（图3-98）；掌击法：手指自然松开，腕伸直，以掌根部叩击体表（图3-99）；侧击法：手指自然伸直，腕略背屈，用单手小鱼际击打或双手小鱼际交替击打体表（图3-100）；指尖击法：用指端轻轻击打体表，如雨点落下（图3-101）；棒击法：手握桑枝棒一端，前臂主动运动，使棒体有节律地击打体表（图3-102）。

【应用】本法具有舒筋活络、调气和血、缓解痉挛的作用。主要用于颈腰椎疾患引起的肢体麻木酸痛、风湿痹痛、肌肉萎缩等证。

图 3-98 拳击法

图 3-99 掌击法

图 3-100 侧击法

图 3-101 指击法

图 3-102 棒击法

二、脏腑保健常规手法

（一）旋摩百会法

【操作】用掌根部以顺时针方向摩百会 3 分钟。

【应用】眩晕、头痛、失眠、内脏下垂、脱肛等。

（二）推脾运胃法

【操作】医者以左手掌指于上腹部自鸠尾始,经过巨阙、幽门,至期门推而运之,称为推脾。然后交至右手,右手掌循胃脘部呈勾形运而抹之,称为运胃。本法操作时用力要均匀和缓、持续连贯,推而不滞、运而不浮。

【应用】脾胃虚弱,消化不良,脘腹胀满疼痛等。

（三）推运胃脘法

【操作】术者双手交叉重叠,以小鱼际及掌根部着于剑突下,循胃的形状推而运之,反复操作 3~5 分钟。本法在操作过程中,重在掌缘的推旋运转,切不可双掌压实。

【应用】消化不良,胃脘痛,头胀痛,胸胁胀痛,胸背疼痛等。

（四）推上腹法

【操作】术者以两手拇指桡侧缘着力于剑突下鸠尾穴处,余四指分别置于腹部两侧,自鸠尾穴处开始自上而下经上、中、下三脘至水分穴止,反复进行直线推动 3~5 分钟。本法亦可双掌交叉相叠,以大鱼际及掌根部进行推动,则推动力更加沉稳着实,覆盖面广。

【应用】胃脘痛,呕吐,呃逆上气,头昏头胀,胸闷胁胀,心悸易惊等。

（五）掌摩上腹法

【操作】术者以一手掌面置于上腹部,顺时针方向环形摩动 3~5 分钟。

【应用】脾胃虚弱,消化不良,脘腹胀满疼痛等。

（六）四指横摩上腹法

【操作】术者以一手或两手的食指、中指、无名指和小指的掌面,由左侧或右侧的腹哀、章门穴至右侧或左侧的腹哀、章门穴,反复横摩 5~7 分钟。

【应用】脾胃虚弱,消化不良,脘腹胀满疼痛等。

（七）推侧腹法

【操作】术者以两手拇指掌侧对置于腹部左或右的腹哀、京门穴处,其余两手四指分置于两侧,缓慢着力下推,经大横、天枢、腹结、外陵,至归来穴处止,反复推动 3~5 分钟。

【应用】腹胀腹痛,头胀头痛,泄泻便秘等。

（八）擦脾法

【操作】仰卧位,左手掌指于上腹部自鸠尾始,经过巨阙、幽门,至期门做擦法。

【应用】消化不良,脘腹胀满疼痛。

（九）摩全腹法

【操作】术者以一手或两手掌面,顺时针方向先于脐部轻摩 1~3 分钟,然后以脐为中心,范围逐渐扩大,直至摩遍全腹,至结束时再逐渐缩小摩动范围,最后归于脐部,操作时间约 5~7 分钟。

【应用】腹胀腹痛,胁肋胀痛,便秘,腹泻等。

（十）推全腹法

【操作】术者双掌交叉重叠,以大鱼际和掌根部着力,自上腹部推至下腹部,按先推中间后推两边的顺序,依次推遍全腹,反复操作 5 分钟。本法在操作过程中,可闻及胃与肠间被推动后所发出的漉漉水声,推至一定时间患者会尿意频频。

【应用】腹胀满,胁胀胸闷,腹痛,便秘,少腹冷痛,腰痛等。

(十一) 推结肠法

【操作】术者双手食、中、无名、小指并拢,交替依次沿升结肠、横结肠、降结肠方向推动10~20 次。

【应用】腹胀腹痛,便秘。

(十二) 一指禅推三脘法

【操作】术者以一手拇指端置于上腹部的上脘穴处,以一指禅推法,从上脘经中脘至下脘穴止,反复操作 5~7 分钟。

【应用】胃脘痛,上腹部胀满,食少纳呆等脾胃虚弱之症。

(十三) 旋揉神阙法

【操作】以单手拇指螺纹面或掌心着力于神阙穴,顺时针旋而揉之,持续操作 3~5 分钟。

【应用】食积,腹泻,脱肛,脐周腹痛,腹冷痛,腹胀,久泻久痢等。

(十四) 叠掌运颤法

【操作】术者双掌交叉重叠置于腹部,运用内劲使双掌运而颤之。可连续操作 5 分钟。本法操作过程中,患者自觉治疗部位有温热渗透感,常可闻及肠鸣声。

【应用】消化不良,腹胀腹痛,便秘等。

(十五) 双擦胁肋法

【操作】以擦法于患者两胁肋缘下同时或交替操作 3~5 分钟。

【应用】胸胁满闷,脘腹胀痛,心中烦闷,心悸胁胀,呃逆吐酸等。

(十六) 掌压胁肋法

【操作】两手掌分别置于腋下的渊液、大包穴处,随患者呼吸做颤动按压,即于呼气时双手掌下按并施以颤动,吸气时双掌放松,反复操作 2~5 分钟。

【应用】胸中憋闷,呃逆,头昏目眩等。

(十七) 分推季肋下法

【操作】双手掌并置于两侧季肋下的不容、承满穴处,沿着季肋部由内向外下方推动,经过腹哀至京门止,反复推动 5 分钟。

【应用】胸胁苦满,脘腹胀闷,恶心呕吐等。

(十八) 拿腹外侧法

【操作】两手拇指置于腰部竖脊肌外侧,余指置于下腹部外侧,以拇指和余指的对合力,反复捏拿腹外侧肌肉 3~5 分钟。

【应用】胁肋部胀痛,腹胀腹泻等。

(十九) 横摩下腹法

【操作】以食指、中指、无名指并置于小腹部左或右侧的归来、气冲穴处,横向摩至对侧的归来、气冲穴处止,反复操作 5~7 分钟。

【应用】小腹胀痛,月经不调,痛经,腰骶酸痛。

(二十) 按下腹法

【操作】以两手拇指分别放于脐旁两侧的肓俞穴处,自上向下逐步按压,经四满、大赫至横骨穴处止,反复按压 3~5 分钟。

【应用】小腹疼痛,腰骶部疼痛,月经不调等。

（二十一）按揉下腹法

【操作】以一手的掌根部置于脐下，由上至下按揉任脉和肾经，至曲骨穴为止。大约3分钟左右。

【应用】小腹疼痛，腰骶部疼痛，月经不调等。

（二十二）推下腹法

【操作】以两手拇指掌侧对置于脐下阴交穴处，余四指分置于腹部两侧，自上而下逐渐推动，经石门、关元、中极至曲骨穴止，反复操作2~4分钟。

【应用】小腹胀痛，月经不调等。

（二十三）掌振小腹法

【操作】用手掌掌面着力于脐下小腹部，前臂和手部静止性用力，持续振动约1~2分钟，以产生温热感和疏松感为佳。

【应用】肠痉挛，痛经，月经不调等。

（二十四）揉腰眼法

【操作】腰眼在腰两旁微陷处。俯卧，于第4腰椎棘突下旁开3.5~4寸之凹陷中取穴。用拳面关节突起部或掌根部持续揉腰眼3~5分钟。

【应用】腰冷痛，腰肌劳损，月经不调等。

（二十五）直擦腰骶法

【操作】用单手或双手手掌放于腰骶部的命门穴处，沿脊柱方向反复摩动3~5分钟。

【应用】肾阳虚，腰冷痛，腰肌劳损，月经不调等。

（二十六）横擦腰骶法

【操作】单掌或双掌交叉重叠，横擦命门2分钟；再横擦八髎2分钟。

【应用】肾阳虚，腰冷痛，腰肌劳损，月经不调等。

第四节　刮痧美容保健

一、刮痧的定义

刮痧疗法是在中医理论指导下，以经络学说为基础，利用边缘光滑的刮板在人体体表特定部位（皮部、经络、腧穴），施以各种刮拭手法，使皮肤出现局部发热或鲜红、黯红、紫红及青黑色斑点或斑片，以疏通经络、调畅气血、调理脏腑的一种简便易行的外治方法。

 知识链接

痧

刮痧疗法中的"痧"是指用器具在皮肤刮拭后，皮肤上出现的红点如粟的"痧象"。这些"痧象"有的为红色的、紫色的，有的为黯青色或青黑色的斑点、斑片，这就是通常所说的"痧"。

二、刮痧美容的作用及适用范围

（一）刮痧美容作用

刮痧施术的部位主要是经络、腧穴、经筋和皮部。刮痧主要有两方面的作用：

1. **局部作用** 通过调畅局部气血,改善微循环,促进皮肤新陈代谢,起到调整肤色,舒缓皱纹,淡化色斑,保健美肤的作用。

2. **整体作用** 通过疏通经络,调理脏腑,以内养外,标本兼治,达到延衰驻颜、防病保健的作用。

(二)适用范围

一是亚健康状态的调理;二是正常皮肤的维护;三是问题性皮肤的调养,如黑眼圈、眼袋、皱纹、皮肤干燥、毛孔粗大和黄褐斑等。

三、刮痧器具

(一)刮痧板

刮痧板是刮痧的主要工具,目前常用的刮痧板有水牛角制品,也有玉制品。

水牛角具有清热、解毒、化瘀、消肿的作用。经过加工制作成刮痧板后,光滑坚韧,皮肤感觉舒适,是刮痧操作最为理想而实用的工具。玉石具有镇惊、安神、润肤的特性,多用于面部刮痧、夏季刮痧或在浴室中进行刮痧。水牛角及玉质刮痧板都有助于行气活血,疏经通络,无毒副作用。

刮痧板一般为长方形,边缘光滑,四角钝圆。刮痧板的两个长边,一边略厚,一边略薄。凹陷的厚面适合于按摩保健刮痧,薄面用于人体平坦部位的治疗刮痧,刮痧板的角则适合于人体小部位或凹陷部位刮拭。

刮拭完毕后,可用肥皂水洗净擦干刮痧板或以酒精擦拭消毒。最好专人专板使用,以避免交叉感染。若水牛角刮板长时间暴露在干燥的空气中,或长时间置于潮湿之地,或浸泡在水中,都可能发生裂纹,影响使用寿命。所以,刮痧板洗净后应当立即擦干,最好放在塑料袋或皮套内保存。玉板在保存时要避免磕碰。

(二)介质

在刮痧过程中,需要选用介质作为润滑剂,以保护皮肤,便于操作,增强疗效。临床上,常用的刮痧介质有:

1. **固体类**:凡士林、滋润乳霜等。

2. **液体类**:清水、乳液、芳香精油、植物油等。还有由药物如红花、当归、川芎、乳香、没药等制成的专门用于治疗的刮痧油。

四、操作方法

(一)持板方法

用手握住刮板,刮板的底边横靠在掌心,拇指与其余四指均弯曲,分别放在刮板的两侧。

(二)刮拭方法

1. **面刮法** 是以刮痧板的长边或短边接触皮肤,使刮拭具有一定面积的刮拭方法。它是刮痧中最常用、最基本的刮拭方法。操作时刮痧板向刮拭的方向倾斜30°~60°,以45°为宜,刮拭的方向应自上而下或从内到外,向同一方向刮拭,不要来回刮。适用于身体比较平坦的部位,如躯干、四肢、面颊等。

2. **角刮法** 包括单角刮法和双角刮法两种。单角刮法是用刮痧板的一个角部进行刮拭的方法,操作时自上而下刮拭,刮痧板向刮拭的方向倾斜45°,适用于全身所有穴位;双角刮法是用刮痧板凹槽处的两角部进行刮拭的方法,操作时刮痧板向下倾斜45°,以刮痧板凹槽部位对准人体凸起部位,自上而下刮拭,适用于身体凸起部位,如脊椎棘突、鼻梁等。

3. 点按法 用刮痧板的单角部进行点按的一种方法。与穴位呈 90°,向下按压,由轻到重,逐渐加力,片刻后迅速抬起,使肌肉复原,多次重复,手法连贯。适用于无骨骼的软组织处和骨骼缝隙、凹陷部位,如人中穴、膝眼穴。

4. 厉刮法 是以刮痧板角部施以一定的压力并做短距离(约 1 寸长)前后或左右摩擦刮拭的一种方法。操作时刮痧板不离开皮肤,与施术部位呈 90°,适用于全身所有穴位。

5. 按揉法 包括平面按揉法和垂直按揉法两种。平面按揉法是指用刮痧板角部的平面做柔和、缓慢的旋转运动的一种方法。操作时刮痧板角部的平面以小于 20° 按压在穴位上,刮痧板角部平面始终不离开所接触的皮肤,适用于对脏腑有强壮作用的穴位,如合谷、足三里、内关等。垂直按揉法是以刮痧板角部的边缘垂直按压在皮肤上做柔和的慢速按揉的一种刮拭方法。操作时刮痧板不离开所接触的皮肤,并且与皮肤成 90°,适用于全身所有穴位。

6. 拍打法 以刮板一端的平面拍打体表部位的经穴。拍打法多用于四肢,特别是肘窝和腘窝,拍打时须在拍打部位先涂抹润滑剂。此法对四肢疼痛、麻木及心肺疾病有效。

在治疗过程中,要根据病情和刮拭部位选择刮拭方法,也可将几种刮痧方法结合起来灵活运用。

 技能要点

刮 痧

1. 肢体用力点 要根据刮拭的面积大小来决定,当刮拭较小面积时,如面部、颈部、手部等,一般用肘关节、肩关节作为肢体的用力点;当刮拭大面积部位时,如背部,应双腿站稳,将双腿、腰部和上肢的力量运用到手进行刮痧。

2. 按压力 是要对肌肤有向下的按压力。各部位的解剖结构不同,所能承受的压力强度也不一样,如在骨骼凸起部位操作时,按压力应较其他部位适当减轻。力度大小可以依据患者体质、病情以及承受能力决定。正确的刮拭手法,应始终保持按压力。每次刮拭要速度均匀,力度平稳,不可忽轻忽重,忽快忽慢。

五、刮痧知要

(一)刮痧的顺序与方向

一般情况下,刮痧的顺序要遵循先上后下,先背腰后胸腹,先躯干后四肢的顺序。可先刮拭头面部、颈项部,再刮拭肩部、背部,然后是胸部、腹部,最后刮拭四肢。急症可根据病情决定刮拭顺序。

刮拭的方向一般是背部和四肢从上向下刮,面部、胸部从内向外刮。

(二)刮痧步骤

1. 选择工具 注意刮痧板是否厚薄适中,边缘光滑钝圆。仔细检查其边缘有否裂纹及粗糙处,以免刮伤皮肤。

2. 解释说明 首次刮痧时,应先向患者介绍刮痧的一般常识,对精神紧张或疼痛敏感者,更应做好安抚解释工作,以取得患者的积极配合。

3. 选择体位 选择既能充分暴露所刮部位,又能使患者感到舒适,可以持久配合的体位。一般采取坐位,最好选择有靠背的椅子。刮拭背、腰部,应面向椅背骑坐或侧坐,使身体有所依靠;刮拭胸、腹、上肢及下肢前侧,取正坐位;刮拭下肢后侧,取双手扶椅背的站姿或卧位;病情重或体弱的虚证患者,可根据所刮部位的需要,选择仰卧、俯卧或侧卧位。

4. 涂刮痧介质　充分暴露所刮拭的部位,在刮拭的经络腧穴处涂抹刮痧润滑剂。如使用固体状润滑剂,可涂抹于被刮拭部位,用刮板涂匀即可。如使用液体状润滑剂则将瓶口朝下,使液体从小孔中自行缓慢滴出,注意避免其顺皮肤流下弄脏衣服。

5. 刮拭　手持刮痧板,先用刮痧板边缘将皮肤上的刮痧油从下向上涂匀,再用刮痧板的边缘,自上而下或由内而外多次向同一方向刮拭。根据体质和病情掌握刮拭的时间和选择合适的手法。刮拭完毕用清洁的纸巾按压在所刮之处,边擦拭残留油渍,边进行按揉,利于毛孔迅速回缩复原。

6. 整理物品　皮肤残留油渍擦干净后,迅速盖好衣被,或将衣服穿好,注意保暖。刮痧治疗结束后,整理物品,清洁环境。

（三）刮痧的时间与疗程

1. 治疗刮痧时间　治疗时间一般在 25 分钟以内,以有利于扶正祛邪,或祛邪而不损正气,且每次宜治疗一种病证。若采用强刺激手法超过 25 分钟时,正气耗伤过多,会出现疲劳反应。刮痧应在饭后 30 分钟以后进行。第一次治疗刮痧完毕,应当等到出痧部位的痧消退后,才能进行第二次治疗。痧消退的时间与患者的体质、病情、出痧部位以及刮痧次数有直接关系,一般 5~7 天。为了促进痧的消退,在两次治疗刮痧之间可进行保健刮痧。如需连续治疗,可选其他部位的经络穴位进行刮拭。

2. 保健刮痧时间　保健刮痧不需要出痧,因此力度要轻,时间在 20~30 分钟之间。如果不出痧,每天都可以进行。

3. 刮痧的疗程　刮痧疗法属于自然疗法。用刮痧板在皮肤表面进行治疗,虽然刮痧板和润滑剂有一定的药用作用,但二者仅仅只接触皮肤表面,主要起保护滋润皮肤、加强疏通经络和刺激经络穴位的作用,实际进入体内的药量微乎其微。因此,刮痧没有严格的疗程。在治疗刮痧时,为便于观察治疗反应及疗效,根据病情的轻重缓急,一般急性病 2 次治疗为一个疗程,慢性病 4 次治疗为一个疗程。

（四）刮痧的反应和处理

1. 正常反应　刮痧后,皮肤毛孔张开,肌肤有发热的感觉。有的治疗部位出现鲜红、黯红、紫红或青黑色散在、密集的斑片状痧,重者皮肤深层可触及大小不一的包块状痧。无论出痧与否,均自觉周身轻松,原有症状减轻。

刮痧治疗半小时左右皮肤表面的痧逐渐融合成片。深部包块样痧慢慢消散,并逐渐由深部向体表扩散。在 12 小时左右,包块样痧表面皮肤逐渐呈青紫色或黯青色。刮痧后24~48 小时内,出痧的肌肤在触摸时有轻微疼痛感,出痧严重者局部皮肤仍有微微发热感。

痧一般在 5~7 天慢慢消退,快者 2~3 天,慢者可延迟至 2 周左右。胸背及上肢的痧、浅颜色的痧及皮肤表面的痧消退较快;下肢及腹部的痧、深颜色的痧及皮下深部的痧消退较慢。阴经痧消退慢,阳经痧消退快。免疫功能强者痧消退快,免疫功能弱者痧消退慢。初次刮痧者,痧消退慢,多次刮痧后,痧消退快。

2. 异常反应及处理

（1）疲劳　少数体质虚弱者如刮痧时间过长,24 小时内有疲劳反应。一般不需处理,休息后即可很快恢复正常。体质极虚弱者如刮痧时间过长,刮痧后又不注意避风、保暖,偶尔会出现感冒。

（2）晕刮 是在刮痧过程中出现的晕厥现象。轻者精神疲倦、头晕目眩、面色苍白、恶心欲吐、出冷汗、心慌、四肢发凉；重者血压下降，出现短时间晕厥。晕刮的产生原因主要是被刮者对刮痧缺乏了解，精神过度紧张或对疼痛特别敏感；空腹、熬夜或过度疲劳；刮拭手法较重，时间过长，损伤正气。发生晕刮后，应立即停止原来的刮痧治疗；抚慰被刮者勿紧张，帮助其平卧，注意保暖，饮温开水或糖水；用刮痧板角部点按人中、百会、涌泉、内关、足三里等穴。采取以上措施后，晕刮一般会得到缓解。

（五）刮痧的注意事项

1. 注意避风和保暖 治疗刮痧时应当避风，并注意保暖。室温较低时，应该尽量减少暴露部位；夏季高温时，不要在电扇处或通风口处刮痧。因为刮痧时皮肤毛孔开泄，若遇风寒之邪，邪气可以通过开泄的毛孔直接入里，不仅影响刮痧的疗效，还可能因感受风寒引发新的疾病。

2. 刮痧后饮热水 治疗刮痧使毛孔开泄，邪气外排，也会消耗体内部分津液。故刮痧后饮热水一杯，不仅可以补充消耗的津液，还能加速新陈代谢，促进代谢产物的排出。

3. 刮痧后洗浴的时间 治疗刮痧后，为了避免风寒之邪侵袭人体，须待皮肤毛孔闭合恢复原状后，方可洗浴，通常为刮痧后 3 小时左右。

4. 不必强求出痧 出痧的多少受病情、体质、虚实寒热及室内的温度等多方面因素的影响，一般来说，瘀证者出痧较多，虚证出痧较少；实证、热证比虚证、寒证更容易出痧；肥胖之人或肌肉丰满者不易出痧；与阳经比较，阴经不易出痧；室温较低时，不易出痧。由此可见，出痧的多少与治疗效果不完全成正比，对于不易出痧的病证和部位只要刮拭的方法正确，就能产生疗效，不必强求出痧。

（胡 玲 李 嘉 辛 桐）

❓复习思考题

1. 腧穴的分类有哪些？
2. 毫针法操作的注意事项有哪些？
3. 艾条灸的分类和操作方法是什么？
4. 一指禅推法的动作要领及注意事项有哪些？
5. 刮痧的顺序和方向是什么？
6. 刮痧的基本手法包括哪些？

第四章 膳食美容保健

学习要点

食物的性能与配伍;各种营养素对美容的影响;膳食美容保健的原则;合理膳食的定义、要求及构成。

膳食即人们日常食用的饮食,是由多种食物组成的。膳食可视为含有多种营养素的多种食物的混合体。膳食供给机体各类营养物质,是维持人体生命活动的必要条件。膳食美容保健是以中医理论为指导,采用食物或药食两用的中药,通过日常饮食而达到防病治病、美容保健目的的一种方法。

第一节 食物的性能与配伍

一、食物的一般性能

食物的性能,简称食性、食气、食味等,是指食物的性质和功能。祖国医学早就有"药食同源"之说,许多食物本身也是药物,它们之间并无绝对的分界线,故和药物性能一样,食物的性能也包括性、味、升降浮沉、归经等内容,是认识和使用食物的重要依据,是合理膳食的基础。

(一) 食物的性

食性是指食物具有寒、热、温、凉四种性质。凉性和寒性、温性和热性,作用相似,只是在作用大小方面稍有差别。历代中医食疗书籍所载的食性很多,如大热、热、大温、温、微温、平、凉、微寒、寒、大寒等,只是表明食物性能方面的差异程度,而无明显界限。以常见三百多种食物统计数字来看,平性食物居多,是人们日常生活中普遍适宜的。温热性次之,寒凉性更次之。

食物的"性"是从食物作用于机体所发生的反应中概括出来的,与食物的食用效果是一致的。这种效果主要反映在功用上,但也可以反映在副作用方面。了解食物的四性,就可以指导人们的饮食宜忌。一般而言,凡是能够治疗热证的食物,大多数属于寒性或凉性,具有清热泻火、凉血解毒、平肝安神、通利二便等作用,适用于热性病证,但也有损伤人体阳气的副作用;凡是能够治疗寒证的食物,大多数属于温性或热性,有温中散寒、助阳益气、通经活血等作用,适用于寒性病证,但也有助热生火的副作用。若其寒热性质不明显,性质平和,则称为平性,具有平补气血、健脾和胃等功效,无论寒证、热证均可使用,也可供脾胃虚弱者保健之用。从生长的地理位置来看,背阴朝北的食物吸收的湿气重,很少见到阳光,故而性偏寒,比如蘑菇、木耳等;而一些生长在高空中的食物或东南方向的食物,比如向日葵、栗子等,由于接受光热比较充足,故而性偏热。

（二）食物的味

食物的"五味"就是食物的辛、甘、酸、苦、咸五种味道，另外还有淡味和涩味，但一般习惯把淡味附于甘味，把涩味附于酸味。"五味"即是食物的具体口感味觉，即滋味；也是食物性质的抽象概念，即食物的作用。食物五味的作用与药物五味的作用基本一致。为酸收、苦降、甘补、辛散、咸软等。以常见三百多种食物统计数字来看，甘味食物最多，咸味与酸味次之，辛味更次之，苦味较少。每种食物所具有的味可以是一种，也可以兼有几种。这表明了食物作用的多样性。不同味的食物，其功效各异。

酸、涩味：入肝，有敛汗、止泻、涩精等作用。此类食物可以增加胃液酸度，抑制病原体的繁殖，有利于促进食欲、消化食物和防止消化道感染，有收湿敛疮之效，常用于皮肤湿疮、烧烫伤等，如梅子、醋、柑橘、石榴等。

甘、淡味：入脾，有补益、和中、缓急止痛的作用。善于补益气血、滋阴润燥，可使皮肤光滑、鲜嫩、洁白细腻，以达到延缓衰老的目的，常用于血虚脱发、皮肤干裂、面皮皱纹、老年斑等，如甜杏仁、栗子、大枣、饴糖等。淡味附于甘味，常甘淡并称，有利尿除湿作用，常用来治疗肥胖等疾患，如赤小豆、薏苡仁、冬瓜、黄瓜等。

苦味：入心，有清热、泻火、止咳平喘、燥湿的作用。此类食物能消炎、抗菌。多用于头疮、疥癣等外表疾病，如苦瓜、青果、蒲公英等。

辛味：入肺，包括芳香、辛辣味，有发汗解表、行气、活血、化湿、开胃等作用。主要适用于头面、五官、肌肤等上焦或体表之证，如生姜、葱、蒜等。

咸味：入肾，有软坚、散结、泻下、滋阴的作用。此类食物中的钾、钠氧化物、溴化物及碘化物含量较高，常用来治疗结节性疾患，如海带、昆布、鸭肉等。

五味不同，对人体五脏作用也不同，五味和谐，饮食调配恰当，则有助于身体消化吸收，使脏腑、筋脉气血得到滋养，从而有利健康。相反，如果食味过偏，则五脏失调，有损健康。如过量食用酸味，则会引起筋脉挛缩；过量食用甘味，则会出现窒塞、滞气、满闷不适；过量食用苦味，则损伤脾胃阳气，导致滑泻；辛味食物大多发散，过量食用则散气耗津；过量食用咸味则气血凝滞。五脏有病时，饮食更应该克制，如"肝病禁辛、心病禁咸、肾病禁酸、胃病禁甘、肺病禁苦"等。

（三）食物的归经

"归经"是指食物对机体某部分的选择作用，是食物性能的一个主要方面。"归经"把食物的作用范围与人体脏腑经络联系起来，以明确指出其主要是对某经或某脏腑发生明显作用，而对其他经或脏腑作用较小，甚至不发挥作用。利用归经理论，可以达到良好的食疗效果和治疗目的，同时还可避免食物中对身体不利的物质也随着食物的归经而进入身体某个部位，产生或多或少的危害。因此，食物的归经理论在指导合理饮食、养生和治病中有重要作用。

食物的这种归经理论早在《黄帝内经》中就有论述，如《素问·至真要大论》曰："五味入胃，各归所喜，故酸先入肝，苦先入心，甘先入脾，辛先入肺，咸先入肾。久而增气，物化之常也"。这是归经理论形成的基础之一，即五味五行学说，其以五行理论为依据，按五行五脏五味的关联，确定食物的归经。除此之外，还存在五色与五脏的关联，即白色食物入肺经，青色食物入肝经，黑色食物入肾经，黄色食物入脾经，赤色食物入心经等。

食物的五味、五色入五脏的归经理论，是通过五行理论推衍而出，它在一定程度上表达了人们对各种食物归经的原则性、理论性认识。但食物的色和味往往不统一，色白者未必味辛,如山药色白,但味甘入脾;莲心色青,而味苦入心。因而色和味只能是确定食物归经的一个方面。食物的归经主要还是在长期的实践中,根据食用效果概括确立起来的。

知识链接

性味归经与食物的功能

归经和性、味一样,只是食物性能的一个侧面,必须把它们结合起来看,才能完整地表示一种食物的性能。如韭菜,味甘、辛,性温,归肾、胃、肝经,分而言之则难以说明它的功能,如把它们结合起来看,则基本上可以表示出本品如下的功能:味甘而辛温、归肾经,表示能补肾助阳;辛温,归属胃经,表示能温中开胃;辛温,归肝经,表示能散瘀血。若只知道食物的性、味,则难以判断它究竟作用于何经而发挥某种功能;反之,若只知道食物的归经,也难以判断它在某经究竟发挥何种功能。

(四) 食物的升降浮沉

指食物所具有的升、降、浮、沉四种作用趋向。升降浮沉的作用并不是所有的食物都具有的。此外,还有少数食物具有双向作用,如生姜既能发汗解表,又能降逆止呕。

食物的升降沉浮与其本身的性味和阴阳属性有密切的联系。一般来说,质地轻薄、食性温热、食味辛甘淡的食物,其属性为阳,多具有升浮的作用趋向,如香菜、薄荷能解表而治疗感冒,菊花、绿茶能清利头目而治疗头痛;反之,质地沉实,食性寒凉,食味酸苦咸的食物,其属性为阴,多具有沉降的作用趋向,如西瓜清热而治热病烦渴,冬瓜利尿而治小便不通,乌梅收敛而止泻痢等。在日常食物中,有沉降作用的食物多于有升浮作用的食物。

此外,食物升降浮沉的作用趋向还与食物之间的配伍和烹调有关。如酒炒则升,姜汁炒则散,醋炒则收敛,盐多则下行等。这说明食物升降浮沉的作用在一定的条件下是可以转变的。

二、食物的配伍

食物的配伍是在中医理论指导下,根据食物的性味归经,在清楚认识机体状态前提下,将两种以上的食物配合运用,以达到增强食物效用和可食性的一种搭配方式。

(一) 配伍关系

食物的配伍关系可分为协同和拮抗两方面,协同配伍关系包括"相须"和"相使",拮抗配伍关系包括"相畏""相杀""相恶"和"相反"。

1. 相须相使　相须,指同类食物相互配伍使用,起到相互加强功效的作用。如菠菜猪肝汤中,菠菜与猪肝均能养肝明目,相互配伍可增强补肝明目之功效;百合炖秋梨,百合与梨共奏清肺热、养肺阴之功效。相使,指以一类食物为主,另一类食物为辅,使主要食物功效得以加强。如治疗类风湿关节炎的桑枝桑椹酒中,辛散活血通经的酒,加强了桑枝的祛风湿作用;治风寒感冒的姜糖饮中,温中和胃的红糖,增强了生姜温中散寒的功效。

2. 相畏相杀　即当两种食物同用时,一种食物的毒性或副作用能被另一种食物减轻或消除。在这种相互作用的关系中,前者对后者来说是相畏,而后者对前者来说是相杀。如大蒜可防蘑菇中毒;橄榄可解河豚、鱼、蟹的轻微中毒;蜂蜜、绿豆可解乌头、附子之毒等。

3. 相恶相反　相恶,指一种食物能减弱另一种食物的功效。产生这种配伍关系的食物其性能基本上是相反的,如水产动物多属寒性,烹调时需加葱、姜以解其寒性;食银耳、百合、梨之类养阴生津润燥的食物,同时又食辣椒、生姜、胡椒等,则前者的功能会被减弱;食羊肉、牛肉、狗肉等温补气血的食物,同时又食绿豆、鲜萝卜、西瓜等,前者的温补功能也会减弱。

相反,即两种食物同用时,能产生毒性反应或明显的副作用。如柿子忌茶、白薯忌鸡蛋、蜂蜜忌生葱等。但对食物禁忌目前尚缺少科学论证,有待进一步研究证实。从人们长期饮食经验来看,食物相反的配伍关系极为少见。

总之,在多数情况下,食物通过配伍后,不仅可以增强原有的功效,而且还可能产生新的功效。因此,配伍使用食物较单一的食物有更大的食疗价值。另外,食物配伍还可改善食物的色、香、味、形,增强可食性,提高食欲。这是食物配伍的优越性,也是食物应用的较高形式。

(二) 配伍形式

1. 升降并举　指升浮性质食物和沉降性质食物并用,以防止升降过偏之弊。如葱豉汤中多加食盐,以防止葱、豉过于辛温发散之性。

2. 散收同用　补益类食物常调以发散性食物,以防止滋腻之性。如芫爆里脊中的芫荽,可防止猪肉滋腻碍胃之性。

3. 寒热并调　即寒凉性质食物和温热性质食物并用,以防止寒、热过偏之弊。如炒苦瓜佐以少量辛热的辣椒,可防止苦瓜的苦寒过偏之性。

4. 攻补兼施　即泻实祛邪性质食物和补虚扶正性质食物并用,以防止攻邪而伤正之偏。如薏苡粥中添加红枣,即可防止薏苡仁清热利湿过偏之性。

(三) 配伍原则

食疗配方不是几种食物简单的相加,而是在中医理论指导下,将两种或两种以上的食物按照一定的原则组合而成的。它与方剂的配方规律相一致,并与烹饪学中的配菜相联系,即必须遵循君、臣、佐、使的配方原则,使配菜中含有主料、辅助料和佐助料。

主料是根据食疗的需要而起主要作用的食物,可由一种或两种以上的食物所组成。如治疗老年性慢性支气管炎的猪肺粥中,猪肺益肺气,薏米健脾气,二者共同发挥补脾益肺之功,均为主料。

辅助料是辅助主料以加强食物的功效或治疗兼症的食物。如治疗肺结核的白木耳鸡蛋羹中,重用白木耳养阴润肺止咳为主料,配用鸡蛋养阴润燥,以增强白木耳的功效,为辅助料。

佐助料是消除主料的毒性或副作用,或调味增色,或引导主、辅料归入机体某脏腑经络的食物。如各种菜肴中常用的姜、葱、黄酒等,能够去膻解腥,是为佐助料。

第二节　食物的营养素与美容的关系

营养素是食物中含有的人体必需的营养物质,包括蛋白质、脂肪、碳水化合物、无机盐、维生素、水以及膳食纤维七大类。食物的营养素通过消化道黏膜进入血液而传输于机体各组织器官当中,从而达到美容保健的目的。

一、蛋白质与美容

蛋白质是构成人体细胞的主要成分,是人体不可缺少的物质。它能促进机体生长发育,供给能量,补充代谢的消耗,维持毛细血管正常渗透力,维护皮肤的弹性和韧性,还是人体激素、酶和抗体的重要成分。在正常人体内蛋白质占体重的 16%~19%,含量仅次于水。植物性蛋白质主要来源于各种豆类、杂粮及米、面等;动物性蛋白质主要来源于瘦猪肉、牛肉、鸡肉、鸡蛋及水产品等。

蛋白质缺乏时可致生长发育迟缓,抵抗力降低,消瘦,浮肿,毛发稀疏,干枯易断,皮肤失去弹性与光泽,并易脱屑、起疱等。若蛋白质摄入过多则会增加消化系统负担,其代谢出的酸性物质对皮肤刺激较强,易引起过敏性皮炎及皮肤早衰。

二、脂类与美容

脂类包括油脂和类脂。油脂即日常食用的植物油如花生油、豆油、菜籽油及动物油如猪油、鸡油、鱼油等;类脂包括磷脂、固醇等与油脂类似的化合物。脂类可供给机体热能和必需脂肪酸,促进脂溶性维生素的吸收。必需脂肪酸在损伤组织的修复过程及新生组织的生长中起重要作用,并对 X 射线、紫外线等引起的一些皮肤损伤有保护作用。

机体储存适量脂肪可以保持体形健美、使皮肤丰润、富有弹性和光泽,延缓皱纹生成。若脂类摄入不足则会引起发育迟缓、免疫力下降、内分泌异常等,并使皮肤粗糙、失去弹性。当必需脂肪酸缺乏时,会影响机体代谢,表现为上皮细胞功能异常,湿疹样皮炎,皮肤角化不全和创伤愈合不良等。若脂类摄入过多,则过量脂肪会从皮脂腺孔排出,易导致痤疮、毛囊炎等损美性疾病,皮脂溢出增加还会加速皮肤衰老。

三、碳水化合物与美容

碳水化合物也称糖类,是构成机体的一种重要物质,是人体热能的主要来源,人体活动的热能 70% 是由糖来供应的。碳水化合物为皮肤的代谢提供能量,糖类摄入不足,会使蛋白质作为热源被消耗,引起消瘦憔悴,皮肤弹性减退,产生皱纹,头发干枯脱落,机体发育缓慢;若摄入过多则可致肥胖及动脉硬化,皮肤油腻而长暗疮。

四、维生素与美容

维生素是人体生长和健康不可缺少的物质。大部分维生素不能在人体内合成,需从食物中摄取。维生素包括脂溶性维生素和水溶性维生素两大类。

(一)脂溶性维生素

脂溶性维生素主要包括维生素 A、维生素 D 和维生素 E。

1. 维生素 A 又称为抗干眼病维生素,为一切健康上皮组织所必需,可促进各种腺体的分泌。维生素 A 可润泽、强健皮肤,防止皮肤干燥老化。当维生素 A 缺乏时,除患夜盲症和干眼病外,还会出现皮肤干燥、粗糙、角化和形成棘状毛囊化丘疹,有的甚至头发枯槁脱落,指(趾)甲变脆。维生素 A 具有抗氧化功能,不仅能治疗因晒伤而出现的红肿,还可以预防肌肤衰老,而另一个主要功能是调节表皮层的细胞分化,促进细胞的新陈代谢,所以当出现了粉刺、斑点、暗疮或瘢痕时,维生素 A 是良好的皮肤修复剂。而维生素 A 还可以促进骨胶原及弹性蛋白的生长,从而令皮肤的弹性增强。富含维生素 A 的食物有肝脏,蛋黄,乳类,有色蔬菜如胡萝卜、菠菜、红心甘薯等,水果中的柿子、杏等也含有丰富的维生素 A。但是要注意的是,过量摄取维生素 A 可能会引起中毒,而孕妇亦不宜多用含维生素 A 的护肤品。

2. 维生素 D 又称抗佝偻病维生素,在鱼肝油和蛋黄中含量丰富。维生素 D 可改善皮肤血液循环和新陈代谢,使皮肤血管反应正常化;可提高皮肤的吸氧水平和生长速度,增强汗液和皮脂分泌,对毛发生长以及皮肤水含量正常化有良好作用,可增强对湿疹、疥疮的抵抗力,还能促进人体对钙、磷的吸收。缺乏时,皮肤对日光敏感,在日晒部发生皮炎,干燥脱屑,口唇和舌也会发炎。

3. 维生素 E 又称生育酚,俗名叫"抗老素"。对必需脂肪酸有抗氧化作用,减少脂褐质形成;能改善末梢血液循环,参与肾上腺皮质激素的分泌,有助于维持机体的正常功能;对生殖功能有促进作用。由此可见,维生素 E 可以提高皮肤弹性,延缓皱纹的出现,使面部保持光滑、洁白、富有弹性,同时可以防止毛发干燥、黯淡或脱落。当其缺乏时可导致生殖能力降低,过早衰老。因此,维生素 E 在预防衰老中的作用日益受到重视。

(二)水溶性维生素

水溶性维生素主要包括 B 族维生素、维生素 C 等。

1. B 族维生素 包括维生素 B_1、B_2、B_6 等。

(1)维生素 B_1:可以增进食欲,促进消化,润泽皮肤,防止皮肤老化。维生素 B_1 参与糖代谢,维持神经、心脏、消化系统正常功能。当维生素 B_1 不足时,糖代谢发生障碍,代谢的中间产物丙酮酸和乳酸在神经组织中堆积,能量不能充分供给神经系统,出现健忘、不安、易怒、忧郁及面容憔悴无光泽等症状;影响心脏功能和水代谢,导致皮肤颜色发黄、黯淡、敏感性增强,易发生皮炎、脱发等。

(2)维生素 B_2:参与体内许多氧化还原过程,促进皮肤的新陈代谢,有益于保持皮肤、黏膜、毛发和指甲的正常状态,防止皮肤干燥,口、唇和眼干裂,故有"美容维生素"之称。缺乏时易患脂溢性皮炎、皮肤粗糙、多皱纹、嘴唇干裂、红肿、出血、溃疡等。

(3)维生素 B_6:有促进人体的氧化还原反应和新陈代谢的作用,又可防止皮肤对日光过敏,使面部皮肤亮泽和富有弹性。维生素 B_6 参与正铁红素的合成,故缺乏时可产生低色素性红细胞贫血而出现面色苍白;另外维生素 B_6 参与氨基酸代谢、脂肪代谢,缺乏时导致毛发生长不良而发生弥漫性脱发,毛发变灰及早生白发等。

2. 维生素 C 是皮肤不可缺少的营养素,是极佳的抗氧化剂,可以有效控制细胞内的氧化还原,保护及抵抗紫外线的伤害,能增加血管弹性,增强抵抗力及减轻皮肤色素沉着的作用。从而预防皮肤老化,同时还能促进细胞组织再生,减缓皮肤的色素沉着与老化,使皮肤白嫩光洁。维生素 C 的另一功效是促进真皮层骨胶原的合成,使皮肤恢复弹性,延缓皱纹出现。维生素 C 不仅可以预防黑斑及雀斑,还能将多余的色素排出体外,改善肤色,令皮肤白皙亮泽。

五、无机盐与美容

1. 钙、磷 因为钙和磷是构成骨骼和牙齿的主要成分,充足的钙和磷能使身体挺拔、牙齿洁白坚固。儿童钙磷缺乏会影响骨骼的生长,引起生长迟缓、软骨症和骨骼发育异常等,影响形体和牙齿美。钙的主要食物来源是牛奶及奶制品、虾皮、鱼、芝麻酱等,磷在瘦肉、禽肉、蛤蜊、坚果、粗粮等含量较高。

2. 钾、钠 在人体内被氧化后生成碱性物质,中和体内分泌的酸性物质,有利于皮肤健美。钾、钠还能减少外界对皮肤表层的侵蚀,从而使皮肤洁白柔润、光滑细腻而富有弹性,并能延缓皮肤衰老,从而达到美肤目的。老年人皮肤干燥、皱缩与钠、钾等微量元素缺乏所导致的组织脱水有关。含钾较高的食物有糙米、燕麦、马铃薯、葡萄、西葫芦、香蕉、甜橙、柚子等。

3. 铁 可促进红细胞生成,使指甲健康,肤色红润,头发乌黑光亮。铁是碱性物质,可以中和体内产生的酸性物质,保持体液的酸碱平衡,保持皮肤健美,延缓皮肤衰老。铁的食物来源主要是动物肝脏、动物全血、鱼类等。

4. 锌 可促进皮肤新陈代谢和皮肤组织的修复,调整皮肤角化过程,使皮肤保持光泽和富有弹性;防止毛发脱落、脆甲和斑点甲;有益于胶原形成,防止皱纹的出现。缺锌会出现皮肤粗糙、上皮角化、头皮屑增多、创伤和皮肤病愈合迟缓等。锌离子参与黑素的形成,若缺乏可使动物毛发变白。婴幼儿缺锌时易发生畸形或生长停滞。锌的食物来源主要为贝壳类海产品、红肉类及动物肝脏,如牡蛎、鲱鱼、瘦肉等。

5. 硒　有抗脂质过氧化作用,清除体内自由基,使皮肤免受脂质过氧化损伤,有助于保持皮肤柔软、光润和弹性,延缓衰老。硒可从海产品、动物内脏、谷类、香菇、木耳、芝麻等食物中获得。

6. 碘　缺乏如果发生在脑发育的关键时期(怀孕 6 个月至出生后 1 年),主要影响智力发育,并有身体发育及性发育障碍等;若发生于儿童及成人,即可发生甲状腺肿。含碘量高的食物主要为海产品,如海带、紫菜、海参、海鱼、海虾等。

六、水与美容

水是构成人体的主要成分,也是维持人体正常生理活动的重要物质。正常情况下,水占人体重量的 70%,而皮肤内水分占总水分的 18%~20%。水在人体内起溶剂的作用,参与体内新陈代谢,能运输养料、排泄废物;水还能调节体温和起润滑作用。此外,水具有比热大、蒸发快的特性,可以散发体内储存的大量的热能,并能加速人体排泄废物,减少油脂的积累,所以人体内有足够的水分对延缓衰老,防止肥胖有非常重要的作用。

皮肤内大部分水分贮存在真皮层,因此皮肤水分充足才会有红润光泽、细嫩柔软而富有弹性。正常人每天饮水量应为 1500~2000ml,或每千克体重 30~40ml。如果人体缺乏水分,皮肤会干燥,失去弹性,易产生皱纹,大肠内缺水则会引起便秘,影响美容和健康。

皮肤获得水主要有两个途径,第一途径是饮水,以白开水、茶水、矿泉水为最好,各种饮料虽口感佳,并含有丰富的维生素和矿物质,但因其含糖量较高,不宜长期服用;第二途径是通过洗面、浸浴及蒸气焗面等方法从外部补充水分,使皮肤柔软细腻,并能够减少和延缓皱纹的出现。

七、膳食纤维与美容

膳食纤维具有持水性,食后增加饱腹感,降低对其他营养素的吸收,从而可减少热能的摄入量,有利于控制体重。由于膳食纤维吸水,可增加粪便体积和重量,促进排便,能及时清除体内毒素,有利于人体健康及皮肤美。此外膳食纤维还能降低血脂和血胆固醇浓度,预防脂溢性皮炎、脂质沉积等损美性皮肤病。膳食纤维主要来源于植物性食物,如粮谷类、柑橘、苹果、豌豆、洋白菜等。

第三节　膳食美容保健

中医膳食美容是以中医理论和营养学理论为基础,根据食物的性能及配伍原则,利用食物中的各种营养素,针对不同体质的人群,进行辨质施膳,以调整脏腑功能,纠正阴阳失衡,改善人体的营养结构,达到美容保健的目的。

一、膳食美容的原则

(一)平衡膳食原则
平衡膳食的基本要求包括两个方面,一是要满足人体的热能和营养需要;另一个是摄取的食物应保证营养素之间的平衡。自然界中除母乳以外,没有任何一种天然食物能提供人体所需的全部营养素,因此膳食应搭配合理,保证各营养素比例适宜,才能更有效地发挥其营养作用。

中医学早在2000多年前就有关于平衡膳食的论述,如《素问·脏气法时论》述:"五谷为养,五果为助,五畜为益,五菜为充。气味合而服之,以补精益气"。不仅指出了平衡膳食中所应包括的种类,还阐明了各类食物在平衡膳食中所占的地位。这种理论与现代提倡的平衡膳食宝塔非常相近。

(二)辨质施膳原则

食物与药物一样,有各自的性味。人的体质也有阴阳、寒热、虚实、燥湿之不同。辨质施膳即根据个人不同的体质类型选择不同的膳食。如阳虚体质者多食羊肉、狗肉、鸡肉等温阳食物;阴虚体质者多食芝麻、番茄等补阴食物;痰湿体质者多食赤小豆、扁豆、薏苡仁等健脾利湿化痰食物。以食物的性味纠正体质的偏颇,达到平衡阴阳、延衰驻颜之目的。

(三)饮食有节原则

饮食有节,即饮食要有节制,指要控制进食的时间、速度和量。

1. **定时**　指进食宜有固定的时间。有规律的定时进餐可以保证消化、吸收功能有节奏地进行,脾胃协调配合,有张有弛,使饮食物在机体内有条不紊地被消化、吸收,并输布全身;若食无定时,或零食不断,或忍饥不食,破坏胃肠消化的正常规律,就会使脾胃失调,食欲逐渐减退,有损健康。合理的进食时间一般为早餐6:00~7:00,午餐11:30~12:30,晚餐17:30~18:30。

2. **减速**　进食速度过快,会影响唾液淀粉酶的初步消化,加重胃肠负担,久而久之,会引发各种胃肠道疾病;另外,未充分咀嚼的食物与胃壁之间的空隙较大,难以造成胃的充盈感,导致与进食有关的迷走神经仍处于兴奋状态,不能使人产生饱腹感而发生下丘脑对食欲的反馈性抑制,久而久之,容易因进食过多而肥胖。

3. **定量**　指每餐的进食量宜固定,且饥饱适中。进食定量,饥饱适中,则脾胃足以承受,消化、吸收功能运转正常,人体可及时得到营养供应,以保证各种生理活动的正常进行。相反,过饥过饱都对人体健康不利。过分饥饿,则机体营养来源不足,无以保证营养供给,使机体逐渐衰弱;饮食过量,脾胃功能也会受到损伤。《素问·痹论》曰:"饮食自倍,肠胃乃伤"《备急千金要方·养性序》述:"不欲极饥而食,食不可过饱;不欲极渴而饮,饮不可过多。饱食过多,则结积聚,渴饮过多,则成痰癖"。

　知识链接

进食的注意事项

为使食物中的营养更好的被消化吸收,进食过程中及进食后的保健应给予足够的重视。进食过程中要注意:①不说话,不看书报、电视或思虑过多,是强调进食时要专心,有助于消化吸收和有意识的将食物进行合理调配;②进食前后应保持情绪愉快,若情绪不好,肝失条达,则脾胃受其制约,影响食物的消化吸收,所以要选择宁静整洁的进食环境,进食过程不谈论不愉快的事情,更可选择轻松的乐曲,调畅情绪。进食后保健应注意:①食后摩腹,于进食后搓热双手,按顺时针方向绕肚脐进行抚摩,力量不可过大,连续二、三十次;②食后散步,进食后不宜立即卧床休息,应做些从容和缓的活动,可在饭后缓行一二百步,利于胃肠蠕动;③食后漱口,清除食物残渣,保持口腔卫生,防止口臭、龋齿和牙周病的发生。

(四) 饮食卫生原则

1. **饮食新鲜清洁** 只有新鲜、清洁的食物,才能充分补充机体所需的营养,且营养成分容易被消化、吸收,同时还可避免细菌或毒素进入机体而发病。

2. **以熟食为主** 大部分食品不宜生吃,需要经过加工后方可食用,其目的在于使食物更容易被吸收,同时得到清洁消毒,除掉致病物质。肉类尤须煮烂,如《备急千金要方·养性序》说:"勿食生肉,伤胃"。

3. **避食毒性食物** 在人类长期的实践过程中,人们逐渐认识到,有些动植物对人体有害,食入后会发生食物中毒,如河豚的肝和卵巢、发芽的土豆等,误食会影响健康,危及生命。

二、合理膳食

健康四大基石包括合理膳食、适量运动、戒烟限酒、心理平衡。合理膳食是健康"四大基石"中的第一基石。合理膳食就是平衡膳食,指能提供给人体种类齐全、数量充足、比例合适的能量和各种营养素的膳食。

(一) 合理膳食的要求

1. **热量及热量营养素构成平衡** 碳水化合物、脂肪、蛋白质均能为机体提供热量,称为热量营养素。脂肪产生的热量为其他两种营养素的两倍之多。当热量营养素提供的总热量与机体消耗的能量平衡时,能够发挥各自的特殊作用并互相起到促进和保护作用。这种总热量平衡、热量营养素摄入量的比例也平衡的情况称为热量营养素构成平衡。若要达到热量平衡,蛋白质、脂肪与碳水化合物三种营养成分比例要适当,适当的能量比分别是蛋白质10%~15%,脂肪20%~25%,碳水化合物60%~70%。

三种热量营养素是相互影响的,总热量平衡,比例不平衡,也会影响健康。碳水化合物摄入量过多,会增加消化系统和肾脏负担,减少摄入其他营养素的机会。蛋白质热量提供过多时,则影响蛋白质正常功能发挥,造成蛋白质消耗,影响体内氮平衡。当碳水化合物和脂肪热量供给不足时,就会削弱对蛋白质的保护作用。要达到正常生活工作的热量需求,通常一日三餐热量分配应为早餐占30%,午餐占40%,晚餐占30%,以保证一天的热平衡。

2. **氨基酸平衡** 食物中蛋白质的营养价值,基本上取决于食物中所含有的8种必需氨基酸的数量和比例。只有食物中所提供的8种氨基酸的比例,与人体所需要的比例接近时才能有效地合成人体的组织蛋白。比例越接近,生理价值越高,生理价值接近100时,即100%被吸收,称为氨基酸平衡食品。除人奶和鸡蛋之外,多数食品都是氨基酸不平衡食品。而8种必需氨基酸,在肉、蛋、奶等动物性食品和豆类食品中含量充足,故肉、蛋、奶和豆类食品营养价值较高;粮谷等植物性食品中常有几种氨基酸缺乏,故其营养价值较低。因此做好动、植物食品的合理搭配,达到各种氨基酸比值平衡,可提高食物蛋白质的利用率和营养价值。

3. **脂肪酸平衡** 脂肪由甘油和脂肪酸组成。脂肪酸又分为饱和脂肪酸、不饱和脂肪酸。饱和脂肪酸在动物性油脂中含量较高,过多摄入可致高血脂、动脉粥样硬化,故应少食。不饱和脂肪酸在植物油中含量较高,其中亚油酸在人体不能合成,必须由食物提供,因此应适当增加植物油摄入而减少动物油的摄入量。但也不是植物油越多越好,因为不饱和脂肪酸在体内易产生过氧化物,具有促衰老作用,所以植物油也应适量控制。一般以食用油脂加上其他食物脂肪不超过总热能的25%为宜,在这个前提下多采用植物油,用量一般应占全日用油量的一半以上。

4. 酸碱平衡　正常情况下,人血液偏碱性,pH 在 7.3~7.4 之间保持平衡。食物分为酸性食物和碱性食物两大类,一般粮食类、肉类、禽类、水产类、蛋类、花生、核桃、糖类、用谷物酿制的酒等,含有较多的磷、硫、氯等元素,属于酸性食物;而蔬菜、水果、牛奶、红薯、土豆、海带、豆类及香菇、黄瓜等,含金属元素钾、钙、钠、镁等较多,为碱性食物。酸性食物进入人体后,经过新陈代谢,变成酸性物质,由皮肤排出体外,对皮肤是一种不良的刺激,会使皮肤变得油腻、粗糙。碱性食物进入人体后,变成碱性物质,向外排泄时,便和皮肤上的酸性物质中和,使皮肤变得丰润光滑。所以,在日常生活中,应当食用适量的酸性食品和碱性食品,以维持体液的酸碱平衡。

5. 维生素平衡　脂溶性维生素摄入过多,在体内易造成蓄积,引起中毒,这在食用强化食品及鱼肝油等制剂时应加以注意。在我国膳食结构中,维生素 A、E 膳食来源不足,应注意多摄入动物肝脏。水溶性维生素如维生素 B_1、维生素 B_2、烟酸、维生素 C 等,体内储备少,且在烹调过程中容易损失破坏,应注意膳食补充。

6. 无机盐平衡　膳食中磷酸盐过多可与食物中的钙结合,使其溶解度降低,影响钙的吸收。膳食纤维过多或脂肪过高或蛋白质缺乏也会影响钙的吸收。食物中含草酸、植酸较高时能与某些元素结合生成难溶物质,可影响钙、铁、锌等的吸收。钙可明显抑制铁的吸收,同时高钙膳食可明显降低锌的生物利用率。

(二) 合理膳食的构成

1. 构成合理膳食的营养素指标

(1) 蛋白质:成人推荐摄入量为每人每日每公斤体重供给 1~1.5g 为宜。按能量计算,占膳食总热量的 10%~12%。

(2) 脂肪:成人推荐摄入量为每人每日每公斤体重供给 1~1.2g 为宜,占总热量的 20%~30%。

(3) 碳水化合物:成人推荐摄入量为每人每日 500~600g,占总热量的 60%~70% 为宜。

(4) 维生素:成人推荐摄入量维生素 A 为 700(女性)~800(男性)μg/ 天,维生素 D 为 5μg/ 天,维生素 B_1 为 1.3mg/ 天(女性)~1.4mg/ 天(男性),维生素 B_2 为 1.2mg/ 天(女性)~1.4mg/ 天(男性),维生素 B_6 为 1.2mg/ 天,维生素 C 为 100mg/ 天。

(5) 无机盐:成人推荐供给量为钙 800mg/ 天,碘 100~150μg/ 天,锌 11.5~15mg/ 天,铁 15~20mg/ 天,磷 700mg/ 天,镁 350mg/ 天。

2. 构成合理膳食的食物种类

(1) 谷薯类:谷类包括米、面、杂粮等。薯类包括马铃薯、甘薯、木薯等。主要提供碳水化合物、蛋白质、矿物质、膳食纤维及 B 族维生素,是热能的主要来源。每天的进食量与热能需求、生活、劳动强度有关,也受副食供给量的影响。建议每人每日摄入谷薯类食物 300~500g。

(2) 动物性食物:包括肉、禽、鱼、奶、蛋等,主要提供蛋白质、脂肪、矿物质、维生素 A 和 B 族维生素。建议每人每日摄入畜禽类 50~100g,鱼虾类 50g,蛋类 25~50g,奶及奶制品 100g。

(3) 豆类及其制品:包括大豆及其他干豆类,主要提供蛋白质、脂肪、膳食纤维、矿物质和 B 族维生素。其中所含蛋白质为优质蛋白,含丰富的赖氨酸;所含脂肪中必需脂肪酸最丰富,含丰富的磷脂,不含胆固醇,是老少皆宜的食物之一。建议每人每日摄入量为 50g。

(4) 蔬菜水果类:包括鲜豆、根茎、叶菜、茄果等,主要提供膳食纤维、矿物质、维生素 C 和胡萝卜素等。对维持体内的酸碱平衡起重要作用。在平衡膳食里,蔬菜是必不可少的,否则就不能满足身体对某些维生素、无机盐和膳食纤维的需要。建议每人每日摄入量 400~500g。

(5) 纯热能食物:包括动植物油、淀粉、食用糖和酒类等。主要提供能量,植物油还能提供维生素 E 和必需脂肪酸,并促进脂溶性维生素的吸收。建议每人每日油脂类摄入量 25g。

(刘　波)

❓复习思考题

1. 膳食美容保健的原则是什么?
2. 合理膳食的定义是什么? 合理膳食的构成和相应配比是什么?
3. 举例说明食物的配伍形式有哪些?
4. 各类食物营养素对美容的影响有哪些?

第五章　音乐美容保健

学习要点

音乐的阴阳五行属性;音乐的基本要素;常用音乐美容保健方法及种类。

随着社会文化水平的提高和生活节奏的加快,音乐由单纯欣赏逐渐扩大了应用范围,越来越多的人接受音乐可以养生、康复及治疗多种疾病的理念。生理学认为,当音乐振动与人体内的生理振动如心率、心律、呼吸、血压、脉搏等相吻合时,就会产生生理共振与共鸣,这就是"音乐疗疾"的基础。目前音乐治疗主要运用于调节情绪障碍,缓解焦虑,改善睡眠,缓解疼痛,改善脑功能,提高智力等方面。

第一节　音乐保健理论

一、音乐的阴阳五行属性

(一)古代乐律

人们习惯将音乐称作五音六律,五音指的是音阶,六律指的是音乐的律制。

1. 五音　又称五声,是最古的音阶,仅有五个音,即宫、商、角、徵、羽。五音相当于现在的"1、2、3、5、6",即:"do、re、mi、so、la"。五音之中的每个音之间都相距一个整音,没有半音。五音的调式有五种,以宫为主音的是宫调式,以商为主音的是商调式,以角为主音的是角调式,以徵为主音的是徵调式,以羽为主音的是羽调式。如果是七声音阶(如宫、商、角、变徵、徵、羽、变宫)就有七种不同的调式。不同调式的音乐,具有不同的感染力,会产生不同的音乐效果。

知识链接

五 音 系 统

五音是先人对自然界声音的感受和归纳而产生的,采用了比类取象的思维方法。有的研究者说它来自古代的天文学,即是从二十八个星宿的名称而来的,如"宫"来自二十八星宿环绕的中心——中宫,其他四音来自不同的星宿名称;而有的研究者认为它来自古人驯养的畜禽,说"牛、马、雉、猪、羊"五个字在古代的读音和"宫、商、角、徵、羽"近似;有的研究者说它们来源于古代氏族的图腾;而在古代的音乐著作《乐记》中的说法则是"宫为君,商为臣,角为民,徵为事,羽为物"。不论是"天文说""畜禽说""图腾说"或"君臣说",各种说法都有一定的道理,都给音乐涂上了一层或神秘、或朴素、或带有封建主义伦理观念的色彩,表达了中国先民的不同的音乐观念。

2. 六律　律,在古代指的是律管,后来作为测量音高的方法。古人借助数学手段,通过计量管弦乐器的管或弦的长短，来理解和掌握各个音律之间的音程关系。古人将音乐的一个八度划分为十二部分，称作十二律。而我们常说的六律，并不是十二律，这是因为奇数的律被称为"阳律"，偶数的律被称为"阴律"，简而称之为"六律"，分别是黄钟、大吕、太簇、夹钟、姑洗、中吕、蕤宾、林钟、夷则、南吕、亡射、应钟。五音只是表示乐音的相对音高，十二律则是乐音的绝对音高。五种音阶的五个调式，用十二律式来定音，可行六十调。十二律的建立，说明我国早在数千年前就能科学地将音乐的一个八度划分为十二个部分。有些音乐教材为了便于学习，将十二律分别对应于西洋乐的音名（表 5-1）。

表 5-1　十二律与西洋音名对应表

十二律名	相当于古代音名	相当于现代音名	十二律名	相当于古代音名	相当于现代音名
第一律	黄钟	C	第七律	蕤宾	#F
第二律	大吕	#C	第八律	林钟	G
第三律	太簇	D	第九律	夷则	#G
第四律	夹钟	#D	第十律	南吕	A
第五律	姑洗	E	第十一律	亡射	#A
第六律	中吕	F	第十二律	应钟	B

（二）音乐的阴阳五行属性

1. 音乐的阴阳属性　音乐可以用阴阳学说加以解释。音质的清与浊，音量的强与弱，层次的疏与密，结构的繁与简，都符合阴阳变化的规律。《吕氏春秋》中说："音乐之所有来运矣，生育度量，本于太一，太一出两仪，两仪出阴阳，阴阳变化，一下一上，合而成章"。认为阴阳的消长变化是音乐的根本所在。以音乐的离而复合，合而复离，比作阴阳的交通变化；以终而复极，极而复返，模拟天道的周而复返；以或急或徐、或柔或刚、或短或长与日月星辰、寒暑温凉等自然界的运动变化相联系。按照阴阳的属性，传统音乐可分为文曲和武曲两大类：

（1）文曲：属于阴柔之曲，主要用于写景抒情，以相对动静的差异，快慢的速度来表现沉寂的山林、空旷的原野、幽静的月夜、清新的早晨，程度不同地勾勒出多重意境。著名的古典文曲主要有琴曲《流水》《梅花三弄》《广陵散》《平沙落雁》《胡笳十八拍》《幽兰》《潇湘水云》《春江花月夜》，二胡曲《汉宫秋月》，筝曲《渔舟唱晚》《醉渔唱晚》，丝竹乐《满庭芳》《出水莲》《寒江残雪》，琵琶曲《月儿高》，琴歌《阳关三叠》《霓裳羽衣》等。

（2）武曲：属于阳刚之曲，可以用激越、雄浑、奔放来形容其风格特点，传统音乐中，武曲写实叙事较多，常与历史上重大事件相联系，慷慨激昂，声动天地。武曲中的传世之作如《十面埋伏》《将军令》，逼真地描摹出拼杀、搏斗的激战场面，鼓号、呐喊如临其境，生动感人。著名的武曲还有琵琶曲《十面埋伏》《霸王卸甲》，福建南曲《八骏马》，吹打乐《将军令》《将军得胜令》等，此外在音乐情绪上具有热烈欢快、豪放雄壮、刚健嘹亮风格的琵琶曲《龙船》，二胡曲《光明行》《听松》，浙江吹打乐《九连环》，唢呐曲《百鸟朝凤》也归于此类。

2. 音乐的五行属性　五行是中国古代认识客观世界的重要观念，认为宇宙间一切事物，都是由木、火、土、金、水这五种物质的运动、变化构成的。在五行体系中，不同物质可以相互配合。古代将五音形成的不同意象与五行相匹配，形象地描述了徵音躁急动悸像火的特性，羽音悠远像水的特性，宫音浑厚温和像土的特性，商音凄切悲怆像金的特性，角音清脆激扬像木的特性。五行又分属于五脏,于是,这些性质不同的事物之间,建立了一个抽象的联系。不同调式的音乐分别对人体脏腑有相应的影响。五音分别与五脏相通,即宫通脾、商通肺、角通肝、徵通心、羽通肾。《黄帝内经》中说"五脏之象,可以类推,五脏之音,可以意识"。指出根据五行的配属特征,五音和五脏有特定的联系,对人体的生理、病理有十分重要的作用。下面就是配属五行的五音调式音乐对相应脏腑的影响。

(1) 土乐:以宫调为基本调式,乐曲的风格主要是悠扬沉静、温厚庄重,给人以浓重厚实的感觉。宫音入脾,对脾胃的作用比较明显,可促进消化吸收,滋补气血,旺盛食欲,还能安定情绪,稳定神经。代表曲目是《十面埋伏》,脾气需要温和,这首曲子中运用了比较频促的徵音和宫音,能够很好地刺激脾胃,使之在乐曲的刺激下,有节奏地对食物进行消化、吸收。

(2) 金乐:以商调为基本调式,乐曲的风格主要是铿锵有力,高亢悲壮,肃劲嘹亮。商调式音乐能增强机体抗病能力,即"卫外功能",尤其是加强呼吸系统的功能。商音入于肺,对于改善卫气不足,形寒畏冷的效果较好。代表曲目是《阳春白雪》,肺气需要滋润,这首曲子曲调高昂,包括属于土的宫音和属于火的徵音,一个助长肺气,一个平衡肺气。

(3) 木乐:以角调为基本调式,乐曲悠扬,生机勃勃,象征春天万木皆绿,生长勃发的景象。角音舒畅调达,入肝,故而对肝的作用尤佳,善治胁肋疼痛、胸闷、脘腹不适等症。代表曲目是《胡笳十八拍》,这首曲子中属于金的商音元素稍重,刚好可以克制体内过多的木气,同时曲中婉转地配上了较为合适的属于水的羽音,水又可以很好地滋养木气,使之柔软、顺畅。

(4) 火乐:以徵调为基本调式,乐曲的风格是欢快、轻松、活泼,像火的形象一样,有升腾的特性。火乐入于心,对心血管系统的功能有促进作用。代表曲目是《紫竹调》,心气需要平和,这首曲子中,运用属于火的徵音和属于水的羽音配合,补肾水可以抑制心火,利于心脏的功能运转。

(5) 水乐:以羽调为基本调式,水乐清悠、柔和、哀婉,犹如水之微澜。羽声入肾,故可以增强肾之功能,滋补肾精,尤宜于阴虚火旺,肾精亏虚,心火亢盛而出现的各种症状,如耳鸣、失眠多梦等。肾精有补骨生髓之功,故而羽调式的水乐具有益智健脑的作用。代表曲目是《梅花三弄》,肾气需要蕴藏,这首曲子中舒缓合宜的五音搭配,运用了五行互生的原理,将产生的能量源源不断输送到肾中。一曲听罢,神清气爽,倍感轻松。

二、音乐的基本要素

构成音乐的基本要素是十分简单的,如音的高低、长短、强弱、音色等。由这些基本要素互相结合,形成一些常用的形式要素,如节奏、句法、和弦、调式等。由这些形式要素进一步构成一些形态侧面,如曲调、织体、和声、曲式等。音乐的基本要素是简单的,由基本要素所构成的各个侧面的样式形态却是无限丰富的。

(一) 节奏

节奏客观存在于自然和生命本身,两个对立因素有组织、有规律地交替进行就是节奏。白天和黑夜的交替、春夏秋冬的转换,体现的是大自然的节奏;心跳、呼吸、胃肠道蠕动,体现的是人体生物节奏。在音乐中,节奏是音符运动速度的时间单位形式,是音乐在时间中有规律的流动。

节奏的紧张和松弛是指节奏的长短组合在一起,显示着紧张或者放松。节奏逐渐压缩,密度不断增大,内含紧张,具有一种冲击力量;反之,节奏的密度较小,则内含放松,具有缓冲的力量。节奏的这些特点与旋律线及速度结合在一起,音乐就更加丰富多彩。旋律线向上进行,速度加快,节奏加紧,形成乐曲的高潮,《十面埋伏》中就是这样以旋律、节奏、速度等勾画出惊心动魄的战争场面;旋律线向下进行,速度放慢,节奏松弛,则与高潮部分形成对比。在音乐中,这种紧张与松弛大多是逐渐变化的。

节奏对人的影响十分明显。音乐中柔和、缓慢的节奏给人以平静、安全的感觉;节奏明朗而坚定会鼓舞身心;节奏太强烈,缺乏呼吸间隔,就可能给人带来烦躁和焦虑不安的感觉;节奏不断重复加强,且不受常规的限制,有可能激发人的原始本能,导致一种发泄欲望的、不易控制的破坏性行为。

(二) 节拍

乐曲中周期性出现的节奏序列称为节拍。一连串的节奏前后相续,通常由节拍来把它们组织起来。节拍是要求重拍周期性地出现,有强弱配置规律的格式。它作为一个潜伏在低音区或隐藏在欣赏者内心中的规律性框架,起组织节奏型的作用。节奏型的多样性和重拍周期的统一性相结合,大大加强了音乐的艺术魅力。

节拍与节奏不同,节拍只是节奏的一种表达方式,是强弱拍的有规律的重复。简单的节拍也可构成复杂而多样化的节奏。节拍相同而载体不同的乐曲,有着不同的节奏。在现代音乐中,脱离节拍型的节奏正在日益增多。音乐一拍一拍的进行,其中有音的长短组合也有音的轻重组合。音的长短是相对的,如某个音的时值是另一个音时值的两倍。各样长短和均匀、不均匀的节拍构成了音乐的千变万化。均匀的节拍称作平稳节拍,表现感情的平稳流畅。不均匀划分的节拍与均匀划分的节拍比较起来有一种不稳定感,具有向前冲击的倾向,这种不平稳节拍为主的节奏称为不平稳节奏,表现出激动、活跃的情绪。在较慢速度的音乐中,激动情绪不明显,但流动感相应增加。音乐在进行中也有轻重的组合,二拍的特点是一强一弱,这种节拍与人的呼吸、心跳的节奏一致,使人感到协调自然,符合人生理上的本能反应,是音乐中最简单、最根本的节奏。三拍的特点是强、弱、弱,对人的生理节奏有舒张、延展的作用,能让人体会到轻歌曼舞、柔情婉约的意味。

(三) 速度与力度

与节奏、节拍密切联系的是速度和力度。从音乐可以表达什么样的情感内容这个角度来看,速度和力度具有特殊的作用。假如把一首葬礼进行曲用快两倍的速度来演奏,它就不再具有沉痛哀悼的情感内容了;又如把一首乐曲中经过渐强发展、引出凯旋主题的段落,改为渐弱来演奏,它也就不再具有欢庆凯旋的意味了。这是因为速度的快慢、力度的强弱都有助于表达音乐作品中某种性格和表情。速度的准确和力度的恰如其分,是音乐表演艺术中头等重要的问题。

1. 速度　是指音乐进行的快慢,与人的生理感觉有着密切的联系。中速多表达平稳、安和的情绪;快速表达欢快的情绪;慢速则显示沉重和忧伤。人的心脏跳动在正常情况下每分钟是 60~80 次,如果音乐每分钟也是 60~80 拍,人就会感觉很舒适。

速度与旋律是结合在一起的,旋律线上升,速度由慢至快;旋律线下降,速度由快放慢。例如《春江花月夜》共有十一个小段,一开始是引子,速度较慢为 39 拍;第二段是全曲的主题,速度逐渐加快;到第九段江水激岸,为 112~120 拍,成为全曲的至高点;以后开始放松,第十一段归舟远去为 48 拍。全曲速度张弛交替,与正波浪型的旋律相当。

2. 力度　是声音传到内耳后,乐音振动幅度的大小变成内耳液压波振动的大小,然后在科帝氏器的毛细胞中转变为动作电位的数量形式。力度的强弱在音乐中产生洪亮或柔和,高亢或低沉的效果。力度能造成简单的情绪波动,柔和的声音让人感到亲切友好;速度稍慢、力度逐渐增加会引起听者心情紧张;力度渐弱会使情绪、心境趋于平静。这种现象很像我们平时讲话,激动和兴奋时,讲话有力,声音响亮;心境平静和缓,声音自然放轻。

（四）旋律

节奏组织起来的一系列乐音,在高低方面呈现出有秩序的起伏呼应,就形成了旋律,也就是曲调。曲调是音乐的各种形态侧面中最重要的,被誉为音乐的灵魂。任何一首脍炙人口的名曲,首先是在曲调上有动人心弦的艺术魅力,才能使人喜爱,经久不忘。曲调有不同的类型,一类是吟诵性的,一类是歌唱性的,还有一类是器乐化的。旋律进行的方向主要有上行和下行。上行时常会有一种紧张度,表示一种向上的情绪,下行时则显得自然放松,像《跑马溜溜的山上》,里面的乐句显得悠然放松,令人回味。传统音乐的旋律具有自由引申、自由舒展的特点,有时甚至是随性而至,句段环环紧扣,首尾相连,如行云流水,一气呵成,浑然一体,给人以巨大的美感享受。

传统音乐以五声性旋律为主,辨明比较容易。首先找出这段旋律的主音,它在旋律中经常出现,尤其是出现在旋律结尾处,并有上方五度音和下方五度音的支持。如宫是旋律的主音,do、re、mi、so、la 五音都围绕着 do 来运动,则为宫调式音乐;商是旋律的主音,do、re、mi、so、la 五音都围绕 re 来运动,则为商调式音乐;角是旋律的主音,do、re、mi、so、la 五音都围绕 mi 来运动,则为角调式音乐;徵是旋律的主音,do、re、mi、so、la 都围绕 so 来运动,为徵调式音乐;羽是旋律的主音,do、re、mi、so、la 都围绕 la 运动,为羽调式音乐。

（五）音色

音色是指不同人声、不同乐器的音乐及它们之间相应组合的音响特色,也就是音的色彩。每一种乐器都有自己独特的音色。人对音色的辨别力是天生的,任何人都能分辨出。音色是音乐形态中直接作用于人类听觉器官的、最为感性的要素。音乐的表演艺术,无论是声乐还是器乐,都在追求美好音色上花费了大量功夫。人歌唱中的音色,是最为丰富多彩的。除了男高音、女高音、男低音、女低音等不同的声型分类外,每一个歌唱家的发声都具有各自不同的音色特质。在乐器领域,每一种乐器,都给人类带来不同的美好和纯净的音色感受。传统乐器大致可分为拉弦乐器,如高胡、二胡、板胡等;吹奏乐器,如笛、唢呐、箫、笙等;弹拨乐器,如三弦、扬琴、古筝等;其他,如打击乐、钟、磬、鼓、锣等,都具有各自不同的音色。

三、音乐的作用

（一）音乐对生理的调节作用

1. 调整生理节律　人体是具有节奏的生物体,节奏是人类与生俱有的特质。人体可以接受乐声的调控,在音乐与脏腑的谐振频率一致时就可以产生相应的振动。如人的心率每分钟 60~80 次左右,而每分钟 60~80 次节拍的音乐与人心脏搏动速度相似,最为人所喜爱,会对心脏产生共振效应,使心肌收缩力加强,循环血量增加;而节奏过慢或过快的乐曲,都不会产生这样的效果。大量资料显示,乐声能够改变人的血压、心脏收缩频率以及呼吸深度和节律。

2. 协调各脏腑功能　适当欣赏音乐可以促进细胞正常功能的发挥,使循环、呼吸、内分泌、消化、神经系统都得到良好的调整。从临床研究来看,音乐具有明显的镇痛、镇静、降血压等作用,这很可能是通过神经体液因素而发挥作用的。

3. 健脑益智抗衰老　长期参加音乐活动,千变万化的旋律,使大脑的传输和处理信息的能力加强,神经元的活动旺盛,同时也刺激大脑细胞的增生能力,使突触的数目剧增,这些都对大脑的思维能力产生明显的促进作用。若再参与一些主动性的音乐活动,如唱歌、演奏乐器等,则对大脑中枢的影响会成倍地增加。研究证明,听音乐能够影响大脑中化学物质的释放,这种物质能够调节情绪,减少攻击性和抑郁以及提高睡眠质量。

（二）音乐对心理的调节作用

中国古代典籍《乐礼》中论述了音乐与情感的关系,认为情感能影响音乐,同时音乐也能影响人的情感。

1. 音乐能表达情感　音乐始终处于运动状态之中,呈现着高低、强弱及长短等有规律的变化。而人的情绪、情感也是一种具有协调、平衡和统一的韵律活动,节奏本来就是人的固有个性。所以从本质上来说,音乐最适宜表达感情,音乐和情感都具有一定的运动形式和在一定时间里发生、发展的趋势。人能主观地感受到音乐有规律的节奏,使人产生不同的情绪。

2. 音乐能产生通感　各种感觉之间的相互联系和沟通,称通感,也叫联觉。例如,某人的音色柔和动听,可使人联想到倾听泉水淙淙之声的欢悦,这是听觉本身的联系,继而又可以联想到泉水的清澈甜美,产生了视觉和味觉的共鸣,所以人们常用"甜润"一词来形容优美的嗓音。音乐利用声响来模拟自然界的各种运动,象征各种事物的运动,如听见鸟鸣就联想到鸟,鸟形象千姿百态,声响千差万别,各有特点,所以《百鸟朝凤》能以不同的声音描绘出形态各异的百鸟图。声音描绘形象的手段多种多样,对固定音高的声音直接模仿,如鸟鸣、车笛等均属于此;对没有固定音高的事物可以进行近似模仿,如春雷轰鸣、江河流水等。没有声响的事物,如云彩、山峦、草原、鲜花、柔和的仲夏之夜、银装的隆冬雪景等,这些全凭眼睛看到的现象,我们在音乐中也能"听到",这是因为音乐在大脑中枢里引起了"通感"。虽然没有像绘画那样可见性的音乐,但音乐照样可以使人看到自然界的万千风光。

3. 音乐能激发想象　音乐可以给人留下广阔的想象天地,欣赏者完全结合自己的理解和彼时彼地的心情,在想象中构成形象,任自己的感情随着音乐自由飞翔。音乐可以表现非现实的、超脱的、梦境般的精神世界,以满足人们丰富的想象力和创造力的需要。音乐不仅可以激发人对看不到的色彩和形象的意向,还可以让人产生不可言语的幻想和内心体验。

由于音乐欣赏带有主观能动的特点,听众在聆听音乐时,必须结合自己的主观经验,通过回忆、想象及联想等加以丰富补充。因此,音乐欣赏可以算是一种个人的再创作,它会因人而异,但又不会脱离音乐所表现及规定的大范围,只有听众本人才能体验,难以用语言或文字等具体概念来明确表达,即所谓"意在言外"或"弦外之音"。

4. 音乐能产生道德感化　儒家认为,音乐"通乎政而改风平俗","正音"可使人与人之间和敬、和亲、和顺,所谓"音正而行正""乐和民声"。音乐深刻强烈地作用于人的意识,产生爱与诚的情感。爱是道德的基础,是音乐的底蕴。优秀的音乐是道德的升华。音乐的社会功能也是以这种潜移默化的方式通过欣赏者的心理活动而发挥出来的。音乐蕴含了天地之灵气,映射着人性之光辉。崇高净美的音乐语言,唤起并充实人的爱心,爱己,爱人,爱自然,爱社会,爱国家,爱正义……这种爱,成为推动人们从事有益于人和社会的一切活动的内在动力。音乐是心灵真诚的表达,"诚"是音乐的基本因素,古人说:"唯乐不可以为伪",音乐真实自然地将内心之真情乐化于外。

古代典籍中的音疗理论

音乐对人类生活的影响历史悠久，中医的经典著作《黄帝内经》在两千多年前就提出了"五音疗疾"的理论，春秋时期秦国名医医和认为有选择地欣赏音乐有利于身心健康；《左传》中更说，音乐像药物一样有味道，可以使人百病不生，健康长寿；元代名医朱丹溪认为"乐者，亦为药也"。古代贵族宫廷配备乐队歌者，不单纯为了娱乐，还有一项重要作用就是调神静性，颐养身心。

第二节　音乐美容保健方法

现代音乐疗法起源于美国，流行于西方发达国家。随着音乐疗法的不断发展，音乐治疗师在临床实践中将音乐与心理治疗方法结合起来，不断创造出各种名目繁多的音乐治疗方法技术。后来，音乐疗法在拉美和亚洲国家也开展起来，时至今日，各国结合各自的传统文化和医学传统，发展出了名目繁多的方法技术，常用的有：

一、聆听法

聆听法又称"接受式音乐治疗"，即通过聆听特定的音乐调整身心，以达到祛病健身的目的。美国唐·坎贝尔在他所著的《莫扎特效应》一书中，提出了积极聆听的概念。他认为"听"是消极的，而聆听则是一种积极的行为，我们通常的"听"常常是习惯地随意听，不是用心地听，而聆听能过滤声音，将声音选择性集中，形成记忆和反应的能力。

在聆听时，对音乐的感受会因欣赏者的不同而不同。影响主观感受的原因可分为两个方面，一方面是听众的音乐传统所造成的音乐听觉习惯和音乐审美标准，它受听众所处的历史条件、地理环境、民族习惯等的影响，这是一种普遍性的影响因素；另一方面是在个性差异方面，如本人的音乐修养，知识结构，生活经历，个性性格以及趣味等，甚至欣赏时心境的不同也会影响对音乐的感受。无论有无音乐素养，采用音乐防病治病都能取得较好的效果，但是对于能感受到音乐旋律所表达的感情色彩的人来说，生理和心理效应往往同时产生，而心理状态的优化与情感变化适度，可反馈性地调节相应脏腑气机和功能，因此效果更为明显。

聆听法应用非常普遍，各国由于各自的文化传统不同和音乐治疗处于不同的发展阶段，所以有不同的聆听技术。

（一）辨证用乐法

这是中医传统音乐美容保健的重要方法。所谓辨证用乐，就是在中医辨证施治理论指导下，根据个体的体质、性格特征及疾病属性，对乐疗的乐曲及应用方式进行适当选择。中医音乐疗法的辨证用乐，强调在辨清体质、证候的基础上选乐，针对性强，疗效极好。音乐的形式多种多样，不同旋律、速度和响度的音乐，对人体的生理和心理影响有所差异，会产生不同的音乐效果，而人的生理、文化素质各不相同，性格特点迥然有异，疾病千变万化，这就要求乐疗必须遵循辨证施乐的原则。

对一个身体健康，阴阳平衡，气血调和的人来说，音乐养生的最好方式就是选用自己喜爱的并能让自己感到愉快的乐曲作为养生音乐。各人的爱好情趣有所不同，喜爱的乐曲也各有所异。传统音乐讲究阴阳调和，使人的各种功能与自然规律协调一致。音乐的调理可以使人精神松弛,呼吸平稳,脉动富有节奏,肌肉力量增强,只要长期坚持,使用得当,便可以达到良好的养生保健效果。

阴虚阳盛体质大多有偏热、多动的特性,选择音乐时要选择"阴柔"类乐曲,即和缓宁静、平缓柔和、清幽淡雅、婉约细腻的风格为好,旋律流畅,乐句比较悠长,音色柔和,节奏舒缓为宜。欣赏者能够感受到随着音乐形象的逐步展示,自己的注意力和感情能完全投入到音乐中去,感到心中的柔情和爱意被唤醒,体会到人类温柔和善良的本性,有助于呼吸平稳、心率和缓、血压下降,使精神松弛,情绪放松,消除烦躁焦虑。

阳虚阴盛体质常有寒、虚、静的特点,选曲时应注意多选择一些"阳刚"特性的乐曲,以节奏欢快、豪放雄壮、刚健嘹亮、情绪激烈的风格为宜,在音乐的表现上,常以向上行的旋律线为主,有连续的进级或大跳,节奏有力,速度较快。欣赏者感到一种心理上的震颤,形成一定情绪激动度,爆发出一股特殊的力量,使肌肉强壮有力,起到振奋情绪、鼓舞心志的作用。

 知识链接

体质与音乐调理

音乐调理体质阴阳偏颇时应该注意于阳中求阴和阴中求阳的方法,选择曲目时不要太机械,有时需要选用与患者生理、心理状态及性格特征趋于一致的乐曲。如有的人平时性情急躁善怒,心绪烦乱,但却并不喜欢情绪平定、舒缓柔情的音乐,对这些急性子可以先使用节奏鲜明、速度较快的乐曲,逐渐加入轻柔、宁静的音乐;而极度悲哀的人对较快节奏的音乐会表现出一种抵触情绪,应先用哀婉的音乐疏泄之,待情绪中压抑的成分被宣泄以后,再以明朗轻快的音乐进行调整,疗效更好。

脏腑功能失调时也要进行辨证用乐,如脾弱质宜选用音乐呈上行趋势的,节奏比较明显,情绪较为活泼的音乐(宫调);肝旺质宜选用旋律优美,大体呈下行趋势的乐曲,速度稍缓,节奏不太强烈的音乐(角调);肾虚质宜选用明朗、宁静的音乐(羽调);肺虚质宜选用气息宽广,刚健有力的音乐(商调);心虚质宜选用欢快,轻松,有升腾特性的音乐(徵调)等。

(二)超觉静坐法

聆听古老的甘达瓦音乐的静坐法,是印度音乐家玛哈礼什创造的。他将距今几千年前的印度甘达瓦音乐用于"超觉静坐",以强健人们的身心,消除某些疾病。甘达瓦音乐被认为是包含了自然发来的脉冲的基本振动,所以是顺应自然的音乐。该聆听法的核心是静坐聆听印度的甘达瓦音乐产生超觉体验,以达到天人合一,即进入玛哈礼什派所称的"自然规律统一场"。

玛哈礼什在20世纪50年代向印度和全世界传播超觉静坐。1957年他首次作环球宣传旅行后,该方法在西方风行起来,许多著名人士和音乐家,甚至包括英国甲壳虫这样红极一时的流行歌手都纷纷加入这一行列,一时成了西方青年文化的象征。1987年受到邀请来中国演奏的玛哈礼什派的信徒和印度音乐家,曾到中央音乐学院演出甘达瓦音乐和介绍超觉静坐。

(三)音乐处方法

音乐疗法发展之初,一些医生常以医院看病开方的形式实施音乐治疗,开出"音乐处方"治疗某些疾病。如欧洲、日本的音乐治疗师曾开出巴赫音乐适用于治疗消化道疾病,莫扎特音乐可以治疗脱发等。中国在20世纪80年代,从马王堆疗养院到开展音乐治疗的精神病院,也大都是由主管音乐的治疗师根据患者的具体情况,"辨证用乐",开出"音乐处方"，给患者聆听来进行治疗。治疗方式采用集体聆听，每日1次，每次1小时，30天为1个疗程。治疗前后进行血压、心电图、白细胞及免疫球蛋白等各项生理指标和其他心理指标的测定，以对照治疗效果。

（四）音乐冥想法

就是聆听音乐达到思想意识深度放松的方法。该法吸收了古老的瑜伽修行的"冥想"技术，"冥想"即指深沉的思索和想象。音乐冥想法是按照音乐的功能，选择不同乐曲编制特定的音乐带，进行聆听和冥想。这些乐曲分别用于人的起居和情绪调节的各个方面，如应用于起居的"早晨的音乐""催眠音乐"；调节情绪的"焦虑不安时的音乐""怒气不息时的音乐""悲伤时的音乐"；用于治疗疾病的"血压升高时的音乐""肠胃不适时的音乐"等。编制的乐曲主要是西欧古典音乐或现代音乐，也有专门制作的音乐。如用于焦虑不安的乐曲有里姆斯基-科萨科夫的《野蜂飞舞》、斯特拉文斯基的《火鸟》等。实施音乐冥想时有一定的程序，如"进入冥想""退出冥想"，聆听时也有规定的姿势。

音乐冥想法在日本很流行，音乐治疗家渡边茂夫所著的《新音乐疗法》中有详细的介绍。日本的音乐冥想法还由哥伦比亚唱片公司录制成CD片，在全世界发行。

（五）名曲情绪转变法

这是日本的山本直纯所著的《音乐灵药》中介绍的方法。他在书的开头写道："我想提出一种能令人在不知不觉中使身心好转的方法——情绪转变法，也就是听音乐。""名曲情绪转变法可以让音乐为你创造二十四小时的愉悦"。书中介绍了各种名曲对人情绪的作用，如巴赫名曲可以让人在早晨头脑清醒的醒来，因为巴赫的音乐结构非常清晰、明确，初听觉得平淡无奇，了解其精髓后，就能感受到无穷的魅力。具体可选择被称为"音乐的旧约圣经"的《平均律钢琴曲集》《布兰登堡协奏曲》《d小调托卡塔与赋格》等。还可以让海顿的《惊愕交响曲》把睡神赶走；午休时间可以听进行曲以振奋精神；以贝多芬的交响曲对抗忧郁；以斯特拉文斯基的音乐缓解焦虑；以勃拉姆斯的音乐安抚失恋等。该书在日本很畅销，并有中国台湾出版的中译本。这种方法与"音乐处方法"很相似。

（六）聆听讨论法

这是美国最常用的方法之一，包括歌曲讨论和编制个人"音乐小传"。在小组治疗中，由治疗师或患者选择歌曲，在聆听后按治疗师的指导进行讨论；更进一步的聆听讨论，可由每人选择自己人生各个阶段中特别有意义的歌曲或乐曲，聆听这些音乐时回忆当时的情景，回忆时常引起强烈的情绪反应。在做这一治疗时，回忆者常常不论回忆的内容是欢乐还是悲伤都会不觉潜然泪下，成为敞开心扉的突破口。小组中每位成员的聆听、回忆与讨论都能促进个人心理成长，治疗师也能迅速地了解患者的情感历史。这种方法常用于集体治疗。

（七）音乐投射法

其形式是听音乐编故事。音乐治疗师事先制作一些短小的音乐片段，给患者听后要求患者写出短小故事，故事中要有时间、地点、人物、场景和情节。治疗师通过分析患者所写的故事中提供的信息，以了解患者的人格特征，还可能发现患者的一些心理问题。通过这种测试所得材料常比一般心理检测了解的更深入，因为聆听音乐得到的印象是模糊的，编出的故事会将患者的人格投射到故事中的人物身上。

（八）音乐想象

这也是在美国得到较大发展的一种疗法。实施时由治疗师诱导患者进入放松状态，在特别编制的音乐背景下产生想象，想象中要出现视觉图像，这些图像具有象征意义，常与患者潜意识中的矛盾有关。在听音乐的过程中,治疗师引导诉说产生的想象,音乐结束后与患者讨论想象内容的意义。这种疗法在 70 年代还形成了一套完整的系统技术,称为"引导意象和音乐",简称 GIM 疗法。

(九) 音乐共乘法

这是音乐治疗遵循的一种原则,即音乐与情绪同步。对音乐治疗缺乏了解的人常以为对某种不良情绪选用相反情绪功能的音乐来聆听有治疗作用。实际上人的情绪产生障碍时,往往首先需要疏泄,然后再逐渐引导和调整。如一个人处于强烈悲痛情绪时,不能立即选用欢快的乐曲聆听,而要用《悲怆交响曲》或民乐《江河水》一类的乐曲,以求宣泄悲痛之情,引导患者尽情发泄直至涕泪横流。心中郁结的悲哀得以化解,逐渐感受到轻松后,再聆听平静舒缓的音乐。经过一段时间调整,情绪有了转换后,才能逐步引入较欢快的乐曲。这需要有经验的治疗师对聆听的乐曲作精心编排。这种方法最重要的是要使音乐与自己的情绪同步。这一方法在日本的《新音乐疗法》中称之为"同质原理"。唐·坎贝尔的《莫扎特效应》中称作"共乘原理",认为这是音乐治疗最重要的一点。共乘原理就是情绪和音乐"步调一致"或"同步运转"的意思。

二、主动参与法

又称"参与式音乐治疗",即听众积极参与演奏、歌唱等活动,这种方式可以直接影响人的生活观念,提高生活情趣,同时促进视、听等运动的协调,还能培养积极进取的参与精神,提高自信心,有利于恢复健康。

(一) 乐器演奏

我国古代,对演奏乐器所带来的医疗效果是很推崇的,古人认为弹琴的作用主要在于养心神,利手指,这种看似单纯的手指运动能够通神明、开心窍,不仅能恢复并加强身体功能,还能促进和恢复智力。"古人以琴能涵养性情,为其有太和之气也。未按弦时,当先肃其气,澄其心,缓其志,远其神,从万籁俱寂中,冷然音生……"强调弹琴时必须气定神和,才能弹奏出绝佳的声音,故弹琴具有调养心神的作用。

弹琴时手指活动对人的敏感性和协调性是一种良好的锻炼。音乐演奏对人的视、听、触、运动觉等感知能力的训练是综合性的。手指的触觉、运动觉的反应要与视觉与乐谱上各种符号的把握相一致,而听觉则起着检验这三者如何准确配合的作用,这是人体多个感觉器官相互配合、协调,同时产生反应的活动。另外,手指上有众多穴位,手在拨弄乐器时,刺激了这些穴位,使气血流通,阴阳调和。弹奏乐器的过程中,左手运用十分突出,能促进分管左肢运动的右脑神经,增强右脑的音乐、运动及形象思维等功能。双手的运动对提高整个大脑皮质的兴奋性有所帮助,同时还可以调节大脑两个半球的活动节奏,使其更有规律、更协调地交替、共同运动,以此提高学习和工作效率。

许多原始部落音乐中都有丰富的击鼓形式,这些形式大都有治疗功能,尤其是萨满音乐中的击鼓,越来越引起各方专家的重视,并被有些音乐治疗家吸收为专门的音疗技术。此外,美国科罗拉多州立大学民族音乐教授运用西非的詹巴鼓,通过击鼓与心跳、呼吸的共振进行治疗。

运用特定的乐器演奏治疗某些疾病,已取得了成功的实践。我国武汉市的笛子演奏家孔建华教支气管哮喘患儿吹奏笛子,经两个月的治疗,孩子们的病情明显好转。布拉格的一家医疗中心,组织患哮喘的儿童每天定时吹笛子,起到了防止哮喘发作的效果。日本神奈川县儿童医疗中心,教哮喘患儿每天吹小喇叭,使之肺部功能得以增强。专家认为,这种吹奏疗法把音乐、心理和机体锻炼有机地结合起来,从而增强了人体的抵抗力,提高肺部功能,防治呼吸系统疾病。

（二）歌唱疗法

人们早就认识到歌唱可以增进健康,治疗某些疾病。歌唱能锻炼心肺功能,人体平常每次的呼吸量平均为 500ml 左右,而歌唱时每次的呼吸量可升至数千毫升,这不但扩大了肺部功能,锻炼了胸部肌肉,而且促进血液循环使心脏功能得以增强。同时歌唱还可以加速新陈代谢,人们在唱歌时,能很快排空肺部浊气,增加机体的摄氧量,由于横膈膜的运动还能够促进胃肠蠕动,加强消化功能。

歌唱对人的精神健康作用更加明显,它能使人心情愉快,精神振奋。美国专家在纽约歌剧院进行了研究,取得的结果证明,唱歌能促进人体健康并能延长寿命,歌手的平均寿命比一般人高。有的研究还提出人体是由许多有规律的振动系统组成的,如脑电波运动、心脏搏动、肺部呼吸、肠胃蠕动及自律神经的活动等,这些振动系统都有一定的频率和节奏,唱歌时歌曲的节奏能与身体的频率节奏产生共鸣,从而起到体内按摩的作用,令体内各器官功能得到改善。歌唱还能治疗某些特殊疾病,如哮喘。日本儿科医生指导哮喘儿童练习唱歌,要求唱到最后一个音节延长 10 秒钟以上,经过一段的练习,患儿慢慢学会了腹式呼吸,呼吸变得顺畅,症状也逐渐减轻。

三、其他方法

（一）音乐电疗

这也是主要在中国发展起来的疗法,它是将音乐与电疗和针灸治疗相结合的疗法。在一般的理疗中,单纯的电疗采用单调的或周期重复的脉冲波,人体接受部位易产生不同程度的适应而影响疗效,但将音乐信号转换成电信号就能增强治疗效果。因为音乐是千变万化的,由音乐转换成的电脉冲作用于人体时每时每刻都是一种新刺激,可提高疗效。用毫针代替电极板并结合人体经络穴位形成的音乐电针疗法在应用于外科手术的电针麻醉中取得了很好的效果。音乐电疗与音乐电针疗法广泛地应用于肌肉扭伤、坐骨神经痛、面神经麻痹、神经衰弱、初期高血压、脑中风后遗症、肾结石的碎石等。一些医疗部门研制出了音乐电疗仪,国内音乐治疗学会的工程人员还成立了"中国音乐治疗学会北京设备研制中心",批量生产音乐电疗仪。音乐电疗的科研报告多次在美国、德国和东南亚地区的国际学术会议上引起广泛的关注。

（二）音乐色光疗法

五行理论中,与五音相对应的还有五色,五色也与人的五脏相联系。1984 年,中国空军疗养院医生创造了一种将音乐与五色结合起来的方法,称"音乐色光疗法"。如用宫调音乐配合黄色光或黄色的听乐环境治疗脾胃虚弱的患者。中医认为,黄色属土,通脾,所以黄色的光与相应的音乐配合能健脾养胃,达到治疗胃肠神经功能紊乱的目的。根据他们的研究报告,有 130 名患者接受了"音乐色光疗法",取得了较好的效果,并在空军医疗系统推广。

（三）特殊领域的音乐治疗法

音乐治疗的发展引起了国内外各个领域专业人员的兴趣,出现了多种音乐专项治疗方法,如德国赫勒森体育医院用音乐减轻疼痛,做了上万例手术,令注射麻醉药物的剂量比通常减少一半;国外牙科医生用音乐加白噪声、紫噪声降低患者对牙科手术的恐惧;音乐还用于孕妇胎教和帮助产妇分娩;目前,中央音乐学院音乐治疗研究中心在进行音乐表演人舞台紧张的音乐疗法的研究。这些音乐专项治疗的研究和应用还将逐渐扩大和深入。

第三节 常用的美容保健音乐

在乐疗当中,应用已有音乐作品的做法很普遍,而且选择的范围也非常广泛。可以用西欧古典音乐、各国民族民间音乐,偶尔也会用到现代风格很前卫的音乐。在这些艺术音乐中,某些特定风格、流派或某个作曲家的作品常常有其特殊的效果,如巴洛克音乐和莫扎特的作品,都是公认的最适于治疗的音乐。除此之外,还有许多专门制作的乐曲,它们没有一般意义上的旋律、和声和曲式,有时只是一些曲调的不断重复;有时只是一系列无节拍、无节奏制约的音符序进,很随意,很即兴;还有的在乐曲中加入了自然声,如海浪声、雨声、流水声等,或者纯粹就是自然声。这些音乐在国内外都有一定数量的发行,实际上已形成了一个新的门类——治疗音乐。有人将其归入"实用音乐"。这类音乐大致可分为如下几种:

一、冥想音乐

西方国家出版的某些治疗音乐,着意营造类似东方的那种"天人合一""回归自然"的情境,如远离尘嚣的小屋,茂密的森林,宁静的海滨,美丽的花园等,引导人们进入冥想境界,求得心灵的宁静,达到缓解现代社会压力,增进身心健康的目的。

1.《东方的安宁》 这是由宝丽金公司出版发行的音乐磁带,由作曲家 Steven Halpern 创作。乐曲解说写道:该音乐是古老的亚洲写实风格,能放松心神,使听者超脱人间的世俗界,进入一种平静、安宁的内心世界,每次播放都会使人对东方宁静的大自然有新鲜的感受和体验。音乐带的 A、B 面各有五首乐曲,有的乐曲标题就能将人们带入冥想的境界,如"金色池塘的涟漪""花园的早晨""寺庙里的院墙""恒河上的月光"等。

2.《冥想音乐》 这盘由 Vanraj Bhatia 作曲的音乐磁带,是用以帮助想象和沉思,并进而唤醒每个个体存在的巨大潜能的音乐。它以瑜伽冥想为基础,就像游走的思想不能静止,思绪纷纭……当雄健的音乐出现时,一切都静止了,安宁了,只有贯穿其中的每分钟 60 拍的与心跳、脉搏相一致的节律,为冥想营造了一种孤寂的意境,最后获得意识升华。该音乐带共分 5 曲,由音乐引导意识使身体平静,到感觉内收,集中注意力,运用思绪的力量进入冥想佳境。

3.《让紧张消失》 这是一盘带有指导语的音乐磁带,作者是 Emmette Miller 和 Steven Halpern。录音带包括 4 种有效放松和缓解紧张的技术。A 面,第一部分是肌肉紧张状态的放松;第二部分,消除自然发生的紧张,配合自动调节深呼吸,以达到解除紧张的目的。B 面,第一部分是"一次海滨旅行",用放松反应引导心理意象,形成视觉图像,仿佛经历一个真正的令人愉快的海滨旅行;第二部分是"精神和肉体的放松",结合确定的图像和平静精神的方法,帮助轻松自如地集中注意力。

4.《红番的精神》 是由世界著名的治疗音乐大师,曾获"英国全年最佳治疗音乐家"荣誉的约翰·理查逊创作的两张 CD 片,以宇宙四大元素土、风、水、火为题,形成独特韵味的乐曲,为冥想音乐之首选。解说词写道:这是非常独特的音乐,有着深沉的节奏,即令人喜悦又鼓舞人心,是高品位的音乐,使人不能不感到它的美和迷人,音调能唤起人们的同情心。这美妙动人的音乐体验,使人终身难忘。

还有一些美国音像公司出版的CD片,如《宁静的山脉》《岩石、山、雨》等,都标有"放松"和"冥想"的字样,它们的共同特点是,每张60分钟左右的音乐通常只有一两支乐曲,音乐素材常不断重复,并加入自然声。

二、日本的系列治疗音乐

1.《心理发生系列》 由日本作曲家大野恭史制作的治疗音乐,名为《心理发生系列》。第一系列包括睡眠音乐和体力调节音乐,曲目有《振作精神》《小憩》《松弛》《晚安》;第二系列包括冥想、令你从睡意中清醒过来、心理和身体放松音乐,曲目有《日落时分》《海滨》《圣歌》《短小故事》《仙境》《往日时光》;第三系列包括集中精力、自信和催人奋进的音乐,曲目有《前奏曲》《希望之歌》《旋律》《太空计划》《巴赫主题变奏曲》;第四系列包括戒烟音乐和进餐音乐,曲目有《爱》《我渴望的欢乐》《纽约城市华尔兹》《记忆》《晚安》《我的爱》《爱的梦》。

2.《听药音乐系列》 《听药》系列是一套10张的CD片,每辑针对的病证各有不同,分别是:对失眠的音乐疗法、提高视觉的音乐疗法、治疗头痛的音乐疗法、治疗高血压的音乐疗法、治疗肠胃疾病的音乐疗法、给予刺激的音乐疗法、恢复活力的音乐疗法、稳定精神的音乐疗法、缓解应激反应的音乐疗法等。该系列的1~8张主要选择适当的现成乐曲,以西欧古典音乐为主,有些专辑提供了指导使用的方法;而9、10两张确是与前8张完全不同的乐曲,主要由日本作曲家天上升制作,有特定的功能,它不是古典音乐,而是在音乐疗法的理论基础之上,假定乐曲联想结构而进行的重新创作,是用音乐对人的情绪进行调整,从而使人达到身心与大自然融为一体的最佳境界。

3.《金字塔疗效音乐系列》 这一被称作"现代人的精神松弛剂"的系列音乐,是日本作曲家宫下富实夫创作的。宫下富实夫堪称日本疗效音乐第一人,他独自远涉拉丁美洲取材,在笼罩重重迷雾的阿兹特克金字塔遗迹中寻找神秘的波动旋律,结合太阳、月亮等大自然的印象完成制作。该音乐将人带入更深的冥想世界,解放紧张的精神与肉体,金字塔疗效音乐系列分为太阳篇和月亮篇。太阳篇标题为《金字塔的太阳》,由4首乐曲组成:《玛雅的故乡》《帕伦肯的祈祷》《捷豹神殿》《多伦布的黎明》;月亮篇标题为《金字塔的月亮》,由3首乐曲组成:《创造神》《太阳神》《月亮女神》。该CD在说明中写道:疗效音乐可以治疗现代人饱受各种压力摧残的心灵与肉体。若能专心地聆听这种音乐,便可以消除一天下来工作对身心造成的疲惫。听者只要每天坐在沙发上30分钟,以极度放松的状态,一边听音乐一边冥想,便一定会产生消除疲劳的效果。

三、中国的治疗音乐

中国从20世纪80年代中期,马王堆疗养院录音室编辑了内部出版的《乐海医珍》以后,北京、上海等地的音像出版社也都出版了一些治疗音乐,其中大部分是选择现成乐曲特别是中国民间乐曲,根据不同功能进行组合编辑而成的。也有专门制作的音乐。出版比较多的是中华医学会音像出版社,主要有:《秋夜》《春芽》《假如》《月》《马车与眉毛》《今宵多珍重》《五行音乐带》《千里月》《情绪调衡音乐》《神经调节治疗音乐》《自我按摩治疗音乐》《音乐电疗》《梦之桥》《飞龙走虎》(镇痛篇)《山水情》(舒心篇)《碧海扬帆》(理筋篇)《雄健的步伐保健音乐》《思恋》《鸟之歌》《秋水伊人》等。上海市精神卫生中心音乐治疗室还研制出版了《消愁曲》,以优美音乐中配合指导语,用于治疗以焦虑和抑郁症状为主的患者,取得了满意的疗效。

四、背景音乐

背景音乐是近年产生的一种实用音乐,它虽不同于治疗音乐,但也是按照人的生理、心理机制专门设计制作的。比较有影响的是美国缪扎克公司制作的背景音乐。这种音乐可以减轻紧张和疲劳情绪,提高工作效率。缪扎克公司制作的背景音乐采用的是被称为"刺激相继进行"的手法。音乐是这样制作的:用计算机对乐曲进行分类,每类 5 首,15 分钟为一个单元。开始的音乐是慢速的,以弦乐为主,然后渐渐变为快速的流行音乐,播放 15 分钟后停止 2 分钟,再重复播放。播放过程中,后一个单元的刺激级比前一个单元高,依次进行到上午 10 点和下午 3 点达到高潮,使人们的精神周期性振作起来。该公司对这种背景音乐的效果进行了调查,对象是生产精密部件的工人,结果是可以提高生产力 5%~30%。

背景音乐还可以增加超级市场的销售量。美国新奥尔良一所大学的销售教授罗纳德·米利曼在他的一项调查中发现,用徐缓的背景音乐可以使顾客放慢了脚步,从而使销售量比平时提高 38%。此外,还有大量用于酒店、飞机里为旅客服务的背景音乐。

(黄昕红)

复习思考题

1. 五行音乐对脏腑功能的影响有哪些?
2. 常用的音乐美容保健方法有哪些?
3. 音乐的基本要素是什么?

第六章　运动美容保健

 学习要点

　　运动的作用、原则、步骤及注意事项；有氧运动原理和常见项目；全民健身路径、职业性身体练习、中医传统养生功法。

第一节　运动的作用

　　人体通过运动，可以有效改善各系统器官的功能，提高身体素质和基本活动能力，促进智能发展，培养良好道德品质和心理品质，提高社会适应能力等。

一、影响各器官系统的功能

（一）对运动系统的影响

　　人体长期坚持体育运动，可以使新陈代谢增强，骨的血液供给得到改善，骨的生长发育、形态结构和功能都会发生良好的变化，如骨质坚固，骨径增宽，骨小梁的排列更加整齐而有规律；可使关节软骨增厚，肌腱和韧带增粗，伸展性增加，关节囊分泌滑液的功能增强，从而使关节的稳固性、灵活性、伸展性、柔韧性得到提高，关节的活动范围大，承受能力和运动能力增强，减少伤害事故的发生；可使肌纤维增粗，体积增大，脂肪减少，毛细血管增多，改善供血，有利于肌肉收缩，增长力量。

（二）对心血管系统的影响

　　1. 对心脏的影响　经常参加运动，可以使心肌收缩蛋白和肌红蛋白的含量增加；心肌中的毛细血管大量新生，供血量增加；心肌纤维变粗，心壁增厚，形成运动性心脏肥大，从而使心脏收缩搏动有力；心脏的容积量增大，每搏和每分输出量增加，从而产生心搏徐缓和功能旺盛的良性变化。

　　2. 对血管的影响　运动可以使动脉管壁的中膜层增厚，平滑肌细胞和弹性纤维增加；冠状动脉口径增粗和心肌毛细血管的数量增加；静脉血管回流血液的功能提高。从而使身体整个血管系统的结构改善，功能提高，弹性增强，各种心血管疾病减少。

（三）对呼吸系统的影响

　　运动能使呼吸肌的收缩能力增强，胸廓扩展与内收的幅度变大，膈肌的收缩与放松能力提高，呼吸加深，肺活量明显增大；增加肺泡的弹性，气体交换与贮存氧气的能力增强；改善呼吸系统的调节功能，特别在安静时，呼吸频率可调至低限度，即 8~12 次／分（一般人在 12~18 次／分），使呼吸用力省，效率高；提高对缺氧的耐受力，在缺氧环境中反应轻，适应快。

（四）对消化系统的影响

运动时膈肌和腹肌的大幅度运动，能使胃肠道的蠕动加强，血液循环得到改善，并对胃肠起到按摩的作用，使消化功能得到加强，营养物质的吸收更顺利；此外，运动后营养物质需要大量补充，食欲旺盛，消化腺分泌增多，从而还可以促进消化腺的分泌功能和消化吸收功能。

（五）对神经系统的影响

运动可以增加神经传递介质的释放，提高神经传导速度，加快条件反射的速度与灵活性，完成各种动作快而准；提高神经传导过程的强度，使大脑皮层兴奋性增高，注意力集中；使神经传导过程的兴奋性与抑制性更加均衡，中枢的协调功能加强，可以承受较大的精神压力，有效地预防各种神经性疾病；消除因用脑过度引起的疲劳，调节人体紧张情绪和精神疲劳；改善大脑和中枢的能量供给，有效地提高神经系统的功能，促进思维与智力的发展。

（六）对内分泌、泌尿、生殖、淋巴等系统的影响

实验发现运动对人体的各种腺体结构和功能可以产生良好的影响。身体运动层次越高，肾上腺皮质的体积越大，功能越强，特别是对冷热的适应能力和抵御外邪能力强于一般人。青少年参加体育运动可促使脑垂体分泌生长素，促进身体生长发育。体育锻炼还能促进胰岛的分泌功能，维持人体正常血糖平衡。

运动可加强肾的过滤和尿的生成功能，提高输尿管、膀胱和尿道等器官肌肉弹性和排泄功能，因此经常运动的人，很少患有泌尿系统疾病。

运动可促进生殖器官肌肉的弹性与力量；提高遗传因子的生命力，促进排出精子与卵子的功能，提高精子与卵子的质量；提高分娩能力。

运动使淋巴管的弹性提高、体积增大，产生和贮存淋巴液的功能增强；淋巴液质量更高，吞噬细菌、异物及预防免疫功能更强。这就是坚持身体锻炼不易受疾病感染的重要原因之一。

二、促进心理功能发展

（一）培养民族自尊心和社会情感

体育属于一种社会文化现象，能提高民族自尊、民族气节和社会情感，这能在很大的程度上消除各种消极心理，如忧愁、苦闷、悲观、失望和伤感等，继而产生积极的工作与生活态度。

（二）培养良好的意志品质

人体运动实际上是一个不断克服困难、磨炼意志品质的过程。通过艰苦的锻炼，增强克服困难的信心和勇气，从而成为生活的强者。体育锻炼和竞赛中形成的拼搏精神，可以渗透到学习、工作与生活等各个领域。体育运动中的竞争性，可以有效地激发人们不断进取和获得胜利的欲望，从而造就现代人的积极心理品质。

（三）培养良好的个性特征

由于经济水平的快速发展，身体运动已成为满足人们精神生活需要的有效手段，而运动的效应增强了体质，促进了健康，发展了智能，调节了人的学习、竞争、审美、探索、尊重、贡献等精神上的需要，长期坚持会使人乐观开朗，心胸宽阔，无忧无虑，从而进一步完善人的个性。

（四）培养正确的行为规范

身体锻炼和竞赛要依照一定的原则和规则进行，否则就要受到规则的处罚。就是因为

这种强大的内、外部压力,要求参加运动者的行为举止要规范。这种行为规范只有在长期的锻炼与竞赛活动中才能得到培养,使人善于控制自我、增强法规观念,最终对个人和社会都有益处。

(五)发展注意品质

身体锻炼与竞赛,是在身体活动、技术操作和大脑思维等密切配合下才能进行的,对人体注意品质要求很高。经常参加身体锻炼者,对事物的反应更迅速、更准确、更清晰,抗干扰能力增强。这种注意品质的发展,对于学习、工作和生活以及遗传都具有重要意义。

(六)扩大活动空间,改善人际交往

体育活动的场所提供了人际交往的环境。人们可以相互切磋技艺和交流体会,消除彼此的陌生感,培养沟通、交往能力,增加亲和力,感受人生的快乐。

(七)充实生活,调节情趣

体育活动内容丰富、形式多样、趣味盎然且具有健康长寿的积极意义,故而可以体验到更多的快乐感、竞争感、成功感和被注目感,从而起到心理学上所指的"不良情绪的遗忘或转移作用",对调节人的不良心态,丰富业余生活有着积极的作用。

第二节　运动知要

一、运动保健的原则

(一)持之以恒原则

持之以恒原则是指根据身体运动的近期和远期目标,有计划、系统、持续不断地参加身体运动。人的身体各器官系统的结构与功能的变化是一个逐步提高和完善的过程,只有经常坚持身体运动,体质才能增强,功能才能提高。例如肌肉力量练习,每周练习1次只能保持原有力量,每周两次练习可以增长力量,如果停止一周或两周练习1次,肌肉力量会相对减弱。由此可见,身体运动必须持之以恒,才能收到良好的健身效果。

(二)合理负荷原则

无论是体育锻炼还是运动训练,都要合理安排运动量。运动量过小,不用动员内脏器官的潜力就可以轻而易举地担负下来,这样就达不到提高内脏器官功能的目的,因而锻炼的效果甚微;相反运动量过大,会超过人体生理负荷的极限,不仅达不到增强体质的目的,还会危害健康,并对学习或工作造成影响。

为了使人控制在最适宜的运动负荷下进行身体运动,必须经常对锻炼者的运动负荷进行科学的评估。最简便易行的评估方法就是一般感觉评估法。运动后精神饱满,心情愉快,全身无不适感觉,能坚持长时间的工作与学习,并且效率高,说明运动负荷很合适,为感觉良好;运动后身体功能和精神状况没有产生明显的变化,说明运动负荷还没有达到最适宜的状态,为感觉一般;运动后出现精神萎靡不振,四肢无力,心情烦躁,严重者有头昏头痛,食欲不振,恶心呕吐,心慌气喘,失眠多梦等,说明运动负荷不适合,为感觉不良,必须尽快调整。

(三)循序渐进原则

循序渐进原则是指在身体运动过程中,运动负荷由小到大,运动形式、内容、方法要由简到繁,由易到难。循序渐进原则在锻炼实践中表现在两个方面,一方面是运动负荷必须由小到大,即人体从静止状态进入激烈的身体运动,必须有一个逐步适应的过程,这是由人体生理惰性,特别是内脏器官的惰性所决定的,如果运动之前缺乏适应过程,就会很容易在运动中造成伤病;另一方面就是人体运动要由简到繁,由易到难。

(四)个性化原则

个性化原则是指根据不同的年龄、性别、身体条件、生活水平、学习与工作特点以及原有的运动基础等,在选择运动时间、内容、方法和运动负荷等方面进行区别对待,因人而异。人与人之间在形态、结构和功能上是存在差别的,必须根据自己的实际情况,制定自己的特殊锻炼计划,并且在运动中不断地改进和变化。

(五)多样化原则

多样化原则是指通过多种运动形式、内容、方法和手段,对人体各组织、器官、系统和心理产生全面的良性影响,使人得到全面协调的发展,消除薄弱环节。人体是一个有机的整体,各组织、器官、系统之间相互联系、相互制约,身体运动的主要目的是促进整体的和谐发展,提高整体的健康水平,如果只考虑局部的身体发展,则会造成畸形发展。因此,锻炼身体时,必须注重多种运动形式、内容、手段和方法相结合。

二、运动保健的步骤

(一)热身运动

在开始运动前要先做一段轻松的活动以增加肌肉血液循环,提高心率,达到热身的目的。正确的热身运动可以防止或减少肌肉紧张、酸痛和拉伤;同时使身体和肌肉温度升高,伸展柔韧性较强的骨胶质组织,提高运动中的体能。热身运动所需时间应因人而异,并且随着年龄的增加而增加,一般需要做 6~10 分钟,热身运动完成之后与其他运动开始之前的间隔时间不应超过 10 分钟。

(二)伸展运动

伸展运动一般要做 4~7 分钟。随着年龄增大,时间应该逐渐延长。伸展运动可以增加身体的柔韧性。柔韧性是衡量身体强壮水平的一个重要指标。良好的柔韧性可以使关节大范围的运动,防止韧带和其他骨胶质紧张和撕裂。

正确的伸展运动方法应是放松,伸展,持续静止,力量集中于肌肉。每一个伸展动作尽量保持 10~16 秒,这就是静态伸展。它可以使某个关节在某一点保持不动,而在这个点附近的肌肉和组织最大可能的拉长。如果经常进行静态伸展运动,受伤风险可以降低很多。

 知识链接

伸展运动的动作要领

全身舒展运动　身体直立,双腿分开比肩稍宽,两手手指交叉。先掌心向下,伸直双臂,将掌心朝下压,维持 20 秒;然后将双臂举至头顶,变掌心向上,朝上伸展双臂,维持 20 秒。

上臂拉伸运动　双臂上举,手心相对,然后以肘部为中心弯曲。首先右手手掌扶住左手肘部,往右方拉伸,维持 20 秒;然后换左手手掌扶住右手肘部,往左方拉伸,同样维持 20 秒。

体侧伸展运动　右手叉腰,左手向上伸,然后身体向右侧弯曲,维持 20 秒后换另一侧。

胸肩扩展运动　双腿分开,上身往下倾至水平,双臂往后抬举至背部上方,两手手指交叉,掌心向下,用力往后伸展,维持 30 秒。

腿部拉伸运动　双腿分开,上身下倾至水平,左手从背后绕过扶住右侧腰部,右手顺着左腿往下压,维持 20 秒,然后换另一侧。

（三）主运动

应用 REPS 原则制定主运动方案,REPS 原则由四个因素构成:重复性(R),即每周锻炼次数;运动量(E),即每次运动的密度和强度;持续时间(P),即每次锻炼的时间;运动项目(S),即选择适合自己的运动项目。

（四）放松运动

与锻炼前所做的热身运动一样,每次锻炼后也必须做放松运动。放松运动可以使身体循环和其他功能恢复到运动前的水平,持续的降低心率,有助于防止向身体末梢注入过剩的血液,减轻肌肉酸痛,促进机体迅速排泄出新陈代谢的废物。健身自行车或放松式慢步是最好的放松运动,直到呼吸恢复正常,心率降至 100 次 / 分以下。

三、运动的时间

每周锻炼的次数和每次锻炼的时间,以能达到锻炼目的为原则,运动后要注意充分休息。从锻炼身体的意义上看,要使身体每个部位都获得最大氧气量,每天只要坚持 20~40 分钟的运动,每周 3~5 次即可。如果每次运动结束 5 分钟后,呼吸还未恢复正常,感到筋疲力尽,说明运动过度,必须予以纠正;相反,如果运动结束 5 分钟后感觉比运动前更舒适了,则证明运动适量。

科学研究表明,每天 8:00~12:00 和 14:00~17:00 是肌肉速度、力量及耐力处于相对最佳状态的时间,这时体力、肢体反应敏感度及适应能力都达到最高峰,心率及血压上升率最平稳,此时锻炼对身体健康更为有利;而每天 3:00~5:00 和 12:00~14:00 则处于相对最低状态,此时从事体育锻炼,容易出现疲劳。

近年来,有些研究证明傍晚锻炼身体最为有益。主要原因是危及老年人健康和生命的心血管系统疾病,如心肌梗死和心脏猝死等大多发生在上午。因为这个时期人体血小板聚集率高,去甲肾上腺素浓度增大,容易形成血栓、冠状动脉收缩及痉挛。而下午,特别是黄昏时刻,人的感觉最为灵敏,协调能力、适应能力最强,因此,此时锻炼身体效果最佳。

四、运动的注意事项

1. 认识自身体能和健康状况 这有助于选择适合自己的运动项目和运动方法,进行科学而合理的锻炼,否则,体育锻炼不仅无益,还可能造成生命危险。

2. 设置合适的锻炼目标 设置锻炼目标的关键在于以下几方面:①设置可以达到的目标;②设置短期和长期目标;③设置目标应该是可测量的;④设置达到目标的具体日期;⑤写下锻炼目标,并且放在每天可以看到的地方;⑥实现一个目标之后,要设置另一个可达到的目标;⑦完成每一个目标之后应奖赏自己。

3. 选择合适的锻炼项目 正确选择能实现锻炼目标的活动项目也有助于强化锻炼的动机。如果要增强耐力,则应该选择慢跑或游泳等项目;如果要减轻体重,就要选择能消耗热量的活动等。另外,要尽可能选择适合自己兴趣和风格的锻炼项目,这样更容易坚持到底。

4. 培养科学的运动卫生习惯 运动前 1 小时内不应进食,因为运动引起交感神经高度兴奋,不但妨碍消化,而且会造成肠胃负担太重,不利于运动能力的发挥。过度饥饿、睡眠不足或情绪低落时应该暂停运动,或只做轻微的体育锻炼。运动中不宜大量饮水,因为水分过多渗入血液,不仅会增加心脏和肾的负担,还会使胃部膨胀妨碍膈肌活动而影响呼吸。如果天气过热,排汗太多,可临时用湿毛巾擦汗降温,并补充少许淡盐水。在寒冷的天气跑步,应尽量采用鼻呼吸,以避免冷空气直接刺激咽喉,或使尘埃进入呼吸道。运动后同样不应大量饮水,特别在排汗较多、体内盐分浓度降低的情况下,如果立即大量饮水,会因继续排汗使盐分损失,乃至产生脱水和头晕目眩等不良反应。

第三节　有氧运动

一、有氧运动的作用原理

有氧运动是指不超过有氧代谢阈值,为增进最大吸氧量,提高氧运输功能而采取的锻炼方法。由于这种锻炼呼吸效应能完全满足运动对氧气的需要,因而可以通过加强新陈代谢,提高心肺器官的适应能力,以及增强肌肉的血液供应和氧消耗量,最终达到促进健康与增强体力的目的。

人体运动是需要能量的,如果能量来自细胞内的有氧代谢(氧化反应),就是有氧运动;但若能量来自无氧酵解,就是无氧运动。有氧运动时葡萄糖代谢后生成水和二氧化碳,可以很容易的通过呼吸被排出体外,对人体无害。然而在无氧酵解时葡萄糖代谢后产生的大量丙酮酸、乳酸等中间代谢产物,不能通过呼吸排除。这些酸性产物堆积在细胞和血液中,就成了"疲劳毒素",会使人感到疲乏无力、肌肉酸痛,还会出现呼吸、心跳加快和心律失常,严重时会出现酸中毒和增加肝肾负担。所以无氧运动后,人总会疲惫不堪,肌肉疼痛要持续几天才能消失。

人体预存的ATP能量只能维持15秒,跑完100m后就全部用完。跑200m或400m,是利用血糖无氧分解提供能量,故运动后肌肉里累积大量乳酸。这类运动所需的血糖由淀粉提供,不用分解脂肪,对减肥无益。

血糖无氧分解所提供的能量,只能维持40秒,跑完400m后就全部用完。跑800m时,后面的400m,必须由血糖、血脂肪酸和血氨基酸在有氧状态下,合成新的热能物质ATP来提供能量,而血糖由淀粉分解后供应,血脂肪酸由脂肪分解后供应,血氨基酸由蛋白质分解后供应,这后段的运动就是有氧运动,运动持续越久分解脂肪就越多。

有氧运动还是一种有助于增强心肺功能、改善机体代谢、调节情绪、增强抗病能力的运动。在当今信息时代,非体力劳动者数量日益增多,随之而来的是缺乏体力劳动或运动的有关疾病的日益增多,目前这类疾病称为现代文明病或运动不足综合征,如肥胖、高血压、高血脂、糖尿病、骨质疏松症等,而有氧运动对预防这类疾病的发生起着重要的作用。

二、有氧运动负荷

有氧运动负荷一般由以下3个因素决定:

1. 运动强度　一般是以最高心率的60%~70%作为运动中的目标心率。因为达到这个心率范围,心搏出量可以达到最大值,对锻炼心脏最好。

2. 运动时间　运动时间可以从10分钟开始,逐步延长到30~40分钟,这样可以显著提高心肺功能和改善体内代谢。运动强度和运动时间要互相配合,即运动强度较大,则持续时间较短;而运动强度较低,则运动持续时间要长些。

3. 运动次数　一般每周锻炼3~5次,但不能少于3次,因为1周少于3次的运动锻炼方法对最大吸氧量的提高作用不明显。如果身体条件好,坚持每天锻炼1次效果更好。

三、常见的有氧运动项目

(一) 健身走

走步与健身有着密切关系。从现代科学的角度来看,走步时脚底反射区不断与地面机械接触而刺激相应穴位,使相应脏腑器官代谢加快,从而起到健身的作用。常见的健身走方式有:

1. 散步 散步是一种最为流行的健身方法,它的特点是轻快自然,随心所欲,运动量的大小可以通过步速进行调节。路程要因人而异,体力、身体状况、习惯等都是应考虑的因素。如果具有一定的锻炼基础,可以计算目标心率,对运动强度加以监控。

2. 赤脚走 光脚走路锻炼,使足底筋膜、韧带、穴位及神经末梢与地面上的砂土、草地以及不平整的大小鹅卵石铺成的路面接触,足底敏感区域不断受到刺激,这些刺激信号传入相应的内脏器官及大脑皮层,将会调节身体各部分的功能,达到强身、保健、防病和辅助治疗的效果。

3. 爬楼梯 爬楼梯是近些年在城市中兴起的一种有效的锻炼方法,每周坚持上下800~1000级台阶锻炼效果最佳。据有关研究显示,这个区间是最适合的运动负荷,能有效地发展腿部力量,改善心血管系统的功能。爬楼梯的速度要求是上楼慢,下楼稍快。上楼与散步的速度接近或稍慢一点,每分钟的呼吸次数比平地走路多 3~5 次,每分钟的脉搏次数比平地走路多 5~10 次为宜。

4. 快步走 快步走是一种步幅适中、步频较快、运动量稍大的走法,通常每分钟走150~200m。它适合于有一定锻炼基础的人。

5. 倒步走 倒步走即倒退着走路。据有关研究表明,倒步走比正步走的耗氧量高31%,心率快 15%,而且可增强大腿后肌群和腰背部肌群的力量,有利于提高人体灵活性和协调性等。

以上仅是健身走的几种常见方法,具体如何选择,要根据自身情况及周边环境而定,总的原则是因人、因时、因地制宜,并要坚持不懈。

(二) 健身跑

据科学研究表明,经常进行健身跑锻炼,可以有效地增强心血管系统、呼吸系统、消化系统、神经系统的功能,可以抵御疾病或延缓衰老,使人延年益寿。所以,健身跑是大众最为喜爱的运动项目。常见的健身跑的方式有:

1. 小步跑 可以提高关节灵活性、柔韧性和动作的频率,对改进跑的速度和技术有很大的帮助。

2. 侧向交叉步跑 这种跑步方式既可以解除其他跑步方式的疲劳,又可增加跑步的趣味性,还可以使全身肌肉关节得到很好的锻炼,增加机体的灵活性、敏捷性、协调性及平衡能力。

3. 高抬腿跑 可以增强腿部肌群的力量,提高关节的灵活性、柔韧性和动作的频率,对提高跑步成绩有很大帮助。

4. 变速跑 变速跑是快跑与慢跑交替进行的一种运动方法。据医学研究证明,变速跑不仅能丰富锻炼内容,增加跑步兴趣,而且对提高人体机能也大有好处。一般来讲,慢跑时,运动强度较低,吸入氧气可以满足肌肉的需要,肌肉活动所需要的能量由有氧代谢来保证供给。当转入快跑后,人体内对氧气的需要量大大增加,这时由于心肺功能水平的限制,不能全部满足运动对氧气的需求,于是,就需部分地依靠无氧代谢来供应肌肉活动所需要的能量。长此以往,身体在锻炼过程中就对酸性代谢产物产生适应,并提高血液中的碱储备等,以保持人体内酸碱平衡的能力。这样,变速跑不仅能有效地提高身体的有氧代谢能力,而且能有效地提高无氧代谢能力,使身体更加健壮。

（三）游泳

21 世纪,游泳是最受人们喜爱的体育健身项目之一。游泳能够充分地利用自然条件,即日光、空气和水进行"三浴"锻炼,促进身体全面发展。其运动量可大可小,无论男女老少、体质强弱,甚至某些慢性病患者都适宜参加这项体育活动,并从中得到锻炼或治疗。

游泳时,所有的肌肉群和内脏器官都协调而有节奏地参与活动,能有效地促进身体全面、均匀、协调地发展,并能使肌肉发达、富有弹性;呼吸肌在游泳过程中要不断地克服水的压力,长期锻炼就会增强呼吸器官的功能,加大肺活量;水温的刺激和压力对心脏、血管系统也提出了更高的要求,长期游泳的人,心肌发达,心脏收缩能力强,大大提高了心脏的工作效率;游泳运动比陆地运动消耗的热量更大,所以,它是减肥效果最佳的运动之一;游泳时,皮肤血管的收缩扩张能力和中枢神经系统对体温的调节功能会大大增强,从而提高机体对气温骤变的适应性。

第四节　全民健身路径

全民健身路径是国家体育总局实施"全民健身工程"的具体举措,属于公益性质。目前,很多公共场所都修建了健身路径,无需花费即可就近进行趣味性的健身锻炼,呼吸着户外清新的空气,享受着运动带来的快乐,从而使心情愉悦,视野宽阔,交往更加广泛。全民健身路径具有科学合理、简单易学、趣味多样、安全实用的特点。

一、单杠

1. 单杠翻身上　从直臂悬垂开始,然后屈臂引体,同时收腹举腿,接着两腿向后上方用力伸,翻上成支撑。年轻人一般做 5~10 次。主要增强上肢及腰腹肌力量。

2. 引体向上　锻炼者双手正握单杠,握距略比肩宽,身体自然悬垂。两臂用力屈肘带动身体上引,一直到下颌高于单杠上缘为止,然后还原成下垂姿势,如此反复多次。若身材较高可屈小腿,以使身体离地;拉起时尽可能下肢不要摆荡。每组可做 10 次左右,做 2~3 组。主要增强上肢力量。

3. 悬垂举腿　两手握单杠成悬垂,收腹举腿。年轻人一般为 10~25 次。主要增强腰腹肌力量。

二、双杠

1. 支撑前进　跳上成双手支撑,两臂依次前进,到杠端之后跳下。年轻人一般做 2~8 次。主要发展上肢的支撑力量。

2. 臂屈伸　由支撑开始,两臂同时弯曲,再伸直。年轻人一般做 8~12 次。主要发展上肢力量。

3. 支撑前摆越杠下　支撑前摆到身体高于杠面,推手向一侧跳下。年轻人一般做 3~8 次。主要发展上肢力量和协调性。

三、压腿架

锻炼者站立在器械前,将一腿放在架上,以踝关节支撑。分为正、侧、后压腿。支撑腿脚尖向前,称为正压腿,以伸展人体后群的肌肉和韧带为主;支撑腿脚尖横向,称为侧压腿,以伸展人体侧面的肌肉和韧带为主;如果背对压腿架,一脚反扣在压腿架上,一脚支撑,手叉腰下蹲,称为后压腿。年轻人一般做 8~15 分钟。主要是为了提高锻炼者下肢的柔韧性,扩展关节的活动范围,使僵硬紧绷的肌肉,尤其是人体腰背肌、大腿后群肌肉得到舒展。

四、腹肌架

锻炼者背对器械,双肘撑在撑臂环上,双手紧握扶手,后背紧靠在腹肌架的靠背上。依靠腹肌力量,两腿同时上举,与身体约成 90°,保持该姿势 10 秒左右放下,如此反复进行。每组 6~8 次,练习 8~12 组。可用于发展腹肌力量,但通过一些变化,也可用于发展人体其他部位的肌肉力量。

五、肋木架

1. 悬垂摆腿　双手握住最高横杆,背靠肋木成悬垂姿势,右腿向前举到水平放下,再向一侧举腿。换腿进行重复练习。年轻人一般做 10~20 次。主要发展上肢力量、下肢和髋关节的灵活性以及全身协调能力。

2. 蹬、拉练习　双脚蹬住最低一根横杆,双手抓紧中间横杆,双手依次逐根横杆向下移动。年轻人一般做 3~8 次。主要发展下肢和腰背肌的柔韧性,以及全身协调能力。

3. 扶肋木蹲起　面对肋木双手扶横杆,两脚与肩同宽,反复进行蹲、起练习。年轻人一般做 18~30 次。主要发展下肢和腰腹肌的力量,以及全身协调能力。

4. 攀越肋木架　手脚同时用力,从肋木的一侧翻过肋木架的另一侧。年轻人一般做 2~6 次。主要发展上肢、下肢和腰腹肌的力量以及全身协调能力。

5. 扶肋木左右转髋　面对肋木站立,双手扶横杆,两脚分开大于肩宽,练习时髋关节用力左右转动,右转时右脚跟着地支撑,左脚脚尖着地支撑,左转反之。年轻人一般做 25~50 次。主要发展下肢和髋关节的灵活性和力量,以及全身协调能力。

6. 扶肋木摆腿　侧向肋木架,单手扶肋木摆腿。年轻人左右腿一般各做 25~50 次。主要发展下肢的柔韧性和肌肉弹性以及全身协调能力。

7. 靠肋木倒立　双臂支撑在离肋木大约 30cm 处的地面上,两脚前后支撑地面,然后低头,同时脚迅速蹬地,腿上摆靠上肋木。年轻人一般倒立 1 分钟以上。主要发展上肢支撑、下肢和腹肌的力量以及全身协调能力。

六、太空漫步机

1. 单练下肢　站立在脚踏板上,两手抓住扶杆,迈步行走。要求人体保持自然站立姿势,两腿迈开约 60°。

2. 上下肢并练　双手握把手,两脚分别踏在左右两个踏板上,人体自然站立。两手前后拉动配合两脚前后协调行走。年轻人一般做 8~12 分钟。此项练习主要发展腿部力量及全身协调用力的能力,同时有益于改善人体的心肺功能。

七、云手转轮

锻炼者面向器械,双手分别抓住两个转轮的手柄,双腿左右开立略宽于肩;双手通过转动手柄使转轮转动。转轮的转动方向可由锻炼者自己掌握,可双手同时向右转,也可向左或相向转动转轮。在转动转轮时,两腿随着手柄的轨迹,配合做上下屈伸运动。一般采用中等速度,一次锻炼3~5分钟。此器械采纳太极拳中"云手"动作之意,可以加强肩关节的活动度,增强上肢的肌肉力量,改善柔韧性。

八、扭腰器

两手同肩宽扶住把手,两脚平衡而自然地站在转盘上,站立位置要适中,两侧保持平衡。上身保持自然向前姿势,双肩轴线与把手保持平等,锻炼时以腰部肌肉用力,使腰部以下产生转动。锻炼时要求由轻到重,由慢到快地转到腰部,速度中等均匀。每次3~5分钟。其主要功能是锻炼腰部肌肉。

九、踏步扭腰器

手握扶手,站立于踏板上,左右脚交替踏步,在踏步时,肩部与下踩的腿做反方向扭动,形成"扭秧歌"动作,反复进行。初学者应注意从慢速开始,踏步用力不可过大,待熟练后可根据自己的体力情况逐步加快速度。上器械时应从低端踏板先上,运动结束时则应先下高端踏板。每次练3~5分钟。踏步扭腰器不仅使完成踏步动作的下肢肌肉得到了锻炼,同时也使两侧的腰肌得到了锻炼,对于改善腰、髋、膝等关节的功能,以及预防腰腿酸痛具有一定作用。

十、呼啦桥

锻炼者以自然姿势站立于中心桥杆的一端,双手扶住左右栏杆保持平衡,双脚以较小的步伐沿着中心桥面向前行走,类似走平衡木。在前行时,可以是左右脚交叉向前迈步,也可以是向前挪步,锻炼者可以根据自己的年龄、体质和熟练程度予以掌握,但应尽量保持人体正面对着前方。在前行中,人体的腰部应顺势前后左右地扭动,绕开"S"形杆,以达到活动人体腰肌的目的。每次练3~5分钟。此法能增强腰部力量及活动能力,改善柔韧性和协调性。

十一、水车

手扶住扶把,两脚先后站到滚筒上,并将身体前倾,靠向扶把。保持人体平衡,双脚依次向后用力连续蹬踏滚筒,使之产生旋转。运动结束后,应等滚筒停稳后再下器械。练习速度每分钟20~40圈,每次2~3分钟。此法能锻炼腿、腰部的肌肉力量,增强心肺功能,提高协调能力和平衡能力。

十二、健骑器

锻炼者以自然姿势坐在垫上,双脚踏住脚蹬,双手握把手,与肩同宽,保持挺胸。运动时,双腿用力向下蹬脚蹬,同时,双臂用力将把手拉向自己身体,使健骑器的前轴和座鞍绕过主轴产生"折叠",直至双腿蹬直,并使身体尽可能伸展。然后腿、臂放松,在自重作用下,使健骑器再回到初始位置。多次重复这一动作。运动时呼吸的控制非常重要,一般是向上拉时吸气,向下坐时呼气。练习以每分钟 50 次的速度进行,年轻人可进行 2~3 组。该运动可以使人体的上下肢和腰腹肌群得到锻炼,从而强壮肌肉,增强力量,塑造体形。它也是一项有氧运动,能消耗体内多余的能量,有助于减肥,对增强人体心血管系统的功能有较好的效果。

第五节 职业性身体练习

现代社会的迅速发展,在给人们带来美好和幸福生活的同时,也给人们带来一些负面影响。体力活动减少、运动缺乏和营养过剩引发的文明病急剧增加。一些职业劳动造成的局部机体的劳累,已制约劳动者能力的发挥。开展经常性的体育活动,特别是提倡有职业特色的实用性身体练习,对改善劳动者的身体素质,积极防治可能发生的各种职业病证,具有重要意义。

一、伏案型

从事伏案型工作的人员主要集中在文秘、人事管理、财务会计、计算机操作等行业。该类从业人员身体以坐姿伏案为主。长期从事伏案型职业劳动,容易出现颈椎病、腰椎间盘突出症、便秘、痔疮等疾病,以及手指、肩周、背腰部肌肉与关节酸痛。建议采用以下身体练习方法进行预防。

(一)办公人员体操

作用:解除精神紧张,促进血液循环,并增加关节灵活性。

1. 耸肩运动 坐位,将双肩向上耸起,并逐渐向后、向下,再向前旋转 4~5 次,要求达到最大活动范围,然后按相反方向旋转 4~5 次。共做 4 组。

2. 手臂旋转运动 坐位,双臂侧平举,两手握拳,以肩关节为轴,手臂分别做向前和向后旋转 4~5 次,注意控制旋转幅度。共做 4 组。

3. 扩胸运动 坐位,两臂胸前平举,两手半握拳,两臂同时在胸前用力外展,然后两臂收回到开始位置,反复做 8~10 次。注意尽可能增大两臂外展的幅度,直到胸肌完全伸展开为止。共做 4 组。

4. 颈部旋转运动 坐位,头低垂到胸前,自左向后再向右旋转,然后按相反方向旋转,注意控制旋转幅度。共做 4 组。

5. 转体运动 坐位,两手分别搭在同侧肩上,上体向左扭转,直至最大限度为止,还原,再向右扭转至最大限度,如此左右交替。共做 4 组。

6. 体侧运动 坐位,两臂上举伸直,双手十指交叉,翻掌向上,左侧屈,还原重复一次,然后向右侧屈,如此左右交替。共做 4 组。

7. 扭腕运动 坐位,左臂向前伸直,右手抵住左手手指,用力向上扳动,使手腕背屈,还原,然后换成右手做同样动作。共做 4 组。

8. 手指伸展运动 坐位,两臂向前略抬起,手掌向下,五指尽量张开,从 1 默数到 5,然后放松。共做 4 组。

(二)微机操作员体操

作用:促进手部血液循环,消除肌肉疲劳,改善手腕、手指的灵活性,提高工作效率。

1. 分指运动 五指并拢伸直,然后分开,并用力伸展,持续片刻后还原。做 12 组。

2. 伸腕运动 五指屈握成杯状,然后手腕向背侧伸展,持续片刻,再向掌侧尽量弯曲,持续片刻后还原。做 12 次。

3. 翻掌运动 两手置于大腿上，先掌心向上，然后翻转向下。如此反复，每组 12 次，共做 4 组。

二、站立型

从事站立型职业的人员主要集中在警卫、服务、机械制造、化工、建筑等行业。这些行业以站立或行走为主要身体姿势。长时间的站立劳动，下肢肌肉较长时间处在紧张性收缩状态，可能发生下肢静脉曲张、膝关节炎、髌骨和腰肌劳损、腰椎间盘突出症，甚至出现驼背、塌腰、屈膝等不良体形。建议采取下列身体练习方法进行预防。

1. 伸展运动 左上肢伸直上举，拳心向前，同时，右上肢伸直下垂，拳心向后，两手以反方向伸展，维持 10 秒。左右交替，各重复 3~5 次。其作用是伸腰扩胸，松弛腰部。

2. 体前屈运动 上体前屈，两膝并拢伸直，双手紧握小腿远端，胸部尽可能贴近两大腿，维持 10 秒，重复 3~5 次。其作用是牵拉大腿后群肌肉。

3. 抱膝运动 单腿屈膝高抬，两手胸前抱膝，两侧各重复 10~15 次。其作用是改善下肢血液循环，减轻下肢沉重感和麻木感，放松下肢。

4. 旋转运动 两脚左右开立，两手置于两腰背侧，以髋关节为轴，双手托腰使骨盆由前向左再向后、向右旋转，然后，改变旋转方向，注意旋转幅度适当，重复做 4~5 次。其作用是活动腰部，减缓疲劳。

5. 全身放松运动 先两手半握拳，两臂体前交叉，左腿屈膝上提，成右脚单立姿势；然后，两臂侧摆，左前踢腿放松。左右交替做 10~12 次。其作用是放松全身，特别是下肢肌肉。

6. 拍打双腿 用两手掌从上到下拍击大腿、小腿，上体随之前屈，做 4~5 组。其作用是改善下肢血液循环，提高下肢肌肉的兴奋性。

三、综合型

从事综合型职业的人员主要集中在营销、护理、运输、水上作业等行业。这些行业的人员在工作时无固定身体姿势，劳动对身体的影响是多方面的，其疲劳多为全身性。可做成套的广播体操和一些中医传统的养生功法，如八段锦、易筋经、五禽戏和太极拳等。

第六节 中医传统养生功法——八段锦

八段锦是从宋代流传至今，已有上千年历史的一种以肢体运动为主的导引术。首见于《道枢·众妙篇》，其名最早出现在《夷坚志》中："政和七年，李似矩为起居郎……尝以夜半时起坐，嘘吸按摩，行所谓八段锦者。"经过历代流传，在清末《新出保身图说·八段锦》中，才以"八段锦"为名并绘制图像，形成比较完整的动作套路。

一、作用机理

八段锦的"八"字，不是单指段、节和八个动作，而是表示其功法有多种要素，相互制约、相互联系，循环运转；"锦"字，表示其精美华贵，还可以理解为单个导引术式的汇集，如丝锦般连绵不断，是一套完整的健身方法。八段锦功法能柔筋健骨、养气壮力，从而达到行气活血、疏通经络、调理脏腑的功能。现代研究证实,此功法能加强血液循环、改善神经体液调节功能,对腹腔脏器有柔和的按摩作用,对神经系统、心血管系统、消化系统、呼吸系统及运动器官有良好的调节作用,是一种较好的强身健体的功法。

二、动作要领

(一)两手托天理三焦

两掌五指分开在腹前交叉,掌心向上,两掌慢慢上提至胸前,内旋翻掌向上托起,掌心向上,举至头顶上方;同时两腿缓缓挺膝伸直;仰头,目视掌背;然后十指慢慢分开,两臂向体侧划弧下落,两掌捧于腹前,掌心向上;两膝微屈,两手托天理三焦目视前方。

(二)左右开弓似射雕

左脚向左侧跨一步,徐缓屈膝半蹲成马步;屈肘,两掌左外右内交叉于胸前,左手拇指、食指撑开呈八字,其余三指指间关节屈曲成八字掌,左臂内旋,向左侧平推,立掌,掌心向左;同时右掌屈指成"爪",向右拉至肩前,犹如开弓射箭之势,谓"左开弓";目视左手方向。右手成掌向上、向右、向下划弧,同时左手成掌向下回落,捧于腹前;左脚收回成预备势,目视前方。左右交替,做"右开弓"。

(三)调理脾胃须单举

开腿直立,前掌抬至胸前,掌心向内,左臂外旋翻掌上托,过面部后,左臂内旋上举至头顶左上方,肘微屈,掌心向上,指尖朝右;同时右臂内旋翻掌下按,至右髋外侧,肘微屈,掌心向下,指尖朝前,目视前方,谓"左举手";然后两臂收回,两掌捧于腹前。左右交替,做"右举手"。

(四)五劳七伤往后瞧

开腿直立,两臂伸直下垂,掌心向后,指尖向下,目视前方;两臂充分外旋,掌心向外;头慢慢向左后转,目视左后方;然后,两臂内旋,目视前方,复原。再做右转头。

(五)摇头摆尾去心火

开步直立,比肩膀略宽,两掌内旋上托至头顶,微屈肘,掌心向上,指尖相对,目视前方;两腿慢慢屈膝半蹲成马步;两掌向外侧下落,两掌扶按于膝上,肘微屈,拇指侧向后;上身先向右弧形摆动,随之俯身,目视右脚;然后上身由右向前、向左、向后弧形摇动,视右脚;上身右移成马步,目视前方。左右交替,做摇摆。

(六)两手攀足固肾腰

开步直立,与肩同宽;两臂向前、向上举至头顶,掌心向前;目视前方;两臂外旋至掌心相对,屈肘,两掌下按于胸前,掌心向下,指尖相对,目视前方;两臂外旋,两掌顺腋后插,掌心向内,沿后背两侧向下摩运至臀部;上身再慢慢前屈弯腰,两掌随之沿腿后向下摩运,至脚面抓握片刻;抬头,目视前下方。

(七)攒拳怒目增气力

左脚向左开步,两腿缓慢屈膝下蹲成马步;两拳握固,抱于腰侧,拳心向上,目视前方;左拳向前缓慢用力击出,左臂内旋,掌心朝上,与肩同高,瞪目怒视前方;左拳变掌,向左环绕成掌心向上后,抓握成拳,再缓慢收抱于腰侧,目视前方。左右交替做攒拳怒目。

(八)背后七颠百病消

并步直立,两掌自然垂于体侧;目视前方;两脚跟尽量上提,头用力上顶;然后两脚跟下落,轻震地面。

知识链接

易筋经与五禽戏

中医传统养生功法除了上述介绍的八段锦以外,常用的还有:

1. 易筋经 包括韦驮献杵、摘星换斗、倒拽九牛尾、出爪亮翅式、九鬼拔马刀、三盘落地、青龙探爪、卧虎扑食、打躬式、掉尾式。

2. 五禽戏 包括虎戏、鹿戏、熊戏、猿戏、鸟戏。

三、临床应用

本功法适用于各种慢性病患者的治疗与康复,凡体质未严重虚弱,活动无明显障碍者,都可采用。该法对头痛、神经衰弱、冠心病、慢性气管炎、内脏下垂、脾胃虚弱、肩周炎、慢性腰背痛等病证尤为适用。

四、注意事项

1. 眩晕发作期,不宜采用"往后瞧"及"摇头摆尾"等式动作;直立性低血压者慎用"托天"、"单举"、"背后七颠"等式动作。

2. 每式动作的重复次数,应按体质强弱灵活掌握,一般宜渐次增多,不可突然作超负荷锻炼。对于高血压、心脏病、肝硬化等病及重病恢复期患者,尤应注意。

(李 嘉)

❓复习思考题

1. 运动保健的原则是什么?

2. 运动保健的步骤有哪些?

3. 什么是 REPS 原则?

4. 有氧运动的负荷与哪些因素有关?

第七章　生活方式与美容保健

 学习要点

健康的生活方式及其美容保健作用;不良生活方式对美容保健的影响。

生活方式是指在一定的历史时期与社会条件下,各个民族、阶级和社会群体的生活模式及行为习惯,表现在衣食住行、社会交往、情趣爱好等许多方面。生活方式是一个历史范畴,随着社会的发展而变化。不同社会、不同历史时期、不同阶层和不同职业的人,有着不同的生活方式。

生活方式病是发达国家对慢性非传染性疾病进行大量的流行病学调查后得出的结论。这些疾病的主要病因就是不良的生活方式,故凡是与生活方式有明确因果关系的疾病,都可称为"生活方式病"。它是由于社会、经济、文化、精神等出现的不良因素,使人们在衣、食、住、行、娱等日常生活中出现各种不良行为所导致的躯体或心理疾病,主要包括高血压、冠心病、中风、肥胖、糖尿病以及恶性肿瘤等,这些都是现代医学难以治愈,并且严重危害人们生命和健康的疾病。

随着社会的发展,科技的进步及人们生活水平的提高,人类生存的目标最终都要体现在增进健康上,即提高生命质量和延长生命长度。这就对养生、保健提出了更高的要求。目前世界卫生组织已经把养生保健定义为"经过系统安排的生活方式",其中"安排"是指有意识、有目的的举措,且要求有计划、有步骤、有连续性;"系统"是指所安排的举措不止一项,而是一个系列。而"系统安排"的生活方式需要固定下来,延续下去,持之以恒地实践才能达到养生的目的。实际上就是把良好的行为演绎为习惯。

 知识链接

生活方式与身体健康

目前,生活方式病已经融入了现代生活的许多方面。据调查,现代人类所感染的疾病中有 45% 与生活方式有关,而死亡因素中有 60% 与生活方式有关,如吸烟、过量饮酒、高热量饮食、食物过细、缺乏运动、精神紧张及作息不规律等,使肥胖、超重人群不断增加,动脉硬化、高血压、冠心病、糖尿病等疾病的发病率增高,并且有年轻化的趋势。另外,不健康的生活方式还会传播疾病,如随地吐痰可以传播流感、肺炎、脑膜炎等疾病;随地大小便会污染水源,传播霍乱、痢疾、肝炎等消化道疾病;不洁性行为、多个性伴侣以及共用针头注射毒品会传播肝炎、性病等。许多职业病也属于生活方式病的范畴,如颈椎病、肩周炎、痔疮、失眠等都与长时间伏案工作,缺乏必要的身体活动有关。

第一节　规律生活与美容保健

人的一切生理活动如体温、血压、血糖、睡眠、二便等都有周期性的节律,这种节律就是生物钟。人体的生物钟是与自然界的规律相统一的，它体现了中医"天人相应"的思想。这就要求人要有规律地生活，即持之以恒地顺应人体生物钟及大自然的韵律起居、饮食、劳动、学习。如果生活节奏符合人体的自然生理规律，人们就能保持充沛的精力，年轻而有朝气，不易生病。这在《黄帝内经》中就有了明确的认识："其知道者，法于阴阳，和于术数，饮食有节，起居有常，不妄作劳，故能形与神俱，而尽终其天年，度百岁乃去。"

一、起居有常

起居有常主要是指起卧作息和日常生活的各个方面有一定的规律并合乎自然界和人体的生理常度。它要求人们起居作息、日常生活要有规律，这是强身健体、延年益寿的重要原则。《素问·生气通天论》说："起居如惊，神气乃浮"，清代名医张隐庵说："起居有常，养其神也，不妄作劳，养其精也。夫神气去，形独居，人乃死。能调养其神气，故能与形俱存，而尽终其天年"，这说明起居有常是调养神气的重要法则。神气在人体中具有重要作用，它是对人体生命活动的总概括。人们若能起居有常，合理作息，就能保养神气，使人体精力充沛，生命力旺盛，面色红润光泽，目光炯炯，神采奕奕。反之，若起居无常，不能合乎自然规律和人体常度来安排作息，天长日久则神气衰败，就会出现精神萎靡，生命力衰退，面色不华，目光呆滞无神。起居有常主要表现在定时睡眠和觉醒以及保证睡眠时间两个方面。（详见本书第十章《睡眠调养》）

二、膳食平衡

膳食是供给机体营养物质的源泉，是维持人体生长、发育，完成各种生理功能，保证生命生存的不可缺少的条件。《汉书·郦食其传》所说："民以食为天"，就是这个意思。可见，古人早就认识到了饮食与生命的重要关系。他们在长期实践中积累了丰富的知识和宝贵经验，逐渐形成了一套具有中华民族特色的饮食养生理论，在保障人民健康方面发挥了巨大作用。饮食养生的目的在于通过合理而适度的补充营养，以补益精气，并通过饮食调配，纠正脏腑阴阳之偏颇，从而增进机体健康、抗衰延寿。由于饮食为人所必需，而饮食不当，又最易影响健康，食养是中医养生学中的重要组成部分。（详见本书第四章《膳食美容保健》）

三、定时排便

排便是人体排泄废物的主要形式，其正常与否，直接影响到人体的健康。所以，养成良好的排便习惯，对健康长寿具有重要意义。古代养生家对保持大便通畅极为重视。汉代王充在《论衡》中指出："欲得长生，肠中常清，欲得不死，肠中无滓"。金元时代的朱丹溪也说："五味入口，即入于胃，留毒不散，积聚既久，致伤冲和，诸病生焉"。就是说，肠中的残渣、浊物要及时不断地清理，排出体外，才能保证机体的正常生理功能。如果大便经常秘结不畅，可导致浊气上扰，气血逆乱，脏腑功能失调，因此而产生或诱发多种疾病，如头痛、牙痛、肛门病、冠心病、高血压、脑血管意外、肠癌等。

保持大便通畅的方法很多，如养成定时排便的习惯，以早上 5~7 时为最佳排便时间，因为此时大肠经当令，大肠的蠕动功能最旺盛，而且前一天所进的饮食在此时已经运化完全；每天主动多饮水，尤其在晨起后要饮 1~2 杯，即 200~300ml 白开水，既可起到洗涤肠道、稀释血液的作用，又可刺激胃肠蠕动，软化粪便而促进排便；在饮食上应多吃富含膳食纤维的食物，如全谷类食品、薯类、新鲜蔬菜、水果等，以刺激肠道蠕动，增加肠内容量，加快粪便排出；

每天适度运动也很重要,可以增强胃肠道蠕动,促进排便;早晚各做1次15分钟的腹式呼吸,使小腹部、腰背部出现发热感,随着腹肌的起伏运动,胃肠的活动量随之增大,消化功能也得到了增强,对糟粕的排出会更加彻底;腹部推拿也有助于排便,每天晚上入睡前用两手相叠揉腹,以肚脐为中心,顺时针方向揉动100次,并且点按天枢、足三里、上巨虚等穴位,可以促进肠道血液循环,疏通肠胃,从而促使大便顺畅排泄。另外,排便时要做到有便不强忍,排便不强挣。忍便不解,会使粪便中的毒素被肠黏膜吸收,危害机体;排便强挣,会过度增高腹压,使心肌耗氧量增加,血压上升,容易诱发心脑血管疾病。

四、定时饮水

水是构成人体的主要成分,也是维持人体正常生理活动的重要物质。水与美容的关系非常密切,这在第四章《膳食美容保健》中已经论述。人每天的饮水量为8~10杯,即1600~2000ml,但要因人、因时而异。饮水要足够,但不能一次完成,一次大量喝水会引起水中毒,科学的饮水方法是"少喝多饮",即每次少喝一点,多喝几次。最好的方法是定时定量饮水,有研究显示,一天中最佳喝水时间有四个:

1. 晨起后　经过一夜的长睡,滴水未进,使人体处于缺水状态,从而导致血液变浓,黏度增大,血流缓慢,排污排毒能力减弱,造成体内代谢废物堆积,故起床后要及时喝水,以尽早补充夜间失去的水分,稀释血液,这对防止脑血管疾病非常有利。

2. 上午10:00　起床后,活动加剧,耗水量增加,此时血液再度变浓,适时进水,可补充出汗及经尿排出的水分,维持体内水的正常含量。

3. 下午3:00　此时进水,除起到补水作用外,还可使体内积累的废物及时排出。

4. 就寝前1~2小时　晨起及睡前饮水是一天中饮水最关键的时刻。睡前喝水可保持夜间体内水分的充足,对防止血液因夜间长时间未补水而浓缩,也可有效地促进消化与睡眠,保证消化液生成所需要的水分,还可作为夜间水分丢失的储备。

人体内缺水时,除感到口渴外,还会感到口干、唾液少、皮肤干燥、唇裂、无力、尿少、头晕、头痛等,严重时还会出现发热、烦躁不安等精神症状。这时必须快速补充水分。

五、适量运动

生命在于运动,人体通过一定的运动,可以有效改善形态功能,提高身体素质和基本活动能力,促进智能发展,培养良好的道德品质和心理素质,提高社会适应能力等。这些能力与水平的提高,是人体健康得到发展的重要标志。详见本书第七章《运动美容保健》。

六、劳逸结合

劳和逸都是人体的生理需要,劳逸适度,能够使气血调畅,形神兼备。《素问·上古天真论》中有"食饮有节,起居有常,不妄作劳,故能形与神俱,而尽终其天年"的记载,可见劳逸适度符合养生之道。

传统医学早在两千多年前就认识到了劳逸适度对身体健康的重要性,《素问·宣明五气论》说:"久视伤血,久卧伤气,久坐伤肉,久立伤骨,久行伤筋"长期体力或脑力疲劳,会使气血伤耗,出现气短、困倦、心悸、失眠健忘等症,严重者甚至诱发急性心脑血管疾病。近年来时有发生的中年精英"过劳死"现象让很多人都意识到,过度劳累对身体健康的危害。实际上,与"过劳"相对的"过度安逸"同样也不利于健康,人在日常生活中,如果四体不勤,饱食终日,无所事事,就会出现气血运行不畅,筋骨脆弱,脾胃消化功能衰退,抵抗力下降,精神萎靡,还可能继发各种疾病,如肥胖、冠心病、高血压、糖尿病等。

现在很多疾病的发生都与过劳或过逸有关。近几年来腰椎间盘突出症年轻化趋势非常明显,而且发病原因两极分化,有的是因为过度运动造成损伤,有的是因为长时间不活动使腰椎间盘长期处于高压状态,导致发病率增高。

养生学家主张劳逸结合,互相协调。或劳与逸交替进行,或劳与逸互相包含,劳中有逸,逸中有劳,只有劳逸协调适度才能保持健康。正如孙思邈《备急千金要方·卷二十七·道林养性》所说:"养生之道,常欲小劳,但莫疲及强所不能堪耳。"

七、心理平衡

人的健康不仅指生理上的健康,还包括心理和社会适应等方面的完好状态,即包括身、心两方面的健康。现代医学证明,许多疾病,如癌症、高血压、冠心病、胃溃疡、肝脏疾病等都与心理因素明显相关,所以精神心理状态对身体的健康有重要影响。详见本书第十一章《情志调养》。

八、培养情趣

情趣即性情志趣,这里主要是指生活情趣,通俗地讲,凡是人们的兴趣、爱好、玩赏、消遣都可以纳入生活情趣的范畴。情趣是人的一种生存状态,是具有艺术意趣的生活方式。有情趣,就是懂得生活的艺术化和情感化。人们追求情趣,就是要学会以多种多样的艺术的生活方式来充实自己的生活,长久保持一种健康向上的心态。心理健康的人总能从日常生活的平凡小事中,发现乐趣,体验情趣。人的兴趣、情感、修养、知识和环境不同,会有不同的情趣。情趣会随着人自身和环境发生变化而发展或改变。高雅情趣是健康、科学、文明、向上的情趣,符合社会道德和法律的要求,体现了一个人对美好生活的追求、乐观的生活态度和健康的心理。

情趣健康实际上就是选择了科学的生活方式。工作之余安排一些读书写作、练字习画、吹拉弹唱等健康有益的文体活动,不仅能陶冶情操,充实精神,还有助于调节心境,消除烦恼,增强体质,益智养心,延缓衰老,对健康的功效是任何高档保健品和现代医疗手段都无法替代的。

第二节　不良嗜好与美容保健

一、吸烟

(一) 吸烟的危害

烟草在燃烧时,所释放的烟雾中含有 4000 多种已知的化学物质,其中焦油在肺中会浓缩成一种黏性物质;尼古丁会使人成瘾,主要是对神经系统产生影响;一氧化碳能减低红细胞将氧输送到全身的能力;另外还含有氰化物、致癌物和芳香烃等刺激性烟雾,它们有多种致病变、致癌变的生物学作用,严重危害人体各重要组织器官。据世界卫生组织的最新的调查显示,全球每年死于吸烟相关疾病的人数达 400 万,到 2020 年预计将达到 1000 万人。在我国至少有 3.2 亿的烟民,并且每年仍在递增。为此,联合国确定每年 5 月 31 日为全球戒

烟日,世界卫生组织把吸烟看成二十世纪的瘟疫。吸烟能使人体产生多种疾病:

1. **呼吸系统疾病** 人体的呼吸道表面有一层纤毛,正常情况下,从下向上运动,起到排除异物和尘埃的作用。长时间吸烟,焦油会把这种纤毛表面粘住,影响摆动。纤毛摆动不顺畅后,排除有害物质和异物的功能就会减弱。另外焦油、一氧化碳、尼古丁等有害物质到达肺时,与煤气中毒相似。一氧化碳进入血液后,依仗比氧强大几倍的优势,挤掉氧气,强行与血红蛋白结合,造成全身血液循环的供氧不足。口腔、咽喉、气管、支气管、肺部缺氧后就会患慢性咽炎、慢性支气管炎,甚至发展成慢性阻塞性肺气肿、呼吸系统癌症等。

2. **心血管系统疾病** 吸烟与冠心病、高血压、猝死、血栓闭塞性脉管炎的发病有关。氧气缺乏给心脏造成了负担,心脏不得不代偿性超负荷工作。烟草中的尼古丁和一氧化碳会造成冠状动脉内膜的损伤,从而形成冠心病;还会造成血管内环境的异常,增加血小板的聚集,使血黏度增加,从而易于形成血栓;另外,尼古丁还会使高密度脂蛋白的水平降低,减少心肌供氧量的同时增加心肌的耗氧量,导致心脏传导系统的异常。因此,吸烟者患冠心病的风险要比平常人高很多,防治冠心病离不开戒烟。在中国吸烟者的死亡原因中,冠心病仅排在慢性阻塞性肺病和肺癌之后,名列第三。科学家归纳了导致冠心病的九个独立危险因素,吸烟排第二,仅次于高血脂,比高血压、糖尿病的排名还要靠前。

知识链接

冠心病的危险因素

导致冠心病的九个独立危险因素按先后顺序排列依次为:血脂异常、吸烟、高血压、糖尿病、腹型肥胖、缺乏运动、每日摄入的水果和蔬菜减少、大量饮酒和社会心理因素。

3. **脑血管系统疾病** 吸烟增加脑出血、脑梗塞、蛛网膜下腔出血的危险。另外吸烟可损伤脑细胞、损害记忆力、影响对问题的思考及引起精神紊乱等。

4. **消化系统疾病** 烟草中的尼古丁会引起胃溃疡并延缓溃疡的愈合,同时,还会破坏胃肠的正常活动,从而导致消化性溃疡、胃炎、食管癌、结肠病变、胰腺癌和胃癌等疾病。

5. **内分泌系统疾病** 吸烟 20 支 / 日,可使糖尿病危险增加 1 倍。吸烟亦可促发甲状腺疾病。

6. **口腔疾病** 吸烟可以引起许多口腔疾病,如唇癌、口腔癌、口腔白斑、白色念珠菌感染、口腔黏膜色素沉着、口腔异味等。

7. **眼科疾病** 吸烟可以引起许多眼科疾病,中毒性视神经病变、视觉适应性减退、黄斑变性、白内障等。

8. **泌尿生殖系统疾病** 烟草中的化学物质进入血液循环后,经肾脏滤过,然后通过膀胱从尿液中排出体外。在膀胱内它们可以破坏细胞,从而增加膀胱癌的发病率。烟草中尼古丁有抑制性激素分泌及杀伤精子的作用,同时可阻碍精子和卵子的结合,大大降低妇女的受孕机会。烟草还会使女性出现月经紊乱、流产、绝经提前等症状,并使绝经后的骨质疏松症状更加严重。

9. **皮肤疾病** 据美国皮肤病专家杰弗里·史密斯研究表明,同阳光的暴晒一样,烟草会导致弹性硬蛋白和弹性纤维变粗或断裂。氧气供应量的减少也会影响皮肤的主要组成部分即胶原的形成,并导致皮肤干燥,从而加剧皱纹的出现。

总之,吸烟者得口腔癌、喉癌、食道癌、胃癌、膀胱癌等癌症的几率比不吸烟者高 5~10

倍,冠心病发病率高 4 倍,肺癌发病率高 10~20 倍,吸烟量越大,患肺癌危险性越高,气管炎发病率高 2~8 倍。

 知识链接

公共场所禁烟的必要性

　　研究显示,被动吸烟比主动吸烟吸入的有害物质多得多,吸烟者吐出的冷烟雾中,烟焦油含量比吸烟者吸入的热烟雾中多 1 倍,苯丙芘多 2 倍,一氧化碳多 4 倍。室内吸两支烟的污染比室外高 20 倍。同一个吸烟者共同生活患癌症机会增加 1.4 倍,同两个吸烟者共同生活患癌症机会增加 2.3 倍。流行病学调查表明,丈夫吸烟的女性的肺癌患病率为丈夫不吸烟者的 1.6~3.4 倍。国际性的抽样调查证实,吸烟致癌患者中的 50% 是被动吸烟者。所以必须大力提倡在公共场所禁烟。

(二)戒烟

　　1. 戒烟的益处　　要戒烟,首先应当了解戒烟后的益处。戒烟 20 分钟后,身体里尼古丁含量会降低,全身的循环系统得到改善,特别是手和脚部。戒烟 8 小时后,血液中的含氧量达到不吸烟时的水平,同时体内一氧化碳的含量减少到一半。戒烟 24 小时后,体内残留的一氧化碳消失殆尽,肺部开始清除黏液和其他吸烟残留物。戒烟 48 小时后,尼古丁全部消除,味觉和嗅觉开始得到改善。戒烟 72 小时后,呼吸变得更加轻松,同时整体精神状态有所改善。戒烟 3~9 个月后,各种呼吸问题都会得到改善,而且肺部的工作效率增加了 10%。戒烟 1 年后,生殖能力增加了 1/3。戒烟 5 年后,患心脏病的风险下降到了吸烟前的一半,而患中风的危险与不吸烟者相当。戒烟 10 年后,患肺癌的几率为继续吸烟者的一半。戒烟 15 年后,患心脏病的危险与从来不吸烟的人相同。

　　2. 戒烟的方法

　　(1)尼古丁替代疗法:就是使用含有微量尼古丁的产品,比如口香糖、鼻腔喷雾剂或贴在皮肤上的膏药等,来帮助缓解戒烟者在戒烟过程中出现的失眠、易怒、焦虑等症状。这些替代产品中的尼古丁进入血液的速度比吸烟要慢得多,但是都能迅速有效地缓解烟瘾。与口香糖、鼻腔喷雾剂相比,皮肤膏药使用更为方便,尤其适用于有鼻窦炎或者鼻腔过敏的人。但是孕妇、高血压及心脏病患者要慎用,不可擅自使用,或者遵照医嘱使用。

　　(2)药物疗法:有一种叫"载班"(Zyban)的处方药,可以通过对大脑的作用减轻戒烟过程的剧烈反应。它可以单独使用,也可以和皮肤膏药一起使用,以增加戒烟成功的几率。然而,如果戒烟者中风、心功能不全、头部曾经受创或已在服用抗抑郁药,就不适合服用"载班"。

　　(3)针灸疗法:针灸对戒烟有一定的帮助。针灸戒烟常常选用的针刺穴位为列缺、足三里、神门、合谷、内关和戒烟穴(位于列缺与阳溪之间),也可采用压丸法、埋针法或激光疗法对耳穴进行刺激。常用的耳穴有:神门、内分泌、肺、脾、气管、口。

　　无论采用哪一种戒烟方式,非常重要的一点是要获得来自家人、朋友的全力支持,有效地督促戒烟者实施戒烟计划,并帮助其减轻身心所承受的压力。当然,成功的关键还是在于戒烟者自己。

二、酗酒

(一)酒精的危害

　　当人体血液中的乙醇浓度达到 0.05% 时,酒精的作用开始显露出来,表现为兴奋和欣快感;当乙醇浓度达到 0.1% 时,人就会失去自控能力;当乙醇浓度达到 0.2% 时,就会使人酩酊大醉;而乙醇浓度达到 0.4% 时,人就可能失去知觉,昏迷不醒,甚至有生命危险。

大量饮酒能使神经系统由兴奋到高度抑制,严重破坏神经系统的正常功能;长期过量饮酒还会损害肝脏,导致酒精性肝硬化;此外,慢性酒精中毒对身体还有多方面的损害,如可导致多发性神经炎、高血压、心脑病变、造血功能障碍、胰腺炎、胃炎和溃疡病等;长期大量饮酒还能危害生殖细胞,致使后代智力低下;经常饮酒的人患喉癌及消化道癌的发病率也明显增加。

(二) 戒酒的方法

要彻底戒掉酗酒习惯,最重要的是主观认识到酗酒的危害。

1. 认知疗法 通过影视、图片、讨论等多种传媒方式,让嗜酒者端正对酒的态度,正确认识酗酒的危害,从思想上坚持纠正饮酒的成瘾行为,社会上舆论干预和强制的行政手段,对戒酒有绝对的效果,但应提倡主动戒酒。

2. 逐渐减量法 要有计划地逐渐减少饮酒量及次数,切忌一次戒掉,以免出现戒断症状。

3. 借助药物 由于饮酒是一种成瘾行为,需要相当努力才能把这种习惯改正过来。借助药物的帮助,有时也是必要的,这样能够提高戒酒成功率。

4. 反恶疗法 是一种行为矫正方法。其目的在于饮酒时不但得不到欣快感觉,相反产生令人痛苦的体验,形成负性条件反射,常用药物配合。

5. 家庭治疗 酒往往给家庭带来不幸,但对其进行制约的最好环境也是家庭。因此,家庭成员应帮助患者,让其了解酒精中毒的危害,及早树立起戒酒的决心和信心,并与患者签好协定,定时限量喝酒,循序渐进地戒除酒瘾。同时创造良好的家庭气氛,用亲情温情去解除患者的心理症结,使之感受到家庭的温暖。

6. 集体疗法 成立各种戒酒协会,进行自我教育及互相约束与帮助,达到戒酒目的。

三、纵欲

自古房事如水火,能生人也能杀人。纵欲会加速衰老,《黄帝内经》中云:"以酒为浆,以妄为常,醉以入房,以欲竭其精,以耗散其真……故半百而衰也。"也就是说,纵欲者,寿命不可能长;脑髓为肾所生,纵欲必然伤肾,肾精亏耗无法充盈脑髓,所以纵欲之人会出现头痛、头晕、昏睡等表现;纵欲还会伤骨,因为肾主骨生髓,骨髓生于肾精,所以纵欲者骨质疏松,因此,古人把纵欲当做破骨的斧子,故《阴符经》曰:"淫美色,破骨之斧也";纵欲也会伤耳,肾开窍于耳,耳朵的营养要靠肾精的滋润,纵欲者肾精耗伤,所以易发生耳鸣、耳聋。由于精在生命活动中起着十分重要的作用,所以,要想使身体健康而无病,保持旺盛的生命力,养精则是十分重要的内容。《类经》明确指出:"善养生者,必宝其精,精盈则气盛,气盛则神全,神全则身健,身健则病少,神气坚强,老而益壮,皆本乎精也"。保精的另一方面含义,还在于保养肾精,即狭义的"精"。男女生殖之精,是人体先天生命之源泉,不宜过分泄漏,如果纵情泄欲,会使精液枯竭,真气耗散而致未老先衰。《千金要方·养性》中指出:"精竭则身惫。故欲不节则精耗,精耗则气衰,气衰则病至,病至则身危"。告诫人们宜保养肾精,这是关系到机体健康和生命安危的大事。足以说明,精不可耗伤,养精方可强身益寿,作为养生的指导原则,其意义也正在于此。

(廖 燕)

复习思考题

1. 什么是生活方式病?
2. 健康的生活方式包括什么?
3. 吸烟对健康的影响有哪些?

第八章 环境与美容保健

学习要点

常见的环境有害因素及防护方法;四季美容保健的原则和方法。

环境对人的健康有重要影响。广义上讲个人以外的一切都是环境。环境可分为自然环境和社会环境。自然环境是指地球上由空气、土壤、水、日光、生物等围绕人群的空间中各种自然因素的综合。社会环境是指人类通过长期的改造自然和生产劳动过程中形成的社会关系、生产体系和物质文化的综合,如社会所奉行的政策、法令、社会设施、风俗习惯、道德观念等。环境是人类生存发展的物质基础,环境的质量直接影响人们的生活质量。人体与环境在不断的发生物质、能量和信息的交换,停止交换就停止了人的生命。由环境污染引起的人类疾病,总称为"环境病"。本章重点阐述自然环境及四季与美容保健的相关知识。

第一节 自然环境与美容保健

一、环境有害因素的种类

人们生活在某种环境中将受到环境中各种因素的综合影响。自然环境中有害因素按性质可分为化学因素、物理因素、生物因素、人类工效学因素等。

1. 化学因素 指各种工业生产中产生的化学物质,包括金属及类金属、有机溶剂和高分子化合物等。化学因素对人体的作用大多数遵循剂量-效应关系,在一定剂量以下可以无明显作用,只有当体内达到一定剂量水平才发生作用。

2. 物理因素 主要有高温、寒冷、噪声、振动、电磁辐射(高频电磁场、微波、紫外线、X射线及其他放射性射线)。生活环境中目前危害较大的主要是高温、寒冷和噪声。

3. 生物因素 包括病毒、细菌及其他病原体,它们侵入人体后可以自行繁殖,繁殖至一定程度可致病。

4. 人类工效学因素 指人类的日常生活和工作,包括机器设备的使用,是否符合人体解剖和生理功能特征,不符合时,就可能导致躯体和精神的过度紧张和疲劳。

二、常见的环境有害因素及防护

(一)化学物质

人们在参加生产劳动的过程中,可广泛接触各种化学物质,如化学工业中的石油加工、橡胶、合成纤维、塑料、制药、油漆、染料等生产;机械工业中的电焊、电镀、喷漆等作业;纺织工业中的印染、人造纤维及化学纤维生产;农业生产中使用农药时也会接触有害化学物质。

这些化学物质主要包括金属及类金属、有机溶剂和高分子化合物三大类,金属类化学毒物主要有铅、汞、锰、铬、砷等;有机溶剂主要有苯、甲苯、二甲苯、汽油、二硫化碳等;高分子化合物主要有塑料、合成纤维、合成橡胶、黏合剂和离子交换树脂等。生产环境中的这些有害化学物质主要经呼吸道吸收,其次是经皮肤,也可经消化道吸收。

化学物质因其作用的强度、持续时间和受害者的健康状况等不同,可以引起不同类型的损害。最明显的损害是急性或慢性中毒。慢性中毒是环境有害因素危害人体健康的重要形式,它们以低浓度或低剂量长期反复作用于人体,使污染物在体内积聚,使重要器官的生理功能逐渐减退或受到损害,机体的防御功能和抵抗力降低,导致机体易感性增加或慢性疾病的发病率升高;急性中毒是环境中有毒物质在短时间内大量迅速进入机体所致,严重可引起死亡,常见于较严重的污染源或有毒物质泄漏。

化学因素对人体系统器官的影响主要表现在以下方面:①呼吸系统是最易受损害的系统,如吸入高浓度异氰酸甲酯可引起支气管痉挛、哮喘样呼吸、肺炎、严重的肺水肿和肺出血;而轻度和中度接触异氰酸甲酯则可引起气道阻塞疾病、肺炎和肺纤维化等;有些化学物如氮氧化合物、有机氟化合物的热裂解而产生的气体吸入后会出现呼吸道刺激作用和恶心呕吐等。②神经系统对化学物质是高度敏感的系统,长期中、低浓度接触可引起周围神经的损害,主要表现为感觉异常直到麻醉、肌肉萎缩、神经传导速度减慢、肌电图异常伴有头痛、头昏、疲乏、睡眠差、多梦、注意力不集中、记忆力减退等神经衰弱综合征;急性高浓度接触可引起麻醉作用。③化学物质对皮肤黏膜具有刺激作用,长期接触可引起皮肤干燥、皲裂、角质化和易感染。④肝脏是代谢外源性化学物的器官,接触过量化学物质可引起中毒性肝炎。⑤肾脏是排泄外源性化学物及其代谢产物的主要脏器,所以也易受损。⑥吸入含苯的有机溶剂挥发气体可造成血液系统的病变,如白细胞缺乏症、贫血等。⑦化学毒物还可引起过敏性疾病、自身免疫性疾病并影响妇女的生殖功能。⑧肿瘤虽然未能明确阐明其病因,但已肯定外界环境中存在一些致癌因素,尤其以环境化学致癌因素为多。

避免有毒化学物质伤害,主要应注重个人防护,工作时穿好防护服装,避免直接接触或吸入。一旦受到损伤,尤其急性中毒,应立即采取相应处理措施,积极就医。有毒化学物质在储存时应分开存放,做好标识,运输过程注意包装,不可混装,轻装轻卸。

 知识链接

农药的危害

农药是指防治农作物害虫、病菌、鼠类、杂草的化学制剂,也包括植物生长激素和农药增效剂等。按其成分可分为:有机磷、有机氯、氨基甲酸酯类、脒类杀虫剂,有机汞等。有机磷农药使用最广,一般不溶于水,在碱性溶液中可变成毒性较大的敌敌畏,能通过消化道、呼吸道及皮肤和黏膜进入人体内,迅速分布到全身各器官和组织,经氧化及水解而迅速破坏,主要经肾脏排出。急性中毒早期出现毒蕈碱样症状,主要表现为恶心、呕吐、多汗、流涎、瞳孔缩小、视力模糊、呼吸道分泌物增多。病情进展可出现烟碱样症状,如肌纤维震颤以及中枢神经系统症状。有机氯农药,进入体内可在血液和脂肪组织中有一定蓄积,也可长期残存在土壤和人畜体内,妇女接触本品可出现月经异常和不孕等表现,并可能有干扰妊娠结局的作用,还可经乳汁分泌而危害乳儿。有机汞农药则主要侵犯神经系统,也可通过胎盘屏障,有胚胎毒性,可造成对子代的严重损害。

(二) 粉尘

按粉尘的性质可分为无机粉尘和有机粉尘两大类,主要存在于纺织、陶瓷、羽绒、皮毛、轻工修理、铸造、砂轮研磨等行业中。

1. 矽尘　矽尘指游离二氧化硅含量超过 10% 的无机性粉尘。长期吸入大量矽尘所引起的肺组织纤维化为主的全身性疾病称为矽肺。矽尘作业有采矿(金属矿、煤矿)、基建、筑路、隧道开掘、水电建设工程及含硅矿石的粉碎等。一般接触矽尘 5~10 年,甚至 20 年以上才发病。矽肺早期症状不明显,往往在拍摄胸片时被发现,故接触过矽尘的人应定期做胸片检查,追踪观察。

2. 石棉　石棉是由镁、铁以及部分钙、钠的含水硅酸所组成的具有纤维结构的一类矿物的总称。吸入这类粉尘所引起的尘肺称为石棉肺。见于纺织工人、石棉加工、采矿及选矿工人、造船厂的锅炉维修工,绝缘材料制造工,尤其我国农村,家庭手纺石棉线遍及全国各地,其纺线设备均为木制手摇车,无任何防护措施。石棉肺症状出现较早,主要有咳嗽、气短、无力、胸痛等症状,早期即可出现限制性通气功能障碍,晚期可有肺气肿、杵状指等。

3. 棉、麻　有机粉尘中棉、麻尘对工人健康的危害较为严重。吸入棉、麻等粉尘引起以支气管痉挛为主的疾病称为棉尘症。据报道,作业环境棉尘浓度平均为 $18mg/m^3$,受检工人平均接尘工龄 7.1 年,接尘工人嗅觉减退、鼻出血检出率、鼻炎和慢性增生性咽炎的患病率明显高于对照组,且肺功能减退与接尘工龄相关,而不受年龄、性别的影响。

4. 农民肺　在农村,未经充分晒干而堆贮的饲草,由于植物细胞呼吸产热,促使干草小多芽胞菌及普遍高温放线菌的生长,这类菌的孢子随饲草粉尘吸入人体内,可引起广泛性的肺纤维性变,造成肺部损害病变,称之为农民肺。

避免生产性粉尘对肺的伤害,积极预防是非常重要的。凡接触粉尘的工作岗位应采取综合防尘措施,并优先选择无尘或低尘的新技术、新设备。农民则要注意将饲草晒干储存,注意通风并经常检查有无霉变现象。工作者应使用符合国家标准的防止粉尘危害的防护用品,并定期进行相关的健康检查。对已确诊有肺部损害的,必须调离粉尘作业岗位,并积极进行治疗或疗养,防止并发症。

(三) 有害气体

有害气体主要来自工业企业燃料的燃烧,生活炉灶中的煤烟、烹饪的油烟,机动车排出的尾气等。大城市污染一般比农村严重,城市工业区污染比生活区严重。这些污染问题只能依靠社会力量加以解决。但是,目前我国居室的污染对人体健康的影响不亚于大气污染。加强居室的通风换气、选择合乎卫生标准的装潢材料、不在室内吸烟、注意宠物的饲养卫生等对改善居室空气质量有重要意义。下面介绍两种常见的室内空气污染:

1. 煤的燃烧　煤除含有大量的碳外,还含有少量的硫、磷、氮、氢、氧等元素。煤气的主要成分是氢、一氧化碳和甲烷。当炉火温度达 175℃ 时,煤气灶持续使用 1 小时以后,在通风不良的厨房里,空气中的一氧化碳的浓度要比通风良好的厨房内高得多。用煤气取暖器时,特别是持续使用时,一氧化碳、二氧化碳浓度急剧上升,二氧化硫也有所升高,极易引起煤气中毒(即一氧化碳中毒)。

预防煤气中毒,首先要保证室内有足够的新鲜空气,使煤气充分燃烧,变成二氧化碳和水蒸气;其次要防止漏气;使用时先打开总阀门,然后划火柴,再打开灶具开关点火,即"火等气";不用时将总阀门和灶具开关都要关严;防止因用煤气炉烧水,水沸溢出后将火浇熄而引起的煤气泄漏;不可私接煤气烧火锅或取暖器,以免接头脱落,大量煤气外溢而引起一氧化碳中毒。

一氧化碳是无色、无臭、无味的气体,因此要特别提高警惕,应经常打开门窗通风。一氧化碳比空气轻,容易从高处排出,在窗户上安一个风斗,有利于排出一氧化碳。

2. 烹调油烟 在烹调的过程中,食用油及食品在高温下热分解产生的挥发性产物,以烟雾的形式散发到空气中,形成油烟。油烟的成分相当复杂,它受食用油种类、食物品种、加热温度、加热时间、含湿量、与空气的接触面积以及金属离子等诸多因素影响。在油烟的成分中,多环芳烃、亚硝胺类化合物为已知的人类致癌物。近来,对上海市区 672 例经常从事烹饪的家庭妇女作了肺癌病例对照研究,发现肺癌危险性随每周烹调菜肴的数量、对眼刺激的程度以及屋内烟雾程度的增加而上升。上海市肿瘤研究所报道了一系列菜油油烟凝聚物的遗传毒性,证实了菜油在 260℃ 以上高温时产生的油烟凝聚物具有致突变性。

要避免油烟对人体的伤害,需减少烹调时油烟污染,主要有两种方法:①控制油烟污染源,最好的办法是改变烹饪习惯,降低烹调油温,少吃煎炸食品;②加速油烟污染物的扩散与稀释,使用脱排油烟机或排气扇来降低厨房空气污染物浓度。但等待烹调油热冒烟时再开排烟器,或关火后立即关闭,这样短时间的排风,不易有效排除空气中的油烟污染。

(四)高温和低温作业

高温环境下可出现体温调节、水盐代谢、循环系统、消化系统、泌尿系统等一系列的生理功能改变,常见于高温车间工作,如炼钢、窑工或炎日下的户外工作者。低温环境下工作,会使皮肤血管收缩,出现皮温下降,皮肤血流减少,进而导致内脏瘀血,产生各种脏腑病变,常见于低温冷水作业及北方寒冷气候时的户外工作者。防护高低温对人体的伤害,主要在于实现生产过程的自动化、积极做好防暑降温或防寒保暖工作、控制超温环境的工作时间。

(五)噪声

人体接受强噪声作用后,除感到耳鸣外,还会出现听力下降或听力丧失,甚至不能完全恢复,称为噪声性耳聋。噪声通过听觉器官作用于大脑皮质和自主神经中枢(下丘脑),引起中枢神经系统一系列反应,可引起头痛、头晕、心悸及失眠等神经衰弱综合征以及胃肠功能紊乱并可能对心理产生不良影响。

因此,在生产生活中应积极控制噪声污染,如营造隔音林,采用吸音、隔音屏障等措施,将噪声污染严重的企业搬离生活区,合理规划城市和建筑布局,长期接触噪音的职业性工人可以戴耳塞、耳罩或头盔等护耳器。

(六)振动

振动是一种物理现象,是物体在外力作用下,以中心位置为基准,呈周期性变化的机械运动。驾驶车辆、飞机、拖拉机、操纵混凝土搅拌机或捣碎机时,司机受机械作用都会产生振动。振动的强度过大或作用时间过长,对人体有不良影响,主要表现为前庭器官刺激症状和自主神经功能紊乱,如眩晕、恶心、心慌、出汗、头昏、呕吐、血压升高等。若长时间处于振动状态,会导致消化功能和内分泌功能紊乱,如胃肠蠕动减慢、消化液分泌减少、食欲下降等。

(七)洗涤剂

1. 洗衣粉 有研究发现,长期接触大剂量加酶洗衣粉可引起皮肤干燥,出现特殊性红斑、手部皮肤脱屑,因此在使用加酶洗衣粉时,应注意把洗衣粉放入洗衣机内,不宜直接用手洗。切忌用洗衣粉洗手、洗餐具。用洗衣粉洗手往往洗不干净,而且会残留在手上,通过皮肤的毛孔直接吸收进入体内。如手上皮肤有损伤,洗衣粉更易进入血液内造成疾病的隐患。若用洗衣粉清洗餐具,不易漂洗干净,洗衣粉随餐具摄入体内后,在血液循环中破坏血细胞的细胞膜,会引起肝脾的损伤,造成机体的抗病能力降低而影响健康。

2. 洗洁精 研究发现,从餐具上"吞咽"洗洁精等残留的微粒,能导致多种肠道疾病。

洗洁精进入人体内能使细胞外层剥落而易受细菌侵袭,由此引起结肠炎、肠胃炎和消化系统功能失调及受损等。用洗洁精洗净餐具后,一定要用大量清水冲洗,尤其在清洗婴儿的哺乳用具时,更应多次用大量清水冲洗。

第二节　四季美容保健

四季美容保健,即是按照春夏秋冬时令节气的阴阳变化规律,采取相应的养生保健手段,实现健康美容的一种方法。《素问·四气调神大论》中说:"阴阳四时者,万物之始终也,死生之本也……逆之则灾害生,从之则苛疾不起"就是说天地、四时、万物对人的生命活动都会产生影响,使人体产生生理或病理反应,不顺应自然规律则易感疾病,顺应自然规律则可保身体康健。另《灵枢·本神》指出:"智者之养生也,必顺四时而适寒暑,和喜怒而安居处,节阴阳而调刚柔,如是僻邪不至,长生久视",意思说养生保健一定要顺应四时季节变化规律而变换生活方式,从情志、饮食、起居、运动、保健各方面进行调控,采取主动积极的态度防御外邪的侵袭,实现防病健美的目的。

四季更替,人的脏腑、阴阳、气血均会随之发生变化。如五脏主五时,肝属风主春,心属火主夏,脾属土主长夏,肺属金主秋,肾属水主冬,在各自主时的季节,该脏之气就相对较为旺盛;春夏阳气发泄,气血易趋向于表,故皮肤松弛,疏泄多汗;秋冬阳气收藏,气血易趋向于里,表现为皮肤致密少汗多溺。因此,需要随着春夏秋冬四时之气,调脏腑功能,调气血阴阳,调五脏所主神志,以求适应四季变化。另外,季节变化还与经络肌肤骨髓等组织相关,《素问·四时刺逆从论》说"春气在经脉,夏气在孙络,长夏在肌肉,秋气在皮肤,冬气在骨髓中"说明经气也随季节变动而发生变化。

掌握了四季与人体的关系,还要注意季节的多发病,例如,春季多温病,夏季多腹泻,秋季多痢疾,冬季多痹病等。另外某些慢性宿疾,往往在季节变化和节气交换之时发作或增剧,如心肺疾患常在秋末冬初和气候突变时发作,癫狂易在春秋季发作,青光眼则好发于冬季等。这些内容都应在四季保健中重视起来,以保持机体健康状态。

一、四季美容保健原则

（一）春夏养阳,秋冬养阴

《素问·四气调神大论》说:"夫四时阴阳者,万物之根本也。所以圣人春夏养阳,秋冬养阴,以从其根,故与万物沉浮于生长之门。逆其根,则伐其本,坏其真矣。故四时阴阳者,万物之始终也,死生之本也。逆之则灾害生,从之则苛疾不起,是谓得道。"四时阴阳的变化规律,直接影响万物的荣枯生死,人们如果能顺从天气的变化,就能保全"生气",延年益寿,否则就会生病或夭亡。

春夏两季,天气由寒转暖,由暖转暑,是人体阳气生长之时,故应以调养阳气为主;秋冬两季,气候逐渐变凉,是人体阳气收敛,阴精潜藏于内之时,故应以保养阴精为主。所谓春夏养阳,即养生养长;秋冬养阴,即养收养藏。故春夏养阳,秋冬养阴,是建立在阴阳互根规律基础之上的养生防病的积极措施,是顺应四时阴阳变化的养生之道的关键。

张景岳说:"阴根于阳,阳根于阴,阴以阳生,阳以阴长,所以古人春夏养阳以为秋冬之地,秋冬养阴以为春夏之地,皆所以从其根也。今人有春夏不能养阳者,每因风凉生冷伤其阳,以致秋冬多患病泄,此阴脱之为病也。有秋冬不能养阴者,每因纵欲过度伤此阴气,以致春夏多患火症,此阳盛之为病也"。所以,春夏养阳,秋冬养阴,是四季保健养生中的一项积极主动的养生原则。

另外,俗语所说:"春捂秋冻",与"春夏养阳,秋冬养阴"也是一脉相承的。春季,阳气初生而未盛,阴气始减而未衰,人体肌表应气候转暖而开始疏泄,但抗寒能力较差,此时须注意保暖,防止春寒侵袭,保护阳气不受伤害,逐渐强盛,即"春捂";至秋天,阴气初生而未盛,阳气始减而未衰,人体阳气开始收敛,为冬时藏精创造条件,人体肌表处于疏泄与致密交替的状态,此时若突然添衣过多,会妨碍阳气的收敛,若能适当地接受一些冷空气的刺激,不但有利于肌表致密和阳气潜藏,对人体的应激能力和耐寒能力也有所增强,此即"秋冻"。但秋季是心脑血管疾病高发期,对于有这方面疾病史的中老年人,或者体质还很弱的幼儿,防寒依旧重要,要酌情增减衣物。

(二)慎避虚邪

《素问·八正神明论》说:"四时者,所以分春秋冬夏之气所在,以时调之也,八正之虚邪而避之勿犯也"。这里所谓的"八正",又称"八纪",指二十四节气中的立春、立夏、立秋、立冬、春分、秋分、夏至、冬至八个节气,它们是季节气候变化的转折点,节气前后的气候变化对人的新陈代谢均有一定影响,尤其体弱多病的人往往在交节时刻感到不适,或者发病,甚至死亡。

人体为适应气候变化以保持正常生理活动的能力毕竟有限,因此,人们在根据四季节气养护正气时,一定要对外邪有审识、注避忌,尤其在节气交替、气候反常的时候,只有将因时养生和慎避虚邪相结合,才会收到非常好的效果。

 知识链接

"冬病夏治"保健

从小暑到立秋,人称"伏夏",即"三伏天",是全年气温最高,阳气最盛的时节。对于一些每逢冬季发作的慢性病,如慢性支气管炎、肺气肿、支气管哮喘、腹泻、痹证等阳虚证,是最佳的防治时机,称为"冬病夏治"。其中,以老年性慢性支气管炎的治疗效果最为显著。

具体方法:一为内服药,以温肾壮阳为主,如金匮肾气丸、右归丸等,每日2次,每次1丸,连服1个月。二为外敷药,可用白芥子20g、元胡15g、细辛12g、甘遂10g,研细末,用鲜姜60g捣汁调糊,做成3cm直径药饼(如有麝香可取0.3g置药饼中央)贴在双侧肺俞、心俞、膈俞,或双侧肺俞、百劳、膏肓等穴位上,以胶布固定。一般贴4~6小时,如感灼痛,可提前取下;局部微痒或有温热舒适感,可多贴几小时。每伏贴一次,每年三次。连续三年,可增强机体免疫力,缓解机体的过敏状态。

二、四季美容保健方法

(一)春季保健

春为四时之首,万象更新之始。春三月,指立春到立夏前,包括立春、雨水、惊蛰、春分、清明、谷雨六个节气。《素问·四气调神大论》中说:"春三月,此谓发陈。天地俱生,万物以荣",春季自然界生机勃发,冰雪消融,蛰虫苏醒,阳气开始升发,保健必须顺应春天阳气升发,万物始生的特点,注意保护阳气,着眼于一个"生"字。

1. 精神调养　春属木,与肝相应。肝主疏泄,在志为怒,恶抑郁而喜调达。故春季应保持心胸开阔,乐观愉快,不可情怀忧郁,更要力戒暴怒。可多在春光明媚、风和日丽的时候去踏青、赏花,或登山、戏水,以陶冶情操,使自己的精神情志与春季自然相适应,充满生气,以利春阳生发。此外,《素问·四气调神大论》中提到,对待自然万物要"生而勿杀,予而勿夺,赏而不罚",即春季出行要注意保护生态环境,培养热爱大自然的良好情怀和高尚品德。

2. 起居有常 春回大地,人体阳气开始趋向于表,皮肤腠理逐渐开始舒展,肌表气血供应增多而引起肢体困倦,即俗语所说"春困"。但睡懒觉不利于阳气生发,而要夜卧早起,松缓衣带,舒展形体,可在庭院或场地免冠披发,信步慢行,以克服情志上倦懒思眠的状态,助生阳之气升发。

此外,春季气候变化较大,易出现乍暖还寒的情况,而此时人体腠理却开始变得疏松,对寒邪的抵抗能力减弱,所以,春天不宜骤然减去棉衣,提倡"春捂",特别是年老体弱者和儿童,减脱冬装尤宜审慎。《备急千金要方》中主张春时衣着宜"下厚上薄",既养阳又收阴。

3. 饮食有节 《素问·藏气法时论》:"肝主春……肝苦急,急食甘以缓之……肝欲散,急食辛以散之,用辛补之,酸泻之"。是说春季阳气初生,肝主春,故宜食辛甘发散之品,而不宜食酸收之味。酸味入肝,具收敛之性,不利于阳气的生发和肝气的疏泄。另外,春时木旺,与肝相应,肝木不及,故当用补,若肝木太过则克脾土,会影响脾胃的运化功能,故元代养生学著作《摄生消息论》说:"当春之时,食味宜减酸益甘,以养脾气",《金匮要略》也有"春不食肝"之说。

因此,春季应适当食用辛温升散的食品,如:麦、枣、豉、花生、葱、香菜等扶助阳气,少吃生冷黏杂食品,防止损伤脾胃。

4. 运动及保健 入春后,应多加强锻炼。因为冬天人体新陈代谢减慢,藏精多于化气,各脏腑器官的阳气都有不同程度的下降,故开春后要多活动,使春气升发有序,阳气增长有路。建议到空气清新之处,如公园、广场、河边、郊外的树多、登高之地,可慢跑、打拳、做操,形式不拘,取适合个人身体状况的活动。若年老体弱,行动不便,可趁春光明媚,气温适宜的时候去园林宽敞之处,凭栏远眺,切不可默坐,免生郁气,碍于舒发。

春季气温由寒转暖,各类致病微生物、细菌、病毒等开始生长繁殖,流感、肺炎、流脑、猩红热等传染病高发。因此,春季保健强调保持环境卫生,消灭传染源,室内多开窗,使空气流通。可在居室内放些薄荷油,任其挥发,以净化空气;或熏蒸食醋,用一倍的水稀释后,按 $5ml/m^2$ 的比例,关闭窗户,加热熏蒸,每周两次,对预防流感有良效。另外,提高自身抵抗力也很重要,注意口鼻保健,可每天两次按揉足三里、风池、迎香等穴提高免疫功能,或用板蓝根 15g、贯众 12g、甘草 9g,水煎服,饮用一周,有助预防外感热病。

(二)夏季保健

夏三月,指立夏到立秋前,包括立夏、小满、芒种、夏至、小暑、大暑六个节气。《素问·四气调神大论》中说:"夏三月,此谓蕃秀;天地气交,万物华实"。夏季日光灼热,雨量充沛,万物竞长,阳极而阴生,万物成实。因此,保健要顺应夏季阳盛于外的特点,注意养护阳气,着眼于一个"长"字。

1. 精神调养 夏属火,与心相应,故夏季要重视心神调养。《养生论》说:"夏季炎热,更宜调息静心,常如冰雪在心,炎热亦于吾心少减",即"心静自然凉"的夏季养生法。《素问·四气调神大论》也指出:夏季要"使志无怒,使华英成秀,使气得泄",是说夏季要神清气和,胸怀宽阔,精神饱满,对外界事物要有浓厚兴趣,乐观外向,可利于气机的通泄;反之懈怠厌倦,恼怒忧郁,则有碍气机。

2. 起居有常 夏季宜"夜卧早起",顺应自然界阳盛阴衰的变化。"暑易伤气",夏季易中暑,故夏季劳动、锻炼都应避开烈日,注意防暑降温。夏季宜安排午睡,一来避开午后炎热,二来帮助恢复体力。

夏天腠理开泄，更易受风寒湿邪的侵袭，故夏季睡眠不宜直接或长时间吹风扇，空调房与室外温差不宜过大；纳凉不可选择过道里，避开门窗缝隙，更不可露宿，在树荫、水亭、凉台等地点纳凉，时间不宜过长，防止贼风入中得阴暑证。

酷夏天热多汗，要勤换洗衣衫，久穿湿衣也易致病。夏季可每天洗一次温水澡，不仅使皮肤清爽，消暑降温，更可利用水压和按摩作用，降低神经系统兴奋性，扩张体表血管，加快血液循环，改善肌肤和组织的营养，降低肌肉张力，消除疲劳，改善睡眠，增强抵抗力。

3. 饮食有节　夏时心火当令，宜省苦增辛。心火过旺则克肺金，味苦之物能助心气而制肺气，故《金匮要略》说"夏不食心"。夏季出汗多，盐分损失多，若心肌缺盐则搏动失常，故夏季宜可多食酸味以固表，多食咸味以补心。

阴阳学说认为，夏月伏阴在内，饮食不可过寒。心主表，肾主里，心旺肾衰，即外热内寒之意，故冷食不宜多吃，少则犹可，贪多定会寒伤脾胃，令人吐泻。可多食西瓜、绿豆汤、乌梅小豆汤，解渴消暑，但不宜冰镇。

夏季谨防"病从口入"。气候炎热，人的消化功能较弱，故饮食宜清淡忌肥甘厚味。致病微生物繁殖快，食物极易腐败、变质，肠道疾病高发，要时刻注意饮食卫生。

4. 运动及保健　夏天阳光炽热，锻炼应在清晨或傍晚较凉爽时进行，场地宜选择公园、河湖水边，气温偏低、空气新鲜等处，锻炼项目以散步、慢跑、太极拳等轻慢运动为宜，也可选择森林、海滨等地疗养。不可剧烈运动致大汗淋漓，出汗过多时，可适当饮用盐开水或绿豆盐汤。运动过后，不要立即用冷水冲头、冲澡，不可大量饮用凉开水，避免引起寒湿痹证。

夏季保健须重点预防中暑。首先要避免在烈日下暴晒；合理安排工作时间和地点，劳逸结合；注意室内降温；保证充足睡眠。其次要讲究饮食卫生、饮用防暑解渴的饮料、使用防暑药物，如绿豆汤、酸梅汁、仁丹、十滴水、清凉油等。一旦出现全身明显乏力、头痛、眩晕、胸闷、心悸、大量出汗、恶心等症状，则是中暑先兆。应立即将患者移至通风处休息，给予淡盐开水或绿豆汤清热解暑，西瓜汁、芦根水、酸梅汤的效果更好。

 知识链接

如何预防疰夏

夏季暑湿气重，易感素体虚弱之人，如老人和儿童，引起疰夏，表现为乏力倦怠、精神萎靡、胸闷嗜睡、眩晕心烦、多汗纳呆、大便稀薄、日久可见消瘦。预防疰夏可在夏令之前服补肺健脾益气之品，入夏后服芳香化浊、清解湿热之方，如每天用鲜藿香叶、佩兰叶各 10g，飞滑石、炒麦芽各 30g，甘草 3g，水煎代茶饮。

（三）秋季保健

秋季，指立秋至立冬前，包括立秋、处暑、白露、秋分、寒露、霜降六个节气。《素问·四气调神大论》中说："秋三月，此谓容平。天气以急，地气以明"。秋季阳气渐收，阴气渐长，气温由热转冷，是阳盛转变为阴盛的关键时期，人体阴阳的代谢也开始向"阳消阴长"过渡。因此，秋季保健应以养"收"为主。

1. 精神调养　肺主秋，在志为忧。秋天日照减少，气温下降，草木凋零，容易引起人心中悲凉，产生忧郁情绪，悲忧过度则容易伤肺，反之，肺气虚则机体对不良刺激耐受性下降，更易生悲忧情绪。故秋天首要培养乐观情绪，保持神智安宁。《素问·四气调神大论》指出：

"使志安宁,以缓秋刑,收敛神气,使秋气平,无外其志,使肺气清,此秋气之应,养收之道也",说明秋季养生首先要培养乐观情绪,保持神志安宁,以避肃杀之气;收敛神气,以适应秋天容平之气,因此,我国古代民间有重阳节(阴历九月九日)登高赏景的习俗,也是养收之法,登高远眺,可使人心旷神怡,一切忧郁、惆怅等不良情绪顿然消散,是调解精神的良剂。

2. 起居有常 《素问·四气调神大论》说:"秋三月,早卧早起,与鸡俱兴"。秋季自然界的阳气由疏泄趋向收敛,早卧以顺应阳气之收,早起使肺气得以舒展,防收之太过。另外,秋季天气变化无常,甚至有"一天有四季,十里不同天"的情况,须多备几件秋装,做到酌情增减;不宜突然增衣过多,提倡"秋冻",提高机体对寒冷的适应能力,防止感冒,但不适合身体虚弱者和儿童。

3. 饮食有节 秋季肺金当令,饮食宜少辛增酸。酸味收敛补肺,辛味发散泻肺,肺金太旺则克肝木,故《金匮要略》说"秋不食肺",要尽可能少食葱、姜等辛味之品,适当多食一点酸味的果蔬。此外,秋燥伤津,饮食应以滋阴润肺为佳,如生地粥,或芝麻、糯米、粳米、蜂蜜、枇杷、菠萝等柔润食物,益胃生津。

4. 运动及保健 秋高气爽,是开展各种运动的好时期,除根据个人情况选择不同体育项目外,亦可选择一些气功、吐纳法等健身功法,可保肺强身、延年益寿。

秋季干燥,燥邪耗伤津液,常见口唇干裂、鼻干、咽干、大便干结、皮肤干燥甚至皲裂。减轻秋燥影响可适当服用宣肺化痰、滋阴益气的中药,如人参、沙参、西洋参、百合、杏仁、川贝等。

秋季是肠炎、痢疾、疟疾、乙脑等病的多发季节,应以预防为主。注意环境及饮食卫生,不喝生水,不吃腐败变质的食物,可服用板蓝根、马齿苋等煎剂,对肠炎、痢疾的流行有一定预防作用;对于乙脑患者则应按时接种乙脑疫苗。

(四) 冬季保健

冬季,是一年中气候最寒冷的季节,冬三月,指立冬至立春前,包括立冬、小雪、大雪、冬至、小寒、大寒六个节气。冬季寒风凛冽,草木凋零,阳气潜藏,阴气盛极;蛰虫伏藏,用冬眠状态养精蓄锐,为来年春天生机勃发做准备,人体的阴阳消长代谢也处于相对缓慢的水平,成形胜于化气。因此,冬季保健应着眼于一个"藏"字。

1. 精神调养 冬季要保证精神安静,以求阳气伏藏,正常生理不受干扰。《素问·四气调神大论》说:"冬三月,此为闭藏…使志若伏若匿。若有私意,若己有得",是说冬天必须控制情志活动,做到如同对待他人隐私那样秘而不宣,如同获得了珍宝那样感到满足,养精蓄锐,有利于来年春天的阳气萌生。

2. 起居有常 《素问·四气调神大论》说:"冬三月,此为闭藏。水冰地坼,无扰乎阳;早卧晚起……去寒就温,无泄皮肤,使气亟夺,此冬气之应,养藏之道也"。故冬季寒冷,宜早睡晚起,日出而作,"必待日光",保证充足的睡眠时间,利于阳气潜藏,阴精积蓄。衣着过少过薄,室温过低,则既耗阳气,又易感冒;反之,衣着过多过厚,室温过高,则腠理开泄,阳气不得潜藏,寒邪亦易于入侵。《千金要方·道林养性》说:"冬时天地气闭,血气伏藏,人不可作劳汗出,发泄阳气,有损于人也",故冬季不可作劳汗出,发泄阳气。

3. 饮食有节 冬季饮食宜少咸增苦。肾主冬,冬季阳气衰微,腠理闭塞,很少出汗,故应减少食盐摄入量,以减轻肾脏负担;增加苦味则可坚肾养心,故《金匮要略》说"冬不食肾"。根据"秋冬养阴"原则,冬季饮食不宜生冷也不宜燥热,适合食用滋阴潜阳,热量较高的膳食;冬季重于养"藏",是进补的最好时机,可多食谷类、牛羊肉、虾、核桃等热性食品,以护阳气;亦可根据体质、年龄等具体情况,进行有针对性的"药补"。

4. 运动保健 俗语说"冬天动一动,少闹一场病;冬天懒一懒,多喝药一碗。"说明冬季虽然寒冷,仍要持之以恒的进行体育锻炼,提高身体素质。但要避免在大风、大雪、雾露中锻炼。此外还要注意,雾霾天气户外空气污浊,可选择在室内进行锻炼。

冬季是麻疹、白喉、流感、腮腺炎等疾病的好发季节,除了一般保健方法,还可选用大青叶、板蓝根等有抗病毒作用的中药进行预防。此外冬寒常诱发支气管哮喘、慢性支气管炎等痼疾,心脑血管病和风湿痹证也多因寒冷刺激而加重。因此,此类疾病的患者,冬季尤其应该注重防寒护阳。

(五)节气交替的影响和自我保健

慎避虚邪中提到"八正"之时在因时保健中非常重要,事实也证明,一些急病重症,往往在节气日前后发病,甚至死亡。因此,重视交节前后的自我调护,不但对年老体弱者具有重要意义,对年富力强者也不例外。除了分别根据节气所在不同季节的保健方法进行调摄外,节气交替的两三天尤须注意:①保存体力,不要过分劳累,尤其注意不要劳汗当风,少熬夜,保证充足睡眠;②保持情绪稳定、乐观,尽量避免情绪冲动;③控制饮食,食入量适中,避免过寒、过热及不易消化食物,保持大便通畅;④及时增减衣服,谨防外邪侵袭机体;⑤在四立、二至、二分八个大的节气日前后,尤其要十分慎重。对于年老体弱者,可适当服些保健药物(如六味地黄丸、补中益气丸等),备好救急药物,随身携带,以防万一。

(刘　波)

复习思考题

1. 常见的有害环境因素有哪些?
2. 有害化学物质的种类及危害有哪些?
3. 四季美容保健的总体原则是什么?
4. 四季美容保健的方法有哪些?

学习要点

体质的定义;中医及现代医学对体质形成的认识;体质的分类及判定方法;各种体质的形成机制、特征、调养原则及调养方法。

第一节 体质的形成

体质是人群及人群中的个体在遗传的基础上,在环境的影响下,在生长、发育和衰老的过程中形成的结构、功能和心理特征上相对稳定的特殊状态。人体存在不同的体质类型,已经得到中西医及国内外学者的公认,体质具有发生相关疾病的倾向性,也在一定程度上决定了疾病的发展与转归。偏颇体质之人,体内阴阳气血已经失调,但尚未发展成疾病,处于病与未病之间的亚健康状态。所以改善偏颇的体质,可预防亚健康的发生,防止其转化为疾病,是预防疾病的重要方法,体现了中医学"不治已病,治未病"的预防思想。

一、中医对体质形成的认识

中医理论认为人体体质的形成主要取决于先天和后天两方面的因素,并受其他因素影响。先天因素由禀受于父母的先天之精气来决定,即肾中的元阴元阳;后天因素则主要由后天脾胃运化的水谷之精气来决定。

(一)肾精决定体质形成

肾为先天之本,先天禀赋对体质形成具有重要意义。元精、元气和元神为人身之三宝,其中以元精尤为重要。《素问·上古天真论》说:"肾者主水,受五藏六府之精而藏之"。五脏六腑的温煦滋润全赖肾中之水火。无论何种情况伤及肾精,五脏六腑均受其累,形成各种体质偏颇。可见,肾精亏损是形成体质偏颇的根本原因。

1. 肾精不足导致阴阳气血失调 肾精包括阴精与阳精,即元阴与元阳。全身的津液都来源于阴精,若肾中元阴不足,则津液枯竭而内燥生,形成阴虚内热体质;若肾中元阳不足,则失其温煦作用而寒从中生,形成阳虚体质;人体津液的运行全赖阳气的温煦推动而完成濡养之职,若阳虚失于温化,则津液聚而为痰,停而成饮,蓄而成水,形成痰湿体质;湿邪郁久化热,进而形成湿热体质;气血亦由肾精而化,肾精不足,无以化生气血,则形成气血亏虚体质;五脏六腑之气血不足,功能低下,气不能畅行,血不能运通,血脉凝涩而为瘀滞,形成气郁、血瘀体质。

2. 肾精不足使五脏受累

(1) 伤肾:肾中精气,是机体生命活动之本,对机体各方面的生理活动均起着积极重要的作用。肾阴和肾阳,是机体各脏阴阳的根本,二者之间,相互制约、相互依存、相互为用。如果由于某些原因,这种相对平衡遭到破坏而又不能自行恢复时,即形成肾阴虚或肾阳虚。

(2)伤肺:肺与肾的关系,主要表现于水液的代谢和呼吸运动两个方面。肾为主水之脏,肺为"水上之源",肺的宣发肃降和通调水道,有赖于肾的蒸腾气化。反之,肾的主水功能,亦有赖于肺的宣发肃降和通调水道,因此,肺失宣降,通调水道失职,必累及于肾,而致尿少,甚至水肿;肾的气化失司,关门不利,则水泛为肿,甚则上犯为喘,咳逆倚息而不得平卧,即如《素问·水热穴论》所说:"其本在肾,其末在肺,皆积水也"。肺主呼气,肾主纳气,肺的呼吸功能需要肾的纳气作用来协助,肾气充盛,吸入之气方能经肺之肃降而下纳于肾,故有"肺为气之主,肾为气之根"之说。若肾的精气不足,摄纳无权,气浮于上,或肺气久虚,久病及肾,均可导致肾不纳气,出现动则气喘等症。

(3)伤脾:脾为后天之本,肾为先天之本。脾之健运,化生精微,须借助于肾阳的温煦,故有"脾阳根于肾阳"之说。如果肾精亏损,肾阳虚衰,命火不足,则脾运失常可以导致泄泻;或肾阳虚弱,温煦无权,不能蒸化津液,阴寒内结,糟粕内积肠道,大便不通而成冷秘;或肾精亏损,津液内耗,燥热内生,肠道干涩,大便秘结而成热秘。

(4)伤心:肾属水,心属火,正常情况下,肾水上升,心火下降,水火既济,心肾交通。如果肾精亏损,水亏于下,不能上济于心,水火不济,则可致心火独亢,导致心烦不寐、健忘等;如因肾水不足,水不涵木而心肝火旺,导致阴血耗伤,心脉失于濡养,可致心痛频发;如肾阴先亏而后阴损及阳,不能鼓舞心阳,血脉失于温运,闭阻不畅,亦常发为心痛。

(5)伤肝:一为水不涵木,阴不敛阳而肝阳上亢,肝风内动,发为眩晕,手足颤动,拘急强直,甚则中风;二为肝肾虚寒,肝肾同居下焦,均有相火,如果肾阳亏损,则下焦虚寒,更因寒滞肝脉,在男子见寒疝、缩阴等证,在女子则为经冷腹痛,胞寒不孕等证。

3. **肾精不足导致"内生六气"** "内生六气"是指机体本身由于内脏功能失常而造成的六种病理变化过程,即化寒、化热、化燥、化湿、化火和化风。

(1)化寒:寒从中生的根源在于肾,因为肾中元阳为诸阳之本,由于肾阳不振,命门火衰,正如釜底无薪,水谷难熟,无以温煦人体,故诸寒丛生。所以《素问·至真要大论》说:"诸寒收引,皆属于肾"。寒在腠理则毛窍收缩,闭塞无汗;寒在肌肤筋肉则肢冷畏寒,厥逆不仁,挛急不伸,为痹为痛;寒在血脉则脉急蜷缩,血行凝滞。

(2)化燥:燥是指体内津液不足,干枯失润的状态,内燥多由阴液亏虚所致。而失精则为阴精亏损的常见原因,可见内燥以肾为根基。肾阴亏虚则津液内涸而化燥。《素问·调经论》说:"阴虚则内热"。内热则能进一步耗伤津液而化燥。燥则内不能滋养脏腑,外不能濡润腠理孔窍,以致皮肤憔悴,毛发枯焦,口唇燥裂,舌上无津,口渴咽干,小便短赤,大便秘结。

(3)化热化火:热为火之渐,火为热之极。火热有虚实之分。精血亏少,而致阴虚阳亢,阳有余则为热、为火,这是虚火之类。如心有虚火,则阳不入阴,神不内守,而见心悸怔忡,失眠健忘,五心烦热;胃有虚火则升降失司,而见咽干口燥,多食善饥,时作干呕,大便干结;肺有虚火则清肃无权,不能制阳,虚火灼络而干咳声哑,咽干盗汗,痰中带血。

(4)化风:风性善动,凡在疾病过程中出现了诸如头晕目眩,四肢抽搐,或强直,乃至猝然昏倒,昏不知人等症,都可称为风气内动。风也有虚实之分。《素问·至真要大论》说:"诸风掉眩,皆属于肝。"肝体阴而用阳,肝风之所以内动,是由于肝阴不足,阳失潜藏,亢而成风。肝木之养,有赖于肾水之滋,今因肾精亏损,精不化血,肝失濡养,水不涵木,虚阳上扰,风从内生。肝藏血,血与津液同源,精液失藏而致津液不足,液少血枯,血不养筋,可见手足蠕动,四肢震颤等症。

(5) 化湿：痰湿是因体内水谷津液运化转输受阻而蓄积停滞的。由于脾阳不振,升降失调,不能为胃行其津液,以致聚而成湿,或停而成痰,或留而为饮,甚则积而为水,故《素问·至真要大论》说："诸湿肿满,皆属于脾"。而脾胃的运化功能必须依赖于肾阳的温煦。石寿棠在《医原·百病提纲论》中论及内湿病机时说："内湿起于肺、脾、肾,脾为重,肾为尤重。盖肺为通调水津之源,脾为散输水津之本,肾又为通调散输之枢纽"。肾的水液代谢功能,全赖于肾中元阳,阳气虚则运化无力而成内湿。

（二）后天脾胃影响体质形成

脾胃为后天之本,它对体质的形成也起着十分重要的作用。作为秉受于父母的先天之精气,个体是无法选择的,而后天脾胃的调养与饮食的调摄则是可以人为控制的。控制适度,后天可以弥补先天之不足,调整体质上的偏颇;控制不当,则脾胃受损,正常体质也会变成偏颇体质,甚至"百病丛生"。

1. 脾胃受损使五脏受累　李东垣根据《黄帝内经》的理论反复论述了病从脾胃而生的病机,得出了"元气之充足,皆由于脾胃之气无所伤,而后能滋养元气。若胃气之本弱,饮食自倍,则脾胃之气既伤而元气亦不能充,而诸病之所由生也"的结论。可见脾胃受伤则五脏受邪,主要表现在如下几方面：

(1) 伤脾：脾的主要生理功能是主运化,升清和统血。如果脾的运化水谷功能减退,则会出现腹胀、便溏、食欲不振、倦怠、消瘦等;脾的运化水湿的功能减退,则水液在体内停滞,产生湿、痰、饮等病理产物;脾主升清的功能减弱,则水谷不能运化,气血生化无源,可出现神疲乏力、头目眩晕、腹胀、泄泻等;脾气的固摄能力减退,则统血功能减弱,而导致出血。

(2) 伤肺：脾与肺的密切关系,主要表现于气的生成和津液的输布代谢两个方面。肺所吸入的清气和脾胃所运化的水谷精气,是组成气的主要物质基础。在津液代谢方面,肺的宣发肃降和通调水道,有助于脾的运化水液功能,从而防止内湿的产生;而脾转输津液,散精于肺的功能,不仅是肺通调水道的前提,而且也为肺的生理活动提供了必要的营养。脾气不足时,常可导致肺气的不足;脾失健运,津液代谢障碍,水液停滞,则聚而生痰、成饮,多影响肺的宣发和肃降功能,可出现喘、咳、痰多等表现。

(3) 伤心：心主血,脾统血。脾又为气血生化之源,故心与脾的关系甚为密切。脾的运化功能正常,则化生血液的功能旺盛。血液充盈,则心有所主。如思虑过度,不仅暗耗心血,且可影响脾的运化功能,则气血生化无源,导致血虚而心无所主;若脾不统血而致血液妄行,则也会造成心血不足。这就形成了以眩晕、心悸、失眠、多梦、腹胀、体倦、面色无华为主的心脾两虚证。

(4) 伤肝：肝与脾在血的生成、贮藏及运行等方面有密切的联系。脾运健旺,生血有源,且不溢出脉外,则肝有所藏。若脾虚气血生化无源,或脾不统血,失血过多,均可导致肝血不足。

(5) 伤肾：脾为后天之本,肾为先天之本。脾之健运,化生精微,须借助于肾阳的温煦,故有"脾阳根于肾阳"之说。肾中精气亦有赖于水谷精微的培育和充养,才能不断充盈和成熟。若脾阳久虚,进而可损及肾阳,而成脾肾两虚之证。

2. 脾胃受损产生"内生六气"　脾胃不足可使五脏六腑皆病,内风、内寒、内热、内湿、内燥及内火将接踵而至。《脾胃论·饮食劳倦所伤始为热中论》反复强调"脾胃气衰,元气不足,而心火独盛"。心火旺盛必将累及肝木而致肝火旺盛,从而表现为肝风内动之证。这是由脾胃及肝,由火致风的主要病机。

至于寒热,《脾胃论·饮食劳倦所伤始为热中论》说:"有所劳倦,形气衰少,谷气不盛,上焦不行,下脘不通,胃气热,热气熏胸中,故曰内热"这是热证的病机。又说:"阴盛生内寒,厥气上逆,寒气积于胸中而不泻,不泻则温气去,寒独留,寒独留则血凝泣,血凝泣则脉不通,其脉盛大以涩,故曰寒中"这是寒中证的病机。寒中而致血瘀,在脾胃虚寒证中是相当常见的。

脾胃受损而内生燥湿,《脾胃论·脾胃虚则九窍不通论》说:"饮食劳倦所伤,自汗,小便数,阴火乘土位,清气不生,阳道不行,乃阴血伏火。况阳明胃土右燥左热,故化燥火而津液不能停,且小便与汗皆亡津液"这是亡津液而致燥的机制。脾胃有伤,运化失司,水湿停于体内为患,正如《素问·至真要大论》中所说"诸湿肿满,皆属于脾"。

二、现代医学对体质形成的认识

现代医学认为,体质的形成主要与下列因素有关:

(一) 遗传因素

1. **遗传决定了体质的多样性** 遗传是人们观察到的由亲代将其特征传给子代的一种现象。现代遗传学研究结果表明,一个人从他的双亲那里继承下来的全部物质及遗传信息都包含在卵子和精子里面。人类一切遗传性状都是在遗传信息的控制下,在发育过程中,在环境的影响下从受精卵开始直到死亡,经过一系列的演变而形成的。生殖细胞中的染色体负载着遗传信息,人体细胞中含有 23 对染色体,每条染色体上约有 2000 多个代表遗传特征的基因(DNA)。基因是由一定的核苷酸(主要是其中的碱基成分)按特定的顺序排列而成,在含有几百万对碱基的 DNA 分子中,碱基可以出现无穷无尽的排列方式。由此所决定的无穷无尽的形态结构与心理特征,才使世界上没有两种生物的 DNA 有相同的碱基排列顺序,这就是人与人之间个体体质差异的遗传学依据。

2. **体质可变又难变** 在进化过程中,任何生物体,包括人体在内,都有遗传性和变异性两个对立统一的方面。遗传中有变异,变异里有遗传。人体体质亦然。影响体质遗传和变异的因素是十分复杂的。现代遗传学研究结果表明,一个个体的性状是来自基因的作用。基因型这个词用来说明基因的结构,表型则用于说明外部的表现。某一个人的基因型是恒定的,当他起源于一个受精卵的时候就已经定下来了。表型即机体的性状则是能变的,是基因型和它的非基因型环境之间相互作用的结果。特定的基因型规定了生物在一定环境条件下的特定反应方式,而特殊环境条件也影响一定基因型的表达,甚至可以改变其原来的反应方式。异种生物,甚至同种机体的基因型互不相同,或不完全相同,机体内外环境更是复杂多变,这就必然造成各种生物在不同环境中千差万别的表型。特定基因型在各种环境中所表达的以及可能表达的全部表型,共同构成该基因型的反应规范。反应规范越大,机体在不同环境影响下的可塑性或适应力也越大。因此,可以得到的结论是:"生物的全部性状都是基因型和环境条件互相作用的最后产物。基因型和环境条件任何一方面发生变化都可能导致某种性状的变异",即都可能引起体质上的变异。但必须强调,这种变异是有一定规范和限度的,不是任意变化的,它受基因型的制约。由此可见,人体的体质是可变的,又是相对稳定的、难变的。

3. **遗传与体质类型的形成** 体质诊断和分类的依据都来源于人体的性状。性状的含义是一个正在发育或完全发育好的个体的任何一种可观察的表现。如一个生化特征,一种细胞形状,一种解剖结构,一种器官功能,甚至一种精神特征。大多数性状是由许多基因复杂的相互作用所产生的结果,大多数性状都取决于许多基因,这些基因中的任何一个发生了改变均可以导致该性状的改变,同理,一个基因也就往往可以影响一个以上的性状。基因是通过同其他细胞组分的相互作用而产生效应的,而不是单独地决定性状的。因此,体质类型的遗传有三种可能:一是以某个基因为原发点,然后通过一种代谢性效应形成一种综合征,在临床上显示出一种特定的体质类型;另一种是通过连锁群的方式由亲代将"综合征"作为一个遗传单位直接传递给后代;第三种是多基因遗传的可能性仍然是存在的。

(二)地理因素

不同地区具有不同的地理特征,包括地壳的物理性状、地球的化学成分、物产及气候条件等特征。这些地理因素将影响生活在该地区人群的体质,使相同环境下的人群体质具有趋同性。现代生态学也认为,生物体中所存在的全部化学物质都来自空气、土壤和水,而人体体质就是以此为物质基础形成的。因此体质因地区而不同。

饮食是地理因素影响人群体质的重要因素。人类是通过饮水,进食粮食、蔬菜、水果及禽兽肉类等维持生命的。人们已经认识到同一种谷物或蔬菜在不同地区其成分是不同的,而同一地区的土壤、植物、动物及人体内的常量元素间的分布比例是基本一致的。随着社会的发展,越来越多的人挣脱了地域的束缚,并逐渐疏离一方一隅的生活习惯,融入空前统一的生活方式之中,即人们在不同的时空条件下过着类似或相同的生活,并使人类体质的趋同性越发显著。但认识地区体质差异仍然具有重要意义,它提示地理因素对体质的影响和地域性多发疾病的存在,从而为因地、因人制宜提供依据。

(三)气象因素

影响体质形成的各种气象因素主要包括温度、湿度、气流、气压、光照度及日月与其他星体对人体的影响等。气象因素可以直接作用于人体产生生理性及病理性影响。

不同体质对不同气象因素的易感性不同,这就是所谓的"同气相求"。"同气相求"有两层意思,首先是指某种体质容易感受相应的外邪,其次指发病类型与传变趋势的倾向性也与外邪性质和体质类型密切相关。但要注意以下几点:①某种体质类型易感受某种外邪,只是指感受该种外邪较大的可能性,而不是必感某邪或不感他邪;②既病之后,人体所患病证的性质与外邪和体质类型的综合影响有关,如风邪中人,作用于阴虚内热者,则常为风热证,作用于虚寒者,则常为风寒证,作用于内湿者,则常为风湿证;③病变发展趋向及传变多取决于体质因素,如寒邪中人,对素体阳虚者,病多从寒化,或表寒更甚,或直中于里,或入里寒化;如素体阴虚者,虽以寒病为其始,但往往有化热之倾向,或为表寒里热,或见入里化热。

阳虚质者畏寒喜温,故能夏不能冬;阴虚者喜凉畏热,故能冬不能夏。因此,阳虚质者宜于冬天去温暖之处,而阴虚质者则宜于夏天去凉爽之处游览疗养。如果反此而行,则非但不能治疗疾病,反将加剧病情。痰湿质者与瘀血质者同样有寒热喜恶之分,也应问其所便,而定来去方向。痰湿质者忌去卑湿之地,以免外湿引动内湿而湿病加重,此种体质者宜于长夏去地势高的温燥之地治病。当在客观条件许可的情况下选择适合于体质条件的工作地域,这一措施对防病、养生保健是非常有益的。

(四)生活习惯

1. **饮食习惯** 饮食是人体维持生命活动的能量来源。人们平时所摄取的食物在提供能量的同时,也影响着人的体质。中医理论认为,不仅饮食的质量可以影响体质强弱,而且饮食偏嗜可以形成不同的体质类型。如酒肉肥甘之物多属热性食物,如果长期食用热性食物,则易助湿生热;冰冻寒冷的食物摄取过多会对机体产生两方面的影响,一是伤及脾胃阳气,特别是中年之后更容易形成寒湿痰浊的体质;二是引起血行不畅,尤其女性月经期不避寒凉,日久体内瘀血留存,形成瘀血体质。

中国地域广阔,民族众多。各地区、各民族的地理环境和饮食习惯对体质的形成也有很大影响。如湿热地区喜食辛辣,粤人、川人嗜食辣椒、湘人多食胡椒、南洋人常食咖喱,皆取其辛温化湿、醒脾开胃之功。西北人多食炙烤油炸之品,味厚发热,以抵御寒冷。但随着社会的发展,各地的饮食习惯逐渐融合,诸如川菜、烧烤、火锅等地域风味食品风靡全国,这些均是辛热肥腻之品,"多食辛辣则火生……多食浓厚则痰湿俱生"(《医方论·消导之剂》)。可见各地区、各民族饮食习惯的高度融合已使人们的体质特征出现空前的趋同性,即湿热内蕴。

2. 烟酒嗜好　我国每年的烟、酒消费量均居世界首位,长期过量吸烟饮酒必然使体质产生潜在的变化。"酒为百药之长",适量饮酒可散风寒、通筋脉、解除疲劳、振奋精神。过量饮酒和长期嗜酒则是有害的。酒为熟谷之液,《证治准绳·类方》中记载酒"气热而质湿",《顾松园医镜·本草必用》中记载过饮则"生痰动火"。大量饮酒后多有倦怠胸闷、头目不爽、口干口黏、舌苔厚腻、不思饮食等湿热征象;长期嗜酒者每见面垢油腻,饮食减少,口干口苦,甚或口臭,舌苔黄腻等,呈现湿热体质的典型特征。

与酒不同,即使是少量吸烟也将给身体带来较大的危害。烟作为辛热之物,燥热助阳在所难免,且烟为浊物,吸烟太多易生痰浊,故嗜烟者多有吐浓浊痰液之现象。《顾松园医镜·症方发明》中强调"烟为辛热之魁",现代学者也认为"香烟燥热,极易损伤肺阴,肺为水之上源,肺气受损,肺气宣发和肃降失常,水液代谢失调,所以痰湿内生"。近20年来,我国吸烟人数持续增长,中国占世界1/5的人口,却吸掉了世界上1/3的香烟,吸烟所引起的体质变异不容忽视。可见,烟酒等不良嗜好,都有助湿生热之弊,为湿热体质的形成起了推波助澜的作用。

3. 保健药食　受中国传统文化的影响,国人素有"尚补"之俗。综观常用补品,多属温阳滋阴、益气养血之品,温阳益气者助热,滋阴养血者生湿,无虚之人服之难免内生湿热。误补的主要原因在于对中医中药理论的片面认识。《潜斋医学丛书·言医》中谈到"药为病而设,非养生之物也",但由于人们强身健体的迫切要求和中医理论知识相对匮乏,使多数人难以对补益品的作用和不良反应认识清楚,从而形成了"全民进补"的妄补之风。所以,补法运用的扩大化违背了中医四时五脏阴阳之理,否认了辨证论治。补益之风的兴盛在减少虚性体质的同时也从一定程度上加重了人群湿热内盛体质的形成。

（五）社会心理因素

人类既具有生物属性,又具有社会属性和思维属性,人的健康和疾病受到社会环境的严重影响,有些疾病甚至完全是由于社会心理因素引起的。以"形神一体观"为特征的中医学理论始终强调体质是躯体素质和心理素质的综合体,脏腑功能与精神情志的联系具有相对稳定的特异性。长期的不良心境必然在某种程度上引起躯体素质的变化并最终导致体质的变异。

工业文明带来了物质财富奇迹般的增长,也使人类的精神失去了平衡。社会生活的剧变、信息流量的膨胀、效率意识的增长、人际关系的复杂、物质利益的分化等,使现代人精神紧张、情绪躁动、心灵疲惫、焦虑不安。种种不良的心理环境是导致心身疾病的重要原因。

体质与证的关系

"证"是疾病所特有的,只有患者才会有"证";而体质是正常人或亚健康人群特有的,它还没有发展成疾病。证以质为基础,证型将随质型而化。目前,人们辨证与辨体质的方法是相同的,都采用中医的望闻问切法。体质与证的差别主要表现在如下几个方面:①形成原因不同,体质的形成以先天遗传因素为主,遗传决定了体质的形成,但受后天环境的影响,如劳逸失度、饮食偏嗜、房室不节等都会对体质产生影响,而疾病的产生以后天环境为主,如外感六淫、饮食不节、情志所伤等;②传变速度不同,体质转变时间长,病证转变速度快,《伤寒论》中就有疾病"日传一经"之说;③分型繁简不同,目前公认的证型至少有311种,按现代中医体质分型只有9种主要分型,即使加上亚型与复合型也比证型少得多;④调治难易不同,相对说来,证的治疗比较容易,体质的调整却很困难,当病因去除以后,病证可以消失而体质仍然存在。

第二节 体质的分类与判定

体质是人类生命现象的一种重要表现形式。很久以前,人们就开始进行研究与探索,而且对它的分类方法也非常多。

一、体质的分类

(一)古代的体质分类

1. 根据阴阳、五行分类 早在《黄帝内经》中就有关于体质形态的划分和体质与疾病、美容、寿命关系的论述。如《灵枢·通天》中根据个体间阴阳量的不同,将体质划分为"太阴之人""少阴之人""太阳之人""少阳之人""阴阳平和之人"等五种不同类型,并描述了他们不同的生理、心理和行为特征;《黄帝内经》还以五行及其所属的五音、五色、五方、五季等,根据人群中个体的肤色、形态特征、功能特征、行为表现、心理性格及对环境的适应能力等特点,归纳总结出木、火、土、金、水五种体质类型,每类中又以五色结合经脉归属与特性再分五类,而成二十五种体质类型,正如《灵枢·阴阳二十五人》所言:"先立五行,金、木、水、火、土,别其五色,异其五声,而二十五人具矣"。这种分类方法,综合考虑并系统概括了人体生命现象的几个方面,可以说是比较全面的。以后历代医学家做了进一步丰富与扩展,也提出了许多种分型,但其分类方法各持己见,始终未能形成统一的标准。

2. 根据先天禀赋和后天调养分类

(1)先天禀赋充盛体质:其体质特征为前额及两眉间开阔饱满,鼻部宽大,面颊至耳门之间广大开阔,肌肉丰满,耳郭方正宽大,耳垂长大,五官位置平正,面色正常,明润光泽,呼吸均匀自然,肌肉坚固,皮肤致密,神气十足。《灵枢·寿夭刚柔》中概括为:"形充而皮肤缓者则寿,形充而皮肤急者则夭,形充而脉坚大者顺也,形充而脉小以弱者气衰,衰则危矣……此天之生命所以立形定气而视寿夭者,必明乎此,立形定气而后以临病人,决死生"以上论述的是形体特征,先天禀赋充盛,体质处于健康、协调状态,不易患病,患病后易于调治,所以也容易长寿。正如《景岳全书·传忠录·先天后天论》所说:"故以人之禀赋言,则先天强厚者多寿"。

(2)先天禀赋不足体质:其体质特征为五官位置挤凑,前额及眉间部无开阔之象,鼻部狭小,鼻孔外张,颊侧及耳门之间狭窄不足,耳郭单薄瘦小……面部四周低窄,呼吸急促,肌肤疏松。上述这种体质特征,气血阴阳亏虚,易于遭受邪气侵袭,患病后难治、易早亡,正如《景岳全书·传忠录·先天后天论》中说:"故以人之禀赋言……则先天薄弱者多夭"。

(3) 后天调养良好体质:其体质特征为面色红润有光泽,形体充盛,肌肉坚实,皮肤致密,富有弹性,精力充沛,毛发润泽光亮,行为敏捷。《景岳全书·传忠录·先天后天论》谈到:"故人以禀赋言,先天强厚者多寿……后天培养者,寿者更寿"这种体质特征说明后天调养良好的人,经常处在健康状态,不易发病,即使有病也易治,易长寿,易形体健美。

(4) 后天失养体质:其体质特征为精神萎顿,面容憔悴,形体瘦削,肌肤松弛,缺乏弹性,面色萎黄,毛发干枯。这种体质特征说明后天失养的人,脾胃功能低下,气血阴阳虚衰,易于遭受外邪侵袭,患病之后亦多表现为虚证,多会减寿早夭。

 知识链接

《灵枢·论痛》中体质对药物和疼痛的耐受性的记载

早在《灵枢·论痛》中就记载了不同体质的人对药物和疼痛的耐受性是不同的,如"人之骨强筋劲肉缓皮肤厚者耐痛,其于针石之痛,火焫亦然""加以黑色而美骨者,耐火焫""胃厚色黑大骨及肥者,皆胜毒"。《灵枢·论勇》中说"夫忍痛与不痛者,皮肤之薄厚,肌肉之坚脆,缓急之分也,非勇怯之谓也"。《灵枢·论痛》则论述:"胃厚色黑,大骨及肥者,皆胜毒;其瘦而薄胃者,皆不胜毒也"。《灵枢·论痛》中记载:"坚肉薄皮者,不耐针石之痛,于火焫亦然",《灵枢·论痛》也记载:"若肉瘦而胃薄者,气血本属不足,安能胜毒药也。"

(二) 现代的体质分类

中华中医药学会 2009 年 4 月 9 日在京发布了最新的《中医体质分类与判定》标准,是我国第一部指导和规范中医体质分类和体质辨识研究及应用的规范性文件,旨在为体质辨识及与中医体质相关疾病的防治、养生保健、健康管理提供依据,使体质分类科学化、规范化。该标准将体质分为平和质、气虚质、阳虚质、阴虚质、痰湿质、湿热质、血瘀质、气郁质、特禀质 9 个类型。各类体质特征如下:

1. 平和质(A 型)

【总体特征】阴阳气血调和,以体态适中、面色红润、精力充沛等为主要特征。

【形体特征】体形匀称健壮。

【常见表现】面色、肤色润泽,头发稠密有光泽,目光有神,鼻色明润,嗅觉通利,唇色红润,不易疲劳,精力充沛,耐受寒热,睡眠良好,胃纳佳,二便正常,舌色淡红,苔薄白,脉和缓有力。

【心理特征】性格随和开朗。

【发病倾向】平素患病较少。

【对外界环境适应能力】对自然环境和社会环境适应能力较强。

2. 气虚质(B 型)

【总体特征】元气不足,以疲乏、气短、自汗等气虚表现为主要特征。

【形体特征】肌肉松软不实。

【常见表现】平素语音低弱,气短懒言,容易疲乏,精神不振,易出汗,舌淡红,舌边有齿痕,脉弱。

【心理特征】性格内向,不喜冒险。

【发病倾向】易患感冒、内脏下垂等病;病后康复缓慢。

【对外界环境适应能力】不耐受风、寒、暑、湿邪。

3. 阳虚质(C 型)

【总体特征】阳气不足,以畏寒怕冷、手足不温等虚寒性表现为主要特征。

【形体特征】肌肉松软不实。

【常见表现】平素畏冷,手足不温,喜热饮食,精神不振,舌淡胖嫩,脉沉迟。

【心理特征】性格多沉静、内向。

【发病倾向】易患痰饮、肿胀、泄泻等病;感受外邪易从寒化。

【对外界环境适应能力】耐夏季不耐冬季;易感风、寒、湿邪。

4. 阴虚质(D 型)

【总体特征】阴津亏少,以口燥咽干、手足心热等虚热性表现为主要特征。

【形体特征】体形偏瘦。

【常见表现】手足心热,口燥咽干,鼻微干,喜冷饮,大便干燥,舌红少津,脉细数。

【心理特征】性情急躁,外向好动,活泼。

【发病倾向】易患虚劳、失精、少寐等病;感受外邪易从热化。

【对外界环境适应能力】耐冬不耐夏;不耐受暑、热、燥邪。

5. 痰湿质(E 型)

【总体特征】痰湿凝聚,以形体肥胖、腹部肥满、口黏苔腻等痰湿表现为主要特征。

【形体特征】体形肥胖,腹部肥满松软。

【常见表现】面部皮肤油脂较多,多汗且黏,胸闷,痰多,口黏腻或甜,喜食肥甘甜黏,苔腻,脉滑。

【心理特征】性格偏温和、稳重,多善于忍耐。

【发病倾向】易患消渴、中风、胸痹等病。

【对外界环境适应能力】对梅雨季节及湿重环境适应能力差。

6. 湿热质(F 型)

【总体特征】湿热内蕴,以面垢油光、口苦、苔黄腻等湿热表现为主要特征。

【形体特征】形体中等或偏瘦。

【常见表现】面垢油光,易生痤疮,口苦口干,身重困倦,大便黏滞不畅或燥结,小便短黄,男性阴囊潮湿,女性带下增多,舌质偏红,苔黄腻,脉滑数。

【心理特征】容易心烦急躁。

【发病倾向】易患疮疖、黄疸、热淋等病。

【对外界环境适应能力】对夏末秋初湿热气候、湿重或气温偏高环境较难适应。

7. 血瘀质(G 型)

【总体特征】血行不畅,以肤色晦暗、舌质紫黯等血瘀表现为主要特征。

【形体特征】胖瘦均见。

【常见表现】肤色晦暗,色素沉着,容易出现瘀斑,口唇黯淡,舌黯或有瘀点,舌下络脉紫黯或增粗,脉涩。

【心理特征】易烦,健忘。

【发病倾向】易患癥瘕及痛证、血证等。

【对外界环境适应能力】不能耐受寒邪。

8. 气郁质（H 型）

【总体特征】气机郁滞，以神情抑郁、忧虑脆弱等气郁表现为主要特征。

【形体特征】形体瘦者为多。

【常见表现】神情抑郁，情感脆弱，烦闷不乐，舌淡红，苔薄白，脉弦。

【心理特征】性格内向不稳定、敏感多虑。

【发病倾向】易患脏躁、梅核气、百合病及郁证等。

【对外界环境适应能力】对精神刺激适应能力较差；不适应阴雨天气。

9. 特禀质（I 型）

【总体特征】先天失常，以生理缺陷、过敏反应等为主要特征。

【形体特征】过敏体质者一般无特殊；先天禀赋异常者或有畸形，或有生理缺陷。

【常见表现】过敏体质者常见哮喘、风团、咽痒、鼻塞、喷嚏等；患遗传性疾病者有垂直遗传、先天性、家族性特征；患胎传性疾病者具有母体影响胎儿个体生长发育及相关疾病特征。

【心理特征】随禀质不同情况各异。

【发病倾向】过敏体质者易患哮喘、荨麻疹、花粉症及药物过敏等；遗传性疾病如血友病、先天愚型等；胎传性疾病如五迟（立迟、行迟、发迟、齿迟和语迟）、五软（头软、项软、手足软、肌肉软、口软）、解颅、胎惊等。

【对外界环境适应能力】适应能力差，如过敏体质者对易致过敏季节适应能力差，易引发宿疾。

二、体质的判定

（一）判定方法

回答《中医体质分类判定表》中的全部问题，每一问题按 5 级评分，计算原始分及转化分，依据标准判定体质类型。

$$原始分 = 各个条目分值相加$$

$$转化分 = [(原始分 - 条目数)/(条目数 \times 4)] \times 100$$

1. 平和质判定（见表 9-1）

表 9-1 平和质判定表

请根据近一年的体验和感觉，回答以下问题	没有（根本不）	很少（有一点）	有时（有些）	经常（相当）	总是（非常）
1. 您精力充沛吗？	1	2	3	4	5
2. 您容易疲乏吗？ *	1	2	3	4	5
3. 您说话声音低弱无力吗？ *	1	2	3	4	5
4. 您感到闷闷不乐，情绪低沉吗？ *	1	2	3	4	5
5. 您比一般人耐受不了寒冷吗？ *	1	2	3	4	5
6. 您能适应自然和社会环境的变化吗？	1	2	3	4	5
7. 您容易失眠吗？ *	1	2	3	4	5
8. 您容易忘事吗？ *	1	2	3	4	5

（注：标有 * 的条目需先逆向计分，即 1→5,2→4,4→2,5→1,再用公式计算转化分）

2. 气虚质判定（见表 9-2）

表 9-2　气虚质判定表

请根据近一年的体验和感觉，回答以下问题	没有（根本不）	很少（有一点）	有时（有些）	经常（相当）	总是（非常）
1. 您容易疲乏吗？	1	2	3	4	5
2. 您容易气短（呼吸短促，接不上气）吗？	1	2	3	4	5
3. 您容易心慌吗？	1	2	3	4	5
4. 您容易头晕或站起时晕眩吗？	1	2	3	4	5
5. 您比别人容易患感冒吗？	1	2	3	4	5
6. 您喜欢安静、懒得说话吗？	1	2	3	4	5
7. 您说话声音低弱无力吗？	1	2	3	4	5
8. 您活动量稍大就容易出虚汗吗？	1	2	3	4	5

3. 阳虚质判定（见表 9-3）

表 9-3　阳虚质判定表

请根据近一年的体验和感觉，回答以下问题	没有（根本不）	很少（有一点）	有时（有些）	经常（相当）	总是（非常）
1. 您手脚发凉吗？	1	2	3	4	5
2. 您胃脘部、背部或腰膝部怕冷吗？	1	2	3	4	5
3. 您感到怕冷、衣服比别人穿得多吗？	1	2	3	4	5
4. 您冬天更怕冷，夏天不喜欢吹电扇、空调吗？	1	2	3	4	5
5. 您比别人容易患感冒吗？	1	2	3	4	5
6. 您吃（喝）凉的东西会感到不舒服吗？	1	2	3	4	5
7. 您吃（喝）凉的东西后容易腹泻吗？	1	2	3	4	5

4. 阴虚质判定（见表 9-4）

表 9-4　阴虚质判定表

请根据近一年的体验和感觉，回答以下问题	没有（根本不）	很少（有一点）	有时（有些）	经常（相当）	总是（非常）
1. 您感到手脚心发热吗？	1	2	3	4	5
2. 您感觉身体、脸上发热吗？	1	2	3	4	5
3. 您皮肤或口唇干吗？	1	2	3	4	5
4. 您口唇的颜色比一般人红吗？	1	2	3	4	5
5. 您容易便秘或大便干燥吗？	1	2	3	4	5
6. 您面部两颧潮红或偏红吗？	1	2	3	4	5
7. 您感到眼睛干涩吗？	1	2	3	4	5
8. 您感到口干咽燥、总想喝水吗？	1	2	3	4	5

5. 痰湿质判定（见表9-5）

表9-5 痰湿质判定表

请根据近一年的体验和感觉，回答以下问题	没有（根本不）	很少（有一点）	有时（有些）	经常（相当）	总是（非常）
1. 您感到胸闷或腹部胀满吗？	1	2	3	4	5
2. 您感到身体沉重不轻松或不爽快吗？	1	2	3	4	5
3. 您腹部肥满松软吗？	1	2	3	4	5
4. 您有额部油脂分泌多的现象吗？	1	2	3	4	5
5. 您上眼睑比别人肿胀（有轻微隆起）吗？	1	2	3	4	5
6. 您嘴里有黏黏的感觉吗？	1	2	3	4	5
7. 您平时痰多，或感到咽喉部总有痰堵着吗？	1	2	3	4	5
8. 您舌苔厚腻或有舌苔厚厚的感觉吗？	1	2	3	4	5

6. 湿热质判定（见表9-6）

表9-6 湿热质判定表

请根据近一年的体验和感觉，回答以下问题	没有（根本不）	很少（有一点）	有时（有些）	经常（相当）	总是（非常）
1. 您面部或鼻部有油腻感或者油亮发光吗？	1	2	3	4	5
2. 您脸上容易生痤疮或皮肤容易生疮疖吗？	1	2	3	4	5
3. 您感到口苦或嘴里有异味吗？	1	2	3	4	5
4. 您大便黏滞不爽、有解不尽的感觉吗？	1	2	3	4	5
5. 您小便时尿道有发热感、尿色浓（深）吗？	1	2	3	4	5
6. 您带下颜色发黄吗？（限女性回答）	1	2	3	4	5
7. 您的阴囊潮湿吗？（限男性回答）	1	2	3	4	5

7. 瘀血质判定（见表9-7）

表9-7 瘀血质判定表

请根据近一年的体验和感觉，回答以下问题	没有（根本不）	很少（有一点）	有时（有些）	经常（相当）	总是（非常）
1. 您的皮肤在不知不觉中会出现青紫瘀斑吗？	1	2	3	4	5
2. 您的两颧部有细微血丝吗？	1	2	3	4	5
3. 您身体上有哪里疼痛吗？	1	2	3	4	5
4. 您面色晦暗或容易出现褐斑吗？	1	2	3	4	5
5. 您会出现黑眼圈吗？	1	2	3	4	5
6. 您容易忘事（健忘）吗？	1	2	3	4	5
7. 您口唇颜色偏黯吗？	1	2	3	4	5

8. 气郁质判定（见表9-8）

表9-8　气郁质判定表

请根据近一年的体验和感觉，回答以下问题	没有（根本不）	很少（有一点）	有时（有些）	经常（相当）	总是（非常）
1. 您感到闷闷不乐、情绪低沉吗？	1	2	3	4	5
2. 您精神紧张、焦虑不安吗？	1	2	3	4	5
3. 您多愁善感、感情脆弱吗？	1	2	3	4	5
4. 您容易感到害怕或受到惊吓吗？	1	2	3	4	5
5. 您胁肋部或乳房胀痛吗？	1	2	3	4	5
6. 您无缘无故叹气吗？	1	2	3	4	5
7. 您咽部有异物感，且吐之不出、咽之不下吗？	1	2	3	4	5

9. 特禀质判定（见表9-9）

表9-9　特禀质判定表

请根据近一年的体验和感觉，回答以下问题	没有（根本不）	很少（有一点）	有时（有些）	经常（相当）	总是（非常）
1. 您没有感冒也会打喷嚏吗？	1	2	3	4	5
2. 您没有感冒也会鼻塞、流鼻涕吗？	1	2	3	4	5
3. 您会因季节、温度或异味等咳喘吗？	1	2	3	4	5
4. 您易过敏(药、食物、气味、花粉等)吗？	1	2	3	4	5
5. 您的皮肤起荨麻疹(风团、风疙瘩)吗？	1	2	3	4	5
6. 您的皮肤因过敏出现过瘀点、瘀斑吗？	1	2	3	4	5
7. 您的皮肤一抓就红，并出现抓痕吗？	1	2	3	4	5

（二）判定标准（见表9-10）

表9-10　体质类型判定标准

体质类型	条件	判定结果
平和质	转化分≥60分 其他8种体质转化分均<30分	是
	转化分≥60分 其他8种体质转化分均<40分	基本是
	不满足上述条件者	否
偏颇体质	转化分≥40分	是
	转化分30分~39分	倾向是
	转化分<30分	否

体质与美容保健的关系

1. 许多美容指标就是体质的特征表现 形体肥瘦、肌肉松紧、皮肤粗细、毛发疏密、气质性格、体气、口气等既是美容的研究对象,又是体质的特征表现,也进一步证明了美容保健的目标就是保养体质。

2. 体质与各种美容问题之间存在着"同气相求" 在体质相似的情况下,形体、皮肤、毛发、情志、气味等往往有某种程度的共性;当体质明显失调时,也容易出现同类的美容问题;同时,体质也决定了某些损美性疾病的易感性,如肥胖、黄褐斑、痤疮等均与体质密切相关。

3. 追求"平和体质"是美容保健的根本 从体质而论,"阴平阳秘"就是平和体质,也是中医理论的根本立足点,中医美容保健的根本目的就在于维护阴阳平衡。若禀赋正常,应注意保健养生,不使产生偏差;若已有体质偏颇,则应通过保健养生使其尽量接近平和体质,只有这样,才能在最大限度内保持健康而尽享天年。

第三节 气虚体质的调养

一、形成机制

人体之气,来源于禀受父母的先天之精气、后天水谷之精气(即饮食物中的营养物质)和存在于自然界的清气。先天之精气,依赖于肾藏精的功能才能发挥生理效应;水谷之精气,依赖脾胃的运化功能才能化生;自然界的清气,依赖于肺的呼吸功能才能吸入。所以,气的生成与肺、脾胃、肾的关系非常密切。其中,气的生成与脾胃的关系最密切。人在出生后,必须依赖饮食的营养物质来维持生命活动,而饮食中营养物质的消化和吸收,又完全依赖于脾胃的受纳和运化功能才能完成;另外,存在于肾中的先天之精气和肺吸入的自然界的清气,也必须依赖水谷精气的充养,才能发挥其生理效应。所以说,脾胃功能失调是气虚产生的根本原因。

另外,"气为血之帅,血为气之母",气与血之间是相互资生的,气虚无以生化,血可因之而虚少;血是气的载体,血虚无以载气,则气随血脱。所以,气虚日久常出现气血两亏。

气虚体质多由于父母体弱、遗传缺陷、胎中失养或生后喂养失当等导致禀赋薄弱,体质不强;忧郁思虑、烦劳过度、饮食不节损伤脾胃;大病久病,失于调理等原因形成。

二、特征

【总体特征】元气不足,以疲乏、气短、自汗等气虚表现为主要特征。

【形体特征】肌肉松软不实。

【常见表现】平素语音低弱,气短懒言,容易疲乏,精神不振,易出汗,舌淡红,舌边有齿痕,脉弱。

【心理特征】性格内向,不喜冒险。

【发病倾向】易患感冒、内脏下垂等病;病后康复缓慢。

【对外界环境适应能力】不耐受风、寒、暑、湿邪。

三、调养原则

人体元气主要受肺脾肾三脏控制,肺主周身之气,即宗气;脾主中气,为后天之本;肾主先天元阴元阳之气。一般认为,补气着重于肺脾两脏,而补中气尤为常用。故气虚体质的调养原则是益气生血,调理脾肺。

四、调养方法

(一)中药调养

1. 单方　宜选用补气中药,如人参、西洋参、太子参、党参、黄芪、山药、扁豆、白术等。因气虚日久可引起血虚,宜加用一些补血药,如当归、桑椹、熟地黄、阿胶等。

2. 复方　以中气虚弱为主者,多为脾胃虚弱引起,常用黄芪、党参、白术、炙甘草、茯苓、山药、扁豆等,如四君子汤、异功散、六君子汤、香砂六君子汤、补中益气汤等;肺气不足者,呼吸气怯,语声微弱,皮毛无泽,多汗恶风,此时宜用补肺益气法,固表收敛,例如生脉散、玉屏风散等。也可用培土生金法,肺脾同治,如生脉散、补肺汤合补中益气汤加减。气虚体质有时呈中气下陷之象,见倦怠少气,大便溏泻不止及妇科漏下淋漓,白带绵绵等,宜用升提中气药方,如补中益气汤。气血俱虚者,应以补血药与补气药同用,如以血虚为主,可选养血通剂,如四物汤,其中各药用量熟地黄、当归较重,白芍次之,川芎再次之;如果以气虚为先当选益气补血剂,如当归补血汤,重用黄芪。如气血均虚,可用八珍汤气血双补。总之,益气生血法当视气血不足的具体情况灵活化裁。

(二)膳食调养

1. 气虚体质宜食的食物　小麦、糯米、粳米、谷芽、燕麦、玉米、黑大豆、向日葵子、黄豆、刀豆、花生、山药、胡萝卜、甘薯、马铃薯、芋艿、青菜、莲子、南瓜、卷心菜、鸡肉、猪肉、鹅、鸽、鹌鹑、乌贼、黑鱼、银鱼、鲢鱼、龟甲、黄鱼、鱼鳔、鳗鲡、鳜鱼、鲈鱼、鳝鱼、阿胶、大枣、龙眼、椰子、榛子、葡萄、苹果、无花果、梅、菠萝、樱桃、海松子、橄榄、甘蔗、食盐、饴糖、赤砂糖、燕窝、桂花、牛乳、人乳、蜂蜜等。

2. 药膳食疗方

(1)黄芪当归羊肉汤

【配方】黄芪30g,当归15g,新鲜羊肉250g,调料适量。

【功效】益气养血,扶正培本。

【制法】黄芪、当归洗净用布包,羊肉切1.5cm块,加入水及调料,文火炖至羊肉熟烂。

【分析】本药膳以黄芪益气,当归补血,羊肉补虚填精,共取益气养血、扶正培本之效。

(2)苡仁大枣粥

【配方】薏苡仁50g,大枣50g,粳米100g,红糖适量。

【功效】补气养血。

【制法】将薏苡仁、大枣、粳米加水煮粥,放入红糖适量调味。

【分析】薏苡仁健脾利湿,大枣益气养血,粳米健脾养胃,加入红糖温中养血。诸药共奏补气养血之效。

(3)黄芪猪心

【配方】黄芪40g,当归15g,党参30g,川芎6g,猪心1个。

【功效】补气补血。

【制法】将诸药切片,与猪心同入砂锅中,加水适量,先武火煮沸,打去浮沫,放盐至咸,小火煮至心烂熟即成。

【分析】黄芪、党参补气,当归、川芎补血活血,两组药相伍,气血双补;猪心补益气血,增强补气血中药的效力。

(4) 百宝饭

【配方】莲子 5~10g,生谷芽 5~10g,生麦芽 5~10g,核桃仁 5~10g,陈皮 3~5g,龙眼肉 2~5g,红枸杞 3~5g,山药 5~10g,黑芝麻 2g,百合 5~10g,冬瓜仁 5~10g,大枣 5~10g,薏苡仁 5~10g,赤小豆泥 5~10g,柏子仁 2~5g,红糖适量,糖山楂 5g,糯米适量。

【功效】平衡阴阳,调补气血,安五脏,振精神。

【制法】先将莲子和薏苡仁煮到半熟,然后和其他食品一起铺在预先涂有一薄层猪油的碗底上,再铺一层糯米,中心放赤小豆泥与红糖,共煮到熟,消化力较差者可煮成百宝粥。

【分析】本食膳所选药食有补心之莲子,补脾之大枣,补肺之百合,补肝之枸杞子,补肾之核桃仁,补气之山药,补血之龙眼肉,养阴润燥之柏子仁、黑芝麻,行气化瘀之山楂,利湿健脾的薏苡仁、冬瓜仁。诸药食相配,名曰"百宝",实为补益气血之古方。组方时考虑到脾失健运者,恐有食而不化之虞,故加陈皮少许,以理气健脾,燥湿化痰。

(5) 龙眼枣泥

【配方】龙眼肉 300g,蜂蜜 250g,大枣 250g,谷芽 50g,姜汁少量。

【功效】健脾益胃,滋补心血。

【制法】先将谷芽与麦芽洗净烘干,研粉待用。然后将龙眼肉、大枣洗净去核,放入锅内加水烧沸至六七成熟,然后将姜汁和蜂蜜、谷芽粉、麦芽粉倒入,搅匀略煮片刻,捣烂成泥。每日 1~2 次,每次 15g 左右。

【分析】龙眼肉味甘性温,入心脾二经。能开胃,益脾,养血安神,补虚益智,为主食。大枣性平味甘,具有补脾和胃,益气生津,调和营卫等功效。蜂蜜性味甘平,具有滋阴润燥,补脾肾,补虚损,益五脏及解毒功能。麦芽味咸性凉,能益气调中。谷芽味甘性温,能补中益气,化食消积,与麦芽相配为佐食。

(6) 蘑菇鹌鹑肉片

【配方】鹌鹑肉 100g,水发蘑菇 5g。

【功效】补益中气。

【制法】先将鹌鹑肉切片,加豆粉少许,用素油炒熟后将水发蘑菇放入,加调料即成。

【分析】鹌鹑素有动物人参之称,富含氨基酸,营养价值较高,肉嫩、味鲜可口。蘑菇味甘性微温,具有健脾补肾,补气益血的功能。

(三) 经络调养

1. 针灸调养

【取穴】三组穴位

1 组:脾俞、胃俞、肺俞、肾俞、气海俞;

2 组:膻中、中府、章门、神阙、气海、关元;

3 组:足三里、阴陵泉、公孙、太白。

【操作】以上诸穴每组取 3~4 个,用补法或灸法。

【辨证加减】心气虚者加心俞、巨阙、神门、通里等;肺气虚者加列缺、太渊、天突等;肾气不固者加百会、命门、八髎、中极、三阴交、委中等。

2. 推拿调养

【基本手法】

(1) 用一指禅推法或拇指揉推法顺经脉循行方向推肺、脾、胃、肾经。

(2) 顺时针方向点按揉或顺经推上述穴位。

(3) 推脾运胃法,一指禅推三脘。

【辨证加减】心气虚者加顺经推心经;肺气虚者以顺经推肺经为主;肾气不固者以顺经推肾经为主,再加旋摩百会、旋揉神阙、横摩下腹、揉腰眼、横擦腰骶、直擦腰骶法等。

3. 刮痧调养

【基本刮法】

(1) 用单角刮法顺经脉循行方向推刮肺、脾、胃、肾经。

(2) 用平面按揉法顺时针方向或单角刮法顺经刮拭上述穴位。

【辨证加减】心气虚者加顺经刮心经;肺气虚者以顺经刮拭肺经为主;肾气不固者以顺经刮肾经为主。

 技能要点

气虚体质经络调养

1. 经络的走行与方向　肺经的走行是从胸走手,位于上肢内侧前缘,从上向下为顺经方向;脾经的走行是从足走胸,先行走于下肢内侧中间,然后在内踝尖上8寸处转至下肢内侧前缘,从下向上为顺经方向;胃经的走行是从头走足,位于下肢外侧前缘,从上向下为顺经方向;肾经的走行是从足走胸,位于下肢内侧后缘,从下向上为顺经方向。

2. 气虚体质者属于虚证,故刮痧时手法要轻柔,尽量不要出痧,以防止损伤正气。

(四) 其他调养方法

1. **情志调养**　气虚体质的人,性格多内向,胆小容易紧张,注意力不集中,故应振奋精神,多参加各种文体活动,多与人交流,改善人际关系,保持心胸开阔,心情开朗,及时调整不良情绪。

2. **睡眠调养**　气虚体质的人多有失眠,主要是因为气虚引起血虚,导致心神失养;同时,长期失眠又可引起心血暗耗,形成恶性循环。所以,要起居有常,养成良好的睡眠习惯。睡前少做剧烈运动,少进食物,避免睡前精神紧张,情绪激动,居室温度适宜,卧具软硬适度,枕头高度适当,保护颈椎勿受挤压引发疼痛,导致睡眠不佳等。

3. **生活方式调养**　气血亏虚之人平素倦怠乏力明显,如果劳倦过度,必然使气血更加亏耗,故应注意劳逸结合,即劳与逸交替进行,或劳与逸互相包含,劳中有逸,逸中有劳,不能过度疲劳,作息要有规律,严格遵循人体的生物钟行事;饮食要有节制,即定时、减速、适量、结构合理,以防脾胃受伤,气虚更加明显;宜吃具有补气作用之性平味甘或甘温之物,忌食破气耗气之品,如空心菜、生萝卜等,忌吃生冷寒凉、肥甘厚腻的食品,以免伤中阳,导致痰湿凝聚;房事更应节制,以免耗伤肾气,使元气更加亏虚。

4. **运动调养**　气虚体质的人,肌肉松弛,神疲倦怠少动,动辄汗出,经常感到手麻身痛,这主要是肢体缺乏气血的濡养引起的。多进行科学合理的体育运动,可以加强各脏腑的功能,提高身体素质,促进气血运行,缓解气血虚所产生的各种症状。但运动量不宜过大,以运动量渐进为宜,由小量运动开始,以传统的健身运动为佳,如太极拳、八段锦,还可以进行郊游、踏青、散步等,既能呼吸新鲜空气,又能活动筋骨。运动强度因人而异。运动频率一般每周3~5次,每次20~60分钟。适度的运动锻炼,可健运脾胃,强化心脏功能,有助于气血的化生和运行,改善气血虚体质。

5. 音乐调养　脾气虚者,宜选用音调呈上行趋势的、节奏比较明显、情绪较为活泼的一类乐曲,绚丽多彩的舞蹈音乐效果也比较好,进餐前可选择情绪愉悦、平和的乐曲,音量不要过大,听 10~20 分钟,例如丝竹乐《三六》等,使消化系统的功能得以调整,脾胃功能得以改善,也可以根据"五行分类法",采用市售的"土乐""火乐"作为养生音乐;肺气虚者,可以选择气息宽广,刚健有力的音乐,如旋律明快坚定、节奏富有弹性的二胡曲《光明行》、旋律酣畅的《听松》、民族管弦乐《彩云追月》都宜选用,也可以根据"五行分类法",采用市售的"金乐""土乐"作为养生音乐;肾气虚者,选用明朗、宁静的音乐,如《牧歌》《阳关三叠》《渔舟唱晚》《出水莲》等都有比较好的效果,也可以根据"五行分类法",采用市售的"水乐"作为养生音乐;心气虚者,选用自然柔和,轻盈活泼,听后感到头脑清静,心情愉快,血液流畅,周身舒适的乐曲,如二胡曲《良宵》轻快如歌,其他如《空山鸟语》、丝竹乐《满庭芳》等均宜选用,也可以根据"五行分类法",采用市售的"火乐"作为养生音乐。

 案例分析

> 某女,40 岁,大学教师。从小睡眠时间较晚,每天都在 23 点以后,并且平素经常暴饮暴食,缺乏体育锻炼,工作压力较大。从 30 岁以后,逐渐出现面色萎黄,口唇色淡而少华,毛发干枯易脱发,气短懒言,精神不振,舌淡红,舌边有齿痕,脉弱等表现。分析此人的体质类型及形成原因。

第四节　阳虚体质的调养

一、形成机制

阳气不足,一般以脾肾之阳虚为主。肾中藏有元阳,为一身阳气之本,能温煦全身脏腑组织。脾为后天之本,为气血生化之源,主运化精微至各脏腑组织,并使阳气达于肢体四末。脾肾功能失常,导致阳气虚衰,失去温煦作用,最容易出现虚寒之象,其中,又尤以肾阳虚衰为关键,故《素问·至真要大论》说:"诸寒收引,皆属于肾"。由于阳气的虚衰,其温煦功能减弱,经络、脏腑及各组织器官的某些功能活动也因之而减退,同时导致血和津液的运行迟缓,水液不化而阴寒内盛,这就是阳虚则寒的主要机制。阳虚体质多由于先天禀赋不足,或后天饮食失养和劳倦内伤,或久病损伤阳气所致。

二、特征

【总体特征】阳气不足,以畏寒怕冷、手足不温等虚寒性表现为主要特征。

【形体特征】肌肉松软不实。

【常见表现】平素畏冷,手足不温,喜热饮食,精神不振,舌淡胖嫩,脉沉迟。

【心理特征】性格多沉静、内向。

【发病倾向】易患痰饮、肿胀、泄泻等病;感受外邪易从寒化。

【对外界环境适应能力】耐夏季不耐冬季;易感风、寒、湿邪。

三、调养原则

阳气既生发于脏腑,又为脏腑功能的表现,在上焦为心肺之阳,中焦为脾胃之阳,下焦为肝肾之阳。但总以肾阳为主,因其主生发以调营血,行全身温煦气化之功。故阳虚体质的主要病机是肾中元阳不足,因此调养阳虚体质应以温壮命门之火为主。同时,肾为先天之本,脾胃为后天之本,只有当脾胃善纳而健运时,才能饮食多进、精微化源不绝,故治阳虚除壮肾阳之外,还当兼顾脾胃,此即所谓以后天补先天。所以阳虚体质的调养原则是温阳祛寒,调补脾肾。

四、调养方法

(一) 中药调养

1. 单方 宜选用温壮阳气之品,如冬虫夏草、淫羊藿、菟丝子、鹿茸、附子、肉桂、干姜、山茱萸、高良姜、丁香、花椒、荜茇等。

2. 复方 阳虚体质有五脏偏衰的区别,必须明辨而分治。肾阳不足,命门火衰是其根本,常用方剂为金匮肾气丸、右归丸与还少丹等;临床上脾阳不振者也不少见,如有完谷不化、便溏不收者,则宜温中健脾,可选理中汤加减;心阳虚者亦颇为常见,可选桂枝加附子汤、四逆汤加减;老年人常见阳虚水泛,源于心肺阳虚,治当温阳化饮、健脾利尿,方选苓桂术甘汤、济生肾气丸或真武汤加减。《景岳全书·传忠录·寒热篇》说:"善补阳者,必于阴中求阳,则阳得阴助,而生化无穷;善补阴者,必于阳中求阴,则阴得阳升,而泉源不竭"故补阳之中应兼以滋阴;且因补阳之药,每多辛燥,容易伤阴,因此必须阴阳兼顾,即于甘温补阳药中配以甘润滋阴之品,才能使阴阳相互为用。

(二) 膳食调养

1. 阳虚体质宜服的食物 蚕豆、大蒜、大葱、洋葱、韭菜、芥菜、香荽、香椿头、大头菜、牛肉、羊肉、狗肉、鸡、雀肉、泥鳅、鳝鱼、鲢鱼、淡菜、虾、鲍鱼、狗肾、鹿血、核桃仁、杏、橘、荔枝、柠檬、金橘、香橼、佛手、樱桃、杨梅、银杏、石榴、栗子、木瓜、姜、桂皮、花椒、胡椒、酒酿、茴香、辣椒、丁香、砂仁、玫瑰花、玉兰花、咖啡、米酒、烧酒等。

2. 药膳食疗方

(1) 猪肾核桃粥

【配方】猪肾 1 对,人参 15g,防风 15g,葱白 2 根,核桃肉 2 枚,粳米适量。

【功效】补肾壮阳。

【制法】将猪肾去白膜洗净,切细片,再同人参、防风、葱白、核桃肉、粳米同煮粥食之。

【分析】猪肾性味咸、平,与核桃肉均可补肾壮阳;人参性味甘、微苦,性平,大补元气,固脱生津,安神;防风、葱白性味辛温,发表通阳,解毒调味,补肾壮阳;粳米性甘平,健脾养胃,止渴除烦,固肠止泻。诸药共奏补肾壮阳之功。

(2) 锁蓉羊肉面

【配方】锁阳、肉苁蓉各 5g,羊肉 50g,面粉 200g,姜、葱、盐适量。

【功效】补肾助阳通便。

【制法】水煎锁阳、肉苁蓉,去渣留汁适量,待凉,以药汁和面做面条;另煮羊肉做汤煮面,放入姜、葱、盐适量,至熟即成。

【分析】锁阳、肉苁蓉补肾助阳,润肠通便;羊肉补气养血,温中暖下。合而为膳,温阳通便,适用于阳虚便秘。

(3) 壮阳狗肉汤

【配方】菟丝子 10g,狗肉 250g,食盐、葱、姜、味精各适量。

【功效】温肾助阳,补益精气。

【制法】将狗肉洗净,切成 3cm 长块,加姜片煸炒后,倒入砂锅中,加入纱布袋装好的菟丝子,加调味料和清汤,武火烧沸后改文火煨炖熟即可。

【分析】菟丝子能补肾填精;狗肉可补肾气、暖下元、温脾胃、养气血。二味合用可温肾助阳,补益精气。

(4) 五香羊肉

【配方】肥羊肉 500g。

【功效】温中补虚,开胃健脾,温肾填精,暖肝补血。

【制法】羊肉煮熟,切片,炒锅置于火上,注入清水 150 克,入精盐、甜咸酱油、五香粉、葱头、姜、黄酒烧沸,浇在羊肉上即可。

【分析】羊肉味甘性温为主食,五香粉为常用调味品,多由胡椒、肉桂、山柰、八角茴香、小茴香、干姜粉、甘草等组成,为辅食,可助羊肉之甘温,暖丹田而祛五脏之积寒,共奏壮阳祛寒之效。

(5) 韭菜炒虾仁

【配方】韭菜 250g,鲜虾仁 100g。

【功效】壮肾阳,温中散寒。

【制法】用油锅先将韭菜炒好,然后将鲜虾仁 100g 放入再炒片刻,加少许胡椒粉即成。

【分析】韭菜味辛,性温,入心、肝、肾经。虾仁味甘性温,入肝、肾经,有温补肾阳的作用。海虾味甘咸性温,功能补肾壮阳,滋阴健胃。胡椒味辛性大温,入胃、大肠经,能温中止呕。合而食之可壮阳、温中而祛寒。

(6) 虾马童子鸡

【配方】虾仁 20g,海马 10g,子公鸡 1 只。

【功效】温肾壮阳,益气补精,活血。

【制法】将虾仁与海马用温水洗净,泡 10 分钟后放在杀好、去毛和内脏并洗净的子公鸡腹腔里,加葱与姜少许,蒸熟至烂。

【分析】鸡肉味甘性微温,为主食,《随息居饮食谱》说:"鸡肉补虚,暖胃,强筋骨"。海马味甘咸性温,无毒,入肝肾经,为辅食。虾仁味甘性温,入肝、肾经,有温补肾阳的作用。海虾味甘咸性温,功能补肾壮阳,滋阴健胃。

(三) 经络调养

1. 针灸调养

【取穴】两组穴位

1 组:百会、命门、腰阳关、肾俞、关元;

2 组:脾俞、中脘、章门、神阙、气海、足三里、阴陵泉。

【操作】以上穴位每组取 3~4 个,用补法或灸法。

【辨证加减】心阳虚明显者加心俞、巨阙、内关、神门、通里;脾阳虚明显者重用第 2 组穴位;肾阳虚明显者重用第 1 组穴位。

2. 推拿调养

【基本手法】

(1) 用指擦或掌擦法顺经擦肾经、脾经。

(2) 用双掌重叠顺经推擦督脉。

（3）用双掌重叠顺经推擦背部膀胱经。

（4）用单掌或双掌重叠横擦八髎穴。

（5）用顺时针方向指摩或顺经方向指擦针灸调养中列出的穴位,以透热为度。

【辨证加减】心阳虚者加顺经擦心经,顺时针方向指摩或顺经指擦心俞、巨阙、内关、神门、通里;脾阳虚者以推擦脾经和第2组穴位为主,再加推脾运胃法、掌摩上腹法、四指横摩上腹法、推全腹法、叠掌运颤法、摩全腹法;肾阳虚者以推擦肾经、督脉、膀胱经和第1组穴位为主。

3. 刮痧调养

【基本刮法】

（1）用单角刮法顺着经脉循行方向刮拭肾经、脾经。

（2）用面刮法顺经脉循行方向,自下而上刮拭督脉。

（3）用面刮法顺经脉循行方向,自上而下刮拭背部膀胱经。

（4）用面刮法刮拭八髎穴。

（5）用平面按揉法顺时针方向或单角刮法顺经刮拭第1、2组穴位。

【辨证加减】心阳虚者加顺经刮心经,顺时针方向或顺经刮拭心俞、巨阙、内关、神门、通里;脾阳虚者以刮脾经和第2组穴位为主;肾阳虚者以刮肾经、督脉、膀胱经和第1组穴位为主。

 技能要点

阳虚体质经络调养

1. 经络的走行与方向　肾经的走行是从足走胸,位于下肢内侧后缘,从下向上推为顺经推;脾经的走行是从足走胸,先走在下肢内侧中间,然后在内踝尖上8寸处转至下肢内侧前缘,从下向上推为顺经推;督脉走于后正中线上,从下向上推为顺经推;膀胱经从头走足,行走于身体后部,后背部分位于后正中线旁开1.5寸和3寸的两条线,分别为膀胱经第一侧线和第二侧线,下肢部分行走于下肢外侧后缘,从上向下为顺经推。

2. 阳虚体质者属于寒证、虚证,适于用温补手法操作,故灸法为首选,刮痧是一种偏泻的手法,操作时手法要轻柔,尽量不要出痧,只要有皮肤发热感即可。

（四）其他调养方法

1. 情志调养　由于阳虚体质者身体功能减退,常表现出情绪不佳,易于悲哀,精神不振,对事物冷漠、缺少兴致,故要善于调节自己的情绪,学会自我排遣或与人倾诉。多参加各种有益的活动,增加社交机会,使心情开朗愉快。

2. 运动调养　阳虚体质的人,多形体虚胖,行动迟缓,肌肉弛缓,柔弱无力。运动可以调动身体的阳气,促进机体代谢,缓解阳虚所产生的各种症状,因为"动则生阳"。阳虚体质者要选择暖和的天气进行户外运动锻炼,不宜在阴冷天气或潮湿之处锻炼身体,如水中游泳易受寒湿,一般不适宜。根据中医"春夏养阳,秋冬养阴"的观点,阳虚体质者的户外锻炼最好选择在春夏季进行,一天中又以阳光充足的上午为好,其他时间锻炼则应当在室内进行。此外,阳虚体质者运动量不能过大,尤其注意不可大量出汗,以防阳气随汗而脱。适当的短距离跑、跳跃运动(如跳绳)和中国传统功法(如太极拳)等可以振奋阳气,促进阳气的升发和流通。

3. 环境调养　阳虚体质者耐春夏不耐秋冬,故秋冬季节要做到暖衣温食以养护阳气,尤其要注意腰部和下肢保暖。在春夏之季,则要注重培补阳气,"无厌于日"。有人指出,如果能在夏季进行20~30次日光浴,每次15~20分钟,可以大大提高适应冬季严寒气候的能力。另外,夏季人体阳气趋向体表,毛孔、腠理开疏,汗液流出较多,也易导致阳气外泄,故要尽量避免强力劳作而致大汗伤阳;也不可在室外露宿、电扇直吹,有空调设备的房间,要注意室内外的温差不要过大;同时避免在树荫下、水亭中及过堂风很大的过道久停。夏季暑热也不可恣意贪凉饮冷,如果不注意夏季防寒,只图一时之快,更易使阳虚进一步加重。阳虚者应在阳光充足的环境下适当进行户外活动,不可在阴暗潮湿寒冷的环境下长期工作和生活。

4. 音乐调养　阳虚体质者应注意多选择一些"阳刚"特性的乐曲,豪放、雄壮、刚健、嘹亮的风格均适宜。在音乐表现上,常以向上行的旋律为主,有连续的级进或大跳,节奏有力,速度较快。如《十面埋伏》《霸王卸甲》《八骏马》、《将军令》《将军得胜令》《龙船》《光明行》《听松》《九连环》《百鸟朝凤》等。另外,对阳虚体质者的音乐调养应注意于阴中求阳,选曲时不要过于机械。如有人平时性格内向、安静,并不喜欢节奏鲜明、速度较快的乐曲,可以先选用情绪平定、舒缓柔情的乐曲,逐渐加入快速、雄壮的音乐。

 案例分析

　　某女,41岁,平素畏冷,手足不温,喜热饮食,精神不振,肌肉松软不实,性格沉静、内向,舌淡胖嫩,脉沉迟。分析此人的体质类型、调养原则、药物及推拿调养方法。

第五节　痰湿体质的调养

一、形成机制

　　痰湿形成的根本原因是津液的输布、排泄障碍,以致津液循环缓慢而引起。生理情况下,津液代谢是通过胃的摄入、脾的运化和转输、肺的宣发和肃降、肾的蒸腾气化,以三焦为通道,输送到全身,经过代谢后,津液则化为汗液、尿液排出体外。因此,脾、肾、肺、三焦等有关脏腑任一出现生理功能异常,均能导致津液滞留,进而内生水湿或痰饮。津液的输布障碍,虽然有上述多种成因,但最主要的还是脾的运化水湿功能异常。故《素问·至真要大论》说:"诸湿肿满,皆属于脾。"

　　湿邪侵入人体,有两种转化方式,一是脾阳素虚,过用寒凉者,易从寒化;一是胃热素盛,妄加辛燥者,易从热化。从寒化,多伤及脾阳;从热化,多伤及胃阴。因湿为阴邪,其性黏滞,湿盛则阳微,故湿从寒化乃湿邪致病的主要发展趋势。

　　痰湿体质的形成多因素体肥胖、痰湿过盛,中阳被困;恣食生冷肥甘油腻之品、或饮食不节,内伤脾胃;思虑劳倦,脾胃受伤;长期冒雨涉水,居处湿地,使寒湿内侵,伤脾胃,而生内湿等。

二、特征

【总体特征】痰湿凝聚,以形体肥胖、腹部肥满、口黏苔腻等痰湿表现为主要特征。

【形体特征】体形肥胖,腹部肥满松软。

【常见表现】面部皮肤油脂较多,多汗且黏,胸闷,痰多,口黏腻或甜,喜食肥甘甜黏,苔腻,脉滑。

【心理特征】性格偏温和、稳重,多善于忍耐。

【发病倾向】易患消渴、中风、胸痹等病。

【对外界环境适应能力】对梅雨季节及湿重环境适应能力差。

三、调养原则

形成痰湿体质的主要病机在于脏腑功能低下,体内津液运化功能受阻,而使某些代谢产物形成痰湿积聚体内所致。因此,治疗这种体质当以除湿化痰为根本。《素问·经脉别论》说:"饮入于胃,游溢精气,上输于脾,脾气散精,上归于肺,通调水道,下输膀胱,水精四布,五经并行"指明了津液代谢的过程,主要由脾、肺、肾、三焦和膀胱共同完成,其中尤以脾最为重要。《医原·百病提纲论》认为"内湿起于肺、脾、肾,脾为重,肾为尤重。盖肺为通调水津之源,脾为散输水津之本,肾又为通调散输之枢纽"。因此,应以振奋肺脾肾之功能为要务,或利、或化、或燥,均能消除体内有余之物而达到除湿化滞之目的。故痰湿体质的调养原则是除湿化痰,调理脾、肺、肾。

四、调养方法

(一)中药调养

1. 单方 贝母、草决明、薏苡仁、白蔻仁、砂仁、藿香、半夏、茯苓、陈皮、木香等。

2. 复方 痰湿之生,与肺、脾、肾三脏关系最为密切,故重点在于调补肺脾肾三脏。同时必须给湿邪以出路,即常谓"治湿不利小便,非其治也……治湿不分三焦,亦非其治也"。调治痰湿体质时当详辨其具体病机,然后针对病机而治,才能取效。一般而论,湿在上焦宜化,在中焦宜燥,在下焦宜利,此为治湿之大法。如湿在上焦,肺气不宣,则宜宣通肺气,可用微微发汗的方法,以调整皮肤腠理开阖的功能,达到化湿的目的,方如越婢汤等。如湿在中焦,可用芳香化浊之品,宣散辟秽,醒脾和中,以达到燥湿的目的,方如藿香正气散、六合汤之类。如湿在下焦,可用淡渗利湿之品,湿郁化热者,则宜加用清热之品,通过清热利尿作用使湿从下去,方选甘露消毒丹、五皮饮、二妙丸等。如果由于中阳不振,脾失健运,兼见肾阳衰微,命门火衰时,常兼有阳虚体质的表现,则必须壮肾阳、补命火、振脾阳、健运化,双补脾肾才能获效,方选实脾饮、五味异功散、真武汤及金匮肾气丸等。湿邪其性黏滞,重浊难移,往往滞涩经络脏腑而久留不去。治疗比较困难,而且又有复发倾向。治疗时当辨其病位,且应如上所述,分而治之。调整痰湿质忌用大热火攻,如误用火攻,则常使水液受灼,湿无出路而内窜深迫,势必湿从热化以致变证百出,祸患无穷。又因痰湿者常兼体内阳气不足,故治湿又忌大汗峻剂。如湿邪在表,表阳必虚,当与微汗,使湿邪疏散又不致损伤表阳。如湿淫于内,中阳也多不足,宜温和运化,扶正以祛邪,才能不伤中阳。如湿在下焦,肾阳常微,宜温肾化气,使湿从尿去,不致伤已虚之肾阳。如峻利大下,必将损败中阳,虚馁胃气;大汗发表,必伐表阳,竭乏卫气,而致阳气更衰,湿邪更加弥留。此外,甘酸腻润之剂,皆能滞湿为患,当为所禁。因甘味为脾土之本味,湿伤于脾理应当用苦味燥之,不可轻用甘味补之。又因酸味药物每有收敛的作用,其性多寒,酸寒收引,湿邪更将腻滞,故酸收之品不可妄投。

调整痰湿质必须善于掌握分寸,不使有过,过则危害。不论化湿、燥湿还是利湿之品均能伤正、伤阴,临床上每见药过病所而正气虚衰,或伤阴之象。故中医常有"除湿毋伤阴,养阴防留湿"之诫,不能不慎。

（二）膳食调养

1. 痰湿体质宜食的食物　锅巴、黄豆芽、大豆黄卷、赤小豆、白扁豆、豌豆、薏米、白萝卜、冬瓜、清明菜、蕺菜、鲤鱼、鲫鱼等。

2. 药膳食疗方

（1）薏米杏仁粥

【配方】薏苡仁 30g，杏仁 10g，冰糖少许。

【功效】健脾渗湿，宣肺化痰。

【制法】薏苡仁淘净，杏仁去皮尖洗净，冰糖打成碎屑。先将薏米入锅，加适量水，置武火上烧沸，再用文火熬煮至半熟，放入杏仁，继用文火熬熟，加入冰糖即成。

【分析】薏苡仁健脾渗湿，杏仁宣肺气，共奏祛湿化痰之功。

（2）赤豆鲫鱼汤

【配方】赤小豆 60g，鲫鱼 1 条（约 200g），紫皮大蒜 1 枚，葱 1 段（约 10cm）。

【功效】健脾利湿，利水消肿。

【制法】将鲫鱼去鳞及内脏，同上药一起用文火炖熟。

【分析】赤小豆味甘、酸，性平，性善下行，通利水道，利水消肿；鲫鱼味甘性平，功能健脾利湿；大蒜味辛性温，能行滞气，暖脾胃，降血脂。

（3）山药茯苓包

【配方】山药粉、茯苓粉各 100g，面粉 200g，白糖 300g，猪油、果料适量。

【功效】健脾益气，利水渗湿。

【制法】将山药、茯苓粉调成糊状，蒸半小时，加糖、猪油、果料调成馅；将面粉发酵，加入适量的食用碱，将馅包入面皮中，做成包子，蒸熟即成。

【分析】山药性味甘平，健脾益气，补肺益肾固精；茯苓性味甘淡平，利水渗湿，健脾和胃，宁心安神。二者共奏健脾益肾、利水化湿之功。

（4）鲤鱼汤

【配方】鲤鱼 1 条（约 1000g），赤小豆 50g，陈皮 6g，红椒 6g，草果 6g。

【功效】利水除湿。

【制法】将活鱼除鳞、去鳃和内脏，将其余食物洗净后纳入鱼腹内，加水煮汤，可加适量生姜、葱、胡椒等调味品，食盐宜少不宜多。

【分析】本方仿《饮膳正要》介绍的鲤鱼汤。鲤鱼性味甘温，入肺、脾、肾三经，具有利水、通乳功能，为主食。赤小豆能利小便，消胀除肿，通气健脾为辅食。陈皮行气燥湿，一助赤小豆利水之功，二防鱼腥食滞之弊。红椒、草果也有温中行气之功。

（5）一味冬瓜汤

【配方】连皮冬瓜 500g，生冬瓜子去壳 10g。

【功效】补脾利湿消肿。

【制法】洗净切片，皮切下共煮汤，加盐少许。不吃皮。

【分析】冬瓜性味甘寒，入肺、胃、大肠、小肠经，具有清热渗湿，化痰排脓，利水消肿的功能。冬瓜皮利水功能较强，冬瓜子能治疗皮肤黑及酒渣鼻。

（6）萝卜丝饼

【配方】鲜萝卜连皮 250g。

【功效】健胃理气，消食化痰。

【制法】洗净切丝,加陈皮丝、生姜丝,或葱丝和盐少许,拌馅,然后将面粉和水揉成面团,将馅填入,做夹心饼,放入油锅内,烙熟即成。

【分析】白萝卜辛甘无毒,有理气化痰、清热消食的功能。加陈皮可增加和胃理气的作用。生姜有温胃与开胃之功能。

（三）经络调养

1. 针灸调养

【取穴】三组穴位

1组:脾俞、肾俞、肺俞、肝俞、三焦俞;

2组:章门、水分、水道、神阙、关元、气海;

3组:足三里、阴陵泉、丰隆、三阴交、商丘。

【操作】以上穴位每组取3~4个,用补法或灸法。

2. 推拿调养

【基本手法】

（1）用拇指或大小鱼际顺经擦脾经、肾经;一指禅推或拇指揉推法顺经推肺、肝、三焦经。

（2）用单掌或双掌顺经推擦背部膀胱经及督脉。

（3）顺时针方向点按揉摩或顺经推擦上述穴位。

（4）健脾温阳化湿手法:推脾运胃法、擦脾法、摩全腹法、横擦腰骶法。

3. 刮痧调养

【基本刮法】

（1）用单角刮法顺经刮拭脾经、肾经、肺经、肝经、三焦经。

（2）用面刮法顺经刮拭背部膀胱经及督脉。

（3）用平面按揉法顺时针方向或单角刮法顺经刮拭针灸调养中所列穴位。

 技能要点

痰湿体质经络调养

经络的走行与方向　脾经的走行是从足走胸,先走在下肢内侧中间,然后在内踝尖上8寸处转至下肢内侧前缘,从下向上为顺经方向;肾经的走行是从足走胸,位于下肢内侧后缘,从下向上为顺经方向;肺经的走行是从胸走手,位于上肢内侧前缘,从上向下为顺经方向;肝经的走行是从足走胸,先走在下肢内侧前缘,然后在内踝尖上8寸处转至下肢内侧中间,从下向上为顺经方向;三焦经的走行是从手走头,位于上肢外侧中间,从下向上为顺经方向。

（四）其他调养方法

1. 睡眠调养　定时睡眠,养成良好的作息习惯。由于痰湿体质的人往往多睡易困倦,所以要每天按时入睡和起床,这样有助于强化"睡眠—觉醒"的生物节律,起床后精神焕发,精力充沛。

2. 情志调养　痰湿体质者多精神不佳,对事物兴趣索然,应多参加各种有益的活动,培养广泛的兴趣爱好,以舒畅情志,增进健康。

3. 生活方式调养　痰湿体质的人饮食宜清淡,不宜食肥甘厚味、黏腻、寒凉之品及酒类,以免助湿生痰。饮食不可过饱,进食速度不宜过快,改变狼吞虎咽的进食习惯。多吃具有健脾利湿化痰作用的食物。

4. 运动调养 痰湿体质的人,多形体肥胖臃肿,大腹便便,身重如裹,不喜运动,所以要多参加户外活动、进行有氧运动,如快走、慢跑、游泳、太极拳等。活动量应逐渐加大,以增强脏腑功能,调畅气机,促进津液的输布和代谢。

5. 环境调养 不宜居住在潮湿的环境里;在阴雨季节,要注意避免湿邪的侵袭。

6. 音乐调养 产生痰湿体质最重要的原因是脾气虚、脾阳虚推动无力而生湿,故应参考脾气虚及阳虚体质的音乐调养方法。痰湿质者多精神不振,可经常听一些振奋精神的音乐,如《步步高》《喜洋洋》《春天来了》等,以陶冶性情,愉悦精神。

 案例分析

某女,37岁,面部皮肤油脂较多,多汗且黏,胸闷,痰多,口黏腻或甜,喜食肥甘甜黏,体形肥胖,腹部肥满松软,性格温和、稳重、善于忍耐,苔腻,脉滑。分析此人可能的体质类型、调养原则、药物及推拿调养方法。

第六节 湿热体质的调养

一、形成机制

湿邪侵入人体后从热而化,形成湿热;或直接感受外界湿热之邪。如果湿热内蕴脾胃,导致脾胃湿热,多易耗伤胃阴,产生胃火;熏蒸肝胆,导致肝胆湿热;下注大肠,形成大肠湿热;下注膀胱,导致膀胱湿热。临床上以脾胃湿热最多见。

过食辛辣肥甘酒酪,或情志化火,或外感火热之邪,直接感受外界湿热之邪等均可酿成湿热。

二、特征

【总体特征】湿热内蕴,以面垢油光、口苦、苔黄腻等湿热表现为主要特征。

【形体特征】形体中等或偏瘦。

【常见表现】面垢油光,易生痤疮,口苦口干,身重困倦,大便黏滞不畅或燥结,小便短黄,男性阴囊潮湿,女性带下增多,舌质偏红,苔黄腻,脉滑数。

【心理特征】容易心烦急躁。

【发病倾向】易患疮疖、黄疸、热淋等病。

【对外界环境适应能力】对夏末秋初湿热气候、湿重或气温偏高环境较难适应。

三、调养原则

湿热体质的产生主要是在痰湿的基础之上,感受热邪,使湿从热化而成的,所以治疗上以清热利湿为主,这是治标;但湿邪产生的根本在于脾,必须健脾以利湿,这是治本。故湿热体质的调养原则是清热利湿,酌以健脾。

四、调养方法

(一)中药调养

1. 单方 茵陈、山栀、大黄、苦参、车前子、木通、滑石、萹蓄、地肤子、黄芩、黄柏、黄连、龙胆草、白鲜皮、泽泻、薏苡仁、虎杖。

2. 复方　湿从热化，易伤阴，故治疗时宜选用养阴药与化湿药配伍，以清热化湿而不伤阴，生津养阴而不助湿为原则。如湿温初起及暑温夹湿，湿重于热者，表现为身重疼痛，肢体倦怠，面色淡黄，胸闷不饥，午后身热，苔白不渴，脉濡者，宜用三仁汤加减；如果湿热并重，宜用甘露消毒丹；如湿热下注，宜用二妙丸。如果湿痰化热，宜用清气化痰丸或小陷胸汤，以清热化痰。

（二）膳食调养

1. 湿热体质宜食的食物　小米、玉米、薏米、赤小豆、绿豆、兔肉、海鱼、南瓜、苦瓜、胡萝卜、西红柿、白菜、芹菜、海带、紫菜等。

2. 药膳食疗方

（1）桃仁薏米粥

【配方】桃仁 10g，薏苡仁 50g，冬瓜子 15g，鱼腥草 15g。

【功效】健脾利湿，清热解毒。

【制法】桃仁、冬瓜子、鱼腥草共煎去渣取汁，加水与薏苡仁煮成稀粥。

【分析】方中桃仁性味苦甘平，入心、肝、大肠经，功用破血行瘀，润燥滑肠；薏苡仁性味甘淡凉，归脾、肺、肾经，功用健脾补肺，清热利湿；冬瓜子性味甘凉，功用润肺化痰，消痈利水；鱼腥草性味辛寒，入肝、肺经，功用清热解毒，利水消肿。诸品共奏健脾利湿，清热解毒之功。

（2）藿香苡仁粥

【配方】藿香 15g，蒲公英 20g，薏苡仁 50g。

【功效】健脾清湿热。

【制法】先将蒲公英洗净，与薏苡仁共煮粥，待粥将熟时下藿香，粥熟即成。

【分析】藿香芳香醒脾，配薏苡仁健脾利湿；蒲公英清热解毒，配薏苡仁清热化湿。三味同用，对湿邪困脾、湿热为患病证有较好的辅助效果。

（3）车前益母羹

【配方】车前子 30g，益母草 15g，粳米 50g，豆豉 10g，葱、盐、醋适量。

【功效】清热利湿，活血化瘀。

【制法】将车前子装入纱布袋中，扎口，并与益母草、豆豉同煎 20 分钟，去渣留汁，放入粳米煮熟成粥，再加少许葱、盐、醋即成。

【分析】车前子分清浊、利水湿而清热；益母草活血化瘀，兼利水；粳米、豆豉健脾清热。全方共奏清热利湿，活血化瘀之功效。

（4）凉拌三苋

【配方】鲜苋菜 100g，鲜冬苋菜 100g，鲜马齿苋 100g，调料适量。

【功效】清热除湿，解毒消肿。

【制法】上三味分别用开水浸至八成熟，捞出，浸入冷水 5~10 分钟，控去水，切段，入调料拌匀即可。

【分析】苋菜性味甘凉，能清热凉血，利窍通便；冬苋菜甘寒，清热利湿，润便滑肠；马齿苋酸寒，清热解毒，凉血消肿，兼能润肠通便。全方清热除湿，解毒消肿，可用于湿热上蒸之痤疮。

（5）泥鳅炖豆腐

【配方】泥鳅 500g，豆腐 250g。

【功效】清热利湿，补中益气。

【制法】泥鳅除去腮和内脏,洗净后,加盐少许,加水适量,清炖至五成熟,加入豆腐,再炖至鱼熟烂即可。

【分析】泥鳅性味甘平,具有益气补中、祛湿邪的功效;豆腐性味甘凉,具有补虚、润燥、清肺化痰功效。二药相配,清热利湿,补中益气。

(6)柠檬豆芽汤

【配方】鲜柠檬1枚,绿豆芽50g。

【功效】醒脾开胃,清热化湿。

【制法】将绿豆芽加水适量煮成汤,鲜柠檬挤汁,汤成后放入汤中即成。

【分析】柠檬芳香醒脾,化湿开胃;绿豆芽清热解毒,利湿和中,共奏醒脾开胃,清热化湿之功效。柠檬富含维生素C,对保持皮肤张力和弹性十分有效。

(三)经络调养

1. 针灸调养

【取穴】三组穴位

1组:脾俞、阴陵泉、三阴交、商丘;

2组:中脘、足三里、丰隆;

3组:胃俞、梁丘、解溪、内庭、曲池、合谷。

【操作】上述穴位每组取3~4个,补泻兼施,第1组用补法;第2组用平补平泻法;第3组用泻法。

【辨证加减】肝胆湿热者加肝俞、胆俞、期门、阳陵泉、太冲、行间、足临泣、中渚,用泻法;大肠湿热者加大肠俞、天枢、大横、上巨虚、曲池、合谷,用泻法;膀胱湿热者加膀胱俞、委阳、委中、飞扬、昆仑,用泻法。

2. 推拿调养

【基本手法】

(1)用一指禅推或拇指揉推法顺经推脾经、肺经、肾经、肝经、三焦经,以脾经为主。

(2)用一指禅推或拇指揉推法由上向下推足阳明胃经。

(3)用双掌由上向下推背部两侧膀胱经及督脉。

(4)顺时针点按揉或顺经推针灸调养第1组穴位;点按揉推第2组穴位;逆时针点按揉或逆经推第3组穴位。

(5)腹部推拿手法:推脾运胃法、推运胃脘法、推上腹法、推全腹法。

【辨证加减】①肝胆湿热者加逆经推肝经、胆经,逆时针点按揉或逆经推肝俞、胆俞、期门、阳陵泉、太冲、行间、足临泣、中渚,加双㨰胁肋法、掌压胁肋法、分推季肋下法、推侧腹法、拿腹外侧法;②大肠湿热者加逆经推手阳明大肠经,逆时针点按揉或逆经推大肠俞、天枢、大横、上巨虚、曲池、合谷,加推侧腹法、推全腹法、叠掌运颤法、环推全腹法、推结肠法;③膀胱湿热者逆时针点按揉或逆经推膀胱俞、委阳、委中、飞扬、昆仑,加按下腹法、按揉下腹法、推下腹法、掌振小腹法。

3. 刮痧调养

【基本刮法】

(1)用单角刮法顺经刮拭脾、肺、肾、肝、三焦经,以脾经为主。

(2)用单角刮法由上向下刮拭足阳明胃经。

(3)用面刮法由上向下刮拭背部两侧膀胱经及督脉。

（4）用平面按揉法顺时针或单角刮法顺经刮拭针灸调养第 1 组穴位；平面按揉法或单角刮法刮拭第 2 组穴位；平面按揉法逆时针或单角刮法逆经刮拭第 3 组穴位。

【辨证加减】①肝胆湿热者加逆经刮拭肝经、胆经,逆时针或逆经刮拭肝俞、胆俞、期门、阳陵泉、太冲、行间、足临泣、中渚；②大肠湿热者加逆经刮拭大肠经,逆时针或逆经刮大肠俞、天枢、大横、上巨虚、曲池、合谷；③膀胱湿热者逆时针或逆经刮拭膀胱俞、委阳、委中、飞扬、昆仑。

 技能要点

湿热体质经络调养

1. 经络的走行与方向　脾经的走行是从足走胸,先走在下肢内侧中间,然后在内踝尖上 8 寸处转至下肢内侧前缘,从下向上推为顺经推；肾经的走行是从足走胸,位于下肢内侧后缘,从下向上推为顺经推；肺经的走行是从胸走手,位于上肢内侧前缘,从上向下推为顺经推；肝经的走行是从足走胸,先走在下肢内侧前缘,然后在内踝尖上 8 寸处转至下肢内侧中间,从下向上推为顺经推；三焦经的走行是从手走头,位于上肢外侧中间,从下向上推为顺经推；督脉走于后正中线上,从上向下推为逆经推；胃经的走行是从头走足,位于下肢外侧前缘。

2. 对于湿热体质热象明显者,刮痧时要尽量出痧以泻热。

（四）其他调养方法

1. 情志调养　湿热体质之人,性格多急躁善怒,情绪不稳,故应保持情绪稳定,调整好心态,心平气和,遇事戒怒。

2. 生活方式调养　肥甘厚味之品,最易助湿生痰,故湿热体质之人应忌食肥甘厚味之品；另外,辛辣食品虽然能够燥湿,但对于已形成湿热的,则会使热邪加重,故应慎食辛辣；还应少食甘甜、油炸、烧烤及海腥发物等,特别是有皮肤病变者应避免食用辛辣和刺激性食物,如辣椒、酒、浓茶、咖啡等。

3. 环境调摄　盛夏暑湿较重的季节,减少户外活动的时间。避免居住在低洼潮湿的地方。

4. 运动调养　适宜做较大强度、较大运动量的锻炼,如中长跑、游泳、爬山等。

5. 音乐调养　湿热体质属于阳热较盛体质,应以"阴柔"性质的音乐对抗之,故应参考阴虚阳盛体质的音乐调养方法。

 案例分析

某男,34 岁,面垢油光,易生痤疮,口苦口干,身重困倦,大便黏滞不畅,小便短黄,阴囊潮湿,形体偏瘦,性情急躁易怒,舌质偏红,苔黄腻,脉滑数。分析此人可能的体质类型、调养原则、药物及推拿调养方法。

第七节　阴虚体质的调养

一、形成机制

机体的精、气、血、津液和脏腑、经络等组织器官及其生理功能,均可区分为阴、阳两类属性。在正常的生理情况下,它们之间存在着相互制约、互根互用及相互转化的关系,维持着相对平衡的状态。如果由于某种原因,出现阴或阳的某一方面物质减少或功能减退时,必然不能制约对方而引起对方的相对亢盛,形成"阳虚则阴盛""阴虚则阳亢"的病理现象。阴虚,是指机体的精、血、津液等物质亏耗,以及阴不制阳,导致阳相对亢盛,功能虚性亢奋的病理状态。一般地说,其特点多表现为阴液不足及滋养、宁静功能减退,以及阳气相对偏盛的虚热证。阴液不足,一般以肝肾之阴为主,其中又以肾阴为诸阴之本,所以,肾阴不足在阴偏衰的病机中占有极其重要的地位。由于阴液不足,不能制约阳气,从而形成阴虚内热、阴虚火旺和阴虚阳亢等多种表现。

阴虚体质多由于先天不足,或因阳邪伤阴,或因五志过极,化火伤阴,或因久病耗伤阴液所致。

二、特征

【总体特征】阴津亏少,以口燥咽干、手足心热等虚热性表现为主要特征。

【形体特征】体形偏瘦。

【常见表现】手足心热,口燥咽干,鼻微干,喜冷饮,大便干燥,舌红少津,脉细数。

【心理特征】性情急躁,外向好动,活泼。

【发病倾向】易患虚劳、失精、少寐等病;感受外邪易从热化。

【对外界环境适应能力】耐冬不耐夏;不耐受暑、热、燥邪。

三、调养原则

形成阴虚质的主要病理基础是人体内真阴不足,因此必须以滋阴为首务。阴不足多有内热,故应同时加用清热法。长期阴不足,必然成燥,燥者益润。故阴虚体质的调养原则是滋阴、清热、润燥。

四、调养方法

(一)中药调养

1. 单方　宜选用药性平和的滋润养阴之品,如沙参、麦冬、玉竹、山药、生地黄、熟地黄、枸杞子、旱莲草、山茱萸、女贞子、黄精等。

2. 复方　张仲景根据《素问·通评虚实论》"精气夺则虚"的理论拟订了一系列滋阴方剂,提出了清热保津法、急下存阴法、甘寒生津法、补肾阴法。后世医家对滋阴法也颇有研究,如张景岳提出"阳中求阴,阴中求阳"之说,创左归丸和右归丸。清代温病学家又提出了甘咸寒养阴、救阴添精法,拟创了一甲、二甲复脉汤及大、小定风珠等。钱乙在《小儿药证直诀》中将八味肾气丸化裁成六味地黄丸,为专补肾阴的常用有效方剂。朱丹溪倡导"阳常有余,阴常不足"之说,创用大补阴丸,善用知柏以清热,这是滋肾阴兼清肾火之法。

 知识链接

朱丹溪的滋阴学说

其医学成就主要是"相火论""阳有余阴不足论",并在此基础上确立了"滋阴降火"的治则。主张把养阴抑阳作为贯穿于人生从少壮到衰老整个过程的主要养生原则。其对阴精的养护提出三点:一是节育保精护肾阴,青年人应当晚婚以待阴气成长,婚后应节制房事以保护阴精;二是饮食素淡养胃阴;三是降火清热滋真阴,对于阴精虚而相火旺的人用大补阴丸,阴血虚而相火旺的人用四物汤加上知母、黄柏。

阴虚体质是一个整体的体质特征,有其共性,也有其个性,决不会千篇一律,因此宜区别五脏六腑之所伤而分治。以肺阴虚为主者,则宜滋养肺阴,方如沙参麦冬汤、清燥救肺汤、四阴煎、百合固金丸等;以心阴虚为主者,宜滋养心阴,方如天王补心丹、炙甘草汤等;以脾阴受损为主者,则当补养脾阴,方如参苓白术散、归芍六君子汤等;以胃阴虚为主者,方如益胃汤、麦门冬汤等;以肝阴虚为主者,方如芍药甘草汤、杞菊地黄丸、一贯煎等;以肾阴虚为主者,方如六味地黄丸、大补元煎、知柏八味丸等。

　　用滋阴药纠正阴虚体质,应掌握分寸,注意药物的副作用和禁忌证。滋阴药多为滋腻多汁之品,容易引起纳呆、腹胀等。故应用时应该照顾胃气,可适当加入山药、莲子、木香、砂仁等扶胃醒脾药。滋阴药一般不宜久用,久用可伤阳,引起脾阳不足或肾阳不足;或养阴而留湿,引起湿阻中焦等证。因此,凡是兼见湿痰壅盛、水液停滞及脾肾阳虚者应慎用或不用滋阴药。

　　(二)膳食调养

　　1. 阴虚体质宜食的食物　粟、粱、荞麦、黑米、大麦芽、豆腐、淡豆豉、绿豆、黑芝麻、芹菜、茼蒿、菠菜、荠菜、苋菜、马兰头、山药、百合、荸荠、莲藕、茄子、番茄、竹笋、芦笋、莴苣、紫菜、海带、海藻、丝瓜、苦瓜、黄瓜、苜蓿、慈菇、白菜、茭白、蒲公英、兔肉、鸭肉(公鸭)、驴肉、蛤蛎、牡蛎、海蜇、蟹、田螺、甲鱼、海参、梨、桃、李、枇杷、柑、柚、罗汉果、芒果、柿、杨桃、猕猴桃、西瓜、香蕉、甜瓜等。

　　2. 药膳食疗方

　　(1)天冬黄精乌龟汤

　　【配方】天冬24g、黄精30g,乌龟1只(约240g),五味子9g,红枣少许。

　　【功效】滋肾填精,益智安神。

　　【制法】将乌龟放入盆中,倒入热水令其排尿并烫死,洗净,剖开,去肠杂、头、爪;黄精、天冬、五味子、红枣(去核)洗净。把全部用料一齐放入锅内,加清水适量,武火煮沸后,文火煮2小时,调味即可。

　　【分析】方中黄精性味甘平,质地柔润,善于补肾填精。天门冬性味甘苦寒而多液,善于滋养肾阴,并能清心除烦。五味子性味酸温,有滋肾补阴、宁心安神作用。龟肉性味甘平,善于滋补肾阴。诸药合用,滋肾补精之功更佳。

　　(2)地黄蜂蜜膏

　　【配方】鲜地黄500g,蜂蜜适量。

　　【功效】滋阴润肺,养血生津。

　　【制法】将鲜地黄洗净、捣烂取汁,按每百克加蜂蜜15g的比例混匀,文火收膏,装瓶备用。

　　【分析】鲜地黄性味甘、苦、寒,归心、肝、肾经,善于清热凉血,养阴生津;蜂蜜性味甘平,归肺、脾、大肠经,善于补中,润燥,止痛,解毒。地黄与蜂蜜合用共奏滋阴润肺,养血生津之效。

　　(3)杞菊地黄粥

　　【配方】熟地黄20g,枸杞子25g,菊花10g,粳米100g,冰糖适量。

　　【功效】补益肝肾。

　　【制法】先将前两味煎取浓汁,分两份与粳米煮粥。另将白菊花用开水沏茶,在粥欲熟时加入粥中,稍煮后下冰糖烊化即可。

　　【分析】熟地黄甘温,滋阴补血;枸杞甘平,养阴补血,益精明目;菊花清利头目;粳米补虚。诸药合用,共奏滋阴养血,培补肝肾,清利头目之效。

(4) 二冬银耳羹

【配方】天门冬 100g,麦门冬 100g,银耳 50g,蜂蜜 50g。

【功效】滋阴润肺清热。

【制法】天门冬、麦门冬洗净,加水 1.5kg,文火煎煮 1 小时,取汁入银耳,文火隔水炖 1~2 小时至银耳烂熟入蜜,熬稠后冷藏。

【分析】天门冬、麦门冬性味甘寒,滋阴清热,养心润肺益肾;银耳甘平,益气补肺,滋阴润燥;蜂蜜甘平,益气滋阴,补中润肠。

(5) 兔肝菠菜汤

【配方】兔肝 1 具,菠菜 100g。

【功效】滋补肝肾,滋阴润燥,养血清肝,增乳。

【制法】按常法共煮作汤,汤成后加芝麻油 1g。

【分析】本食谱用兔肝为主食,兔肝性寒味甘、苦、咸。咸入肾而苦寒清热;兔肝入肝经,以肝补肝,故肝肾同治。菠菜性凉味甘,入胃、大肠与小肠经,为辅食,具有滋阴润燥、泻火下气、凉血止血的功能。黑芝麻油性平味甘,入肝、肾、肺、脾四经,能滋补肝肾,润燥通便、养血增乳,对产后调养也有帮助。

(6) 鸭肉包子

【配方】鸭肉(去骨)100g,黑豆(煮熟煮烂)、黑芝麻(炒熟)各 20g。

【功效】滋补肝肾,增液润燥通便,利水消肿。

【制法】加盐少许,三物共拌和为馅。用粗制小麦(连皮)磨成面粉代精白面做包子。

【分析】鸭肉性凉味甘、咸而入脾、胃、肺、肾经,为主食,能滋补阴液而润燥。黑豆味甘性平,入肾经,为辅食,兼为引经之使,能养阴补气。黑芝麻味甘性平,入肝、肾、脾、肺经,为辅食,能滋补肝肾而润燥通便,还有养血增乳的功能。所用面粉连皮磨成,其性凉,故能滋养心肝,清热止渴。

(三) 经络调养

1. 针灸调养

【取穴】两组穴位

1 组:照海、复溜、太溪、水泉、三阴交;

2 组:肾俞、命门、厥阴俞。

【操作】上述穴位每组取 2~3 个,用补法。

【辨证加减】①肺阴虚明显者加肺俞、中府、尺泽、列缺,用平补平泻法,火旺明显者取肺俞、鱼际、少商、商阳、曲池、合谷,用泻法;②心阴虚明显者加心俞、巨阙、内关、神门、通里,用平补平泻法,火旺明显者取心俞、少冲、少泽,用泻法;③肝阴虚明显者加肝俞、章门、期门、大都、曲泉,用平补平泻法,火旺明显者加肝俞、胆俞、日月、行间、太冲、足临泣、中渚,用泻法;④胃阴虚明显者加胃俞、中脘、内关、梁丘、足三里、合谷,用平补平泻法,火旺明显者加解溪、内庭、合谷,用泻法;⑤大肠液亏明显者加天枢、大横、水道、归来、气冲、府舍、腹结、大肠俞,用平补平泻法,火旺明显者取曲池、合谷、足三里、上巨虚、丰隆、解溪、内庭,用泻法。

2. 推拿调养

【基本手法】

(1) 仰卧位,用一指禅推法或拇指揉推法或掌揉推法顺经推肾经。

(2) 仰卧位,用一指禅推法或拇指揉推法或掌揉推法顺经推任脉。

(3) 仰卧位,顺时针方向点按揉或顺经指推针灸调养中第1组穴位。

(4) 俯卧位,用掌揉推法逆经推督脉。

(5) 俯卧位,用双手拇指由上而下按揉膀胱经第1侧线和第2侧线。

(6) 俯卧位,顺时针方向点按揉或顺经指推针灸调养中第2组穴位。

【辨证加减】①肺阴虚者反复用一指禅推或拇指揉推手太阴肺经,用一指禅推或拇指揉推法逆经推手阳明大肠经,点按揉或指推肺俞、中府、尺泽、列缺,火旺明显者逆时针点按揉或逆经指推肺俞、鱼际、少商、商阳、曲池、合谷等穴;②心阴虚者反复用一指禅推或拇指揉推手少阴心经,一指禅推或拇指揉推法逆经脉推手太阳小肠经,点按揉或指推心俞、巨阙、内关、神门、通里,火旺明显者逆时针点按揉或逆经指推心俞、少冲、少泽;③肝阴虚者用一指禅推法或拇指揉推法反复推足厥阴肝经,用一指禅推法或拇指揉推法逆经推足少阳胆经,点按揉或指推肝俞、章门、期门、大都、曲泉,火旺明显者逆时针点按揉或逆经指推肝俞、胆俞、日月、行间、太冲、足临泣、中渚等穴;④胃阴虚者用一指禅推法或拇指揉推法逆经推足阳明胃经,点按揉或指推胃俞、中脘、内关、梁丘、足三里、合谷,火旺明显者逆时针点按揉或逆经推解溪、内庭、合谷等穴,再加推脾运胃法、推运胃脘法、推上腹法;⑤大肠液亏者用一指禅推法或拇指揉推法逆经推手阳明大肠经,点按揉或指推天枢、大横、水道、归来、气冲、府舍、腹结、大肠俞,火旺明显者逆时针点按揉或逆经推曲池、合谷、足三里、上巨虚、丰隆、解溪、内庭等穴,再加推侧腹法、推全腹法、叠掌运颤法、摩全腹法、推结肠法。

3. 刮痧调养

【基本刮法】

(1) 仰卧位,用单角刮法顺经刮拭肾经。

(2) 仰卧位,用单角刮法顺经刮拭任脉。

(3) 仰卧位,用平面按揉法顺时针方向或单角刮法顺经刮拭针灸调养中第1组穴位。

(4) 俯卧位,用面刮法逆经刮拭督脉。

(5) 俯卧位,用面刮法顺经刮拭膀胱经第1、2侧线。

(6) 俯卧位,用平面按揉法顺时针方向或单角刮法顺经刮拭针灸调养中第2组穴位。

【辨证加减】①肺阴虚者反复刮拭手太阴肺经,逆经刮拭手阳明大肠经,刮拭肺俞、中府、尺泽、列缺,火旺明显者逆时针或逆经刮拭肺俞、鱼际、少商、商阳、曲池、合谷等穴;②心阴虚者反复刮拭手少阴心经,逆经刮拭手太阳小肠经,刮拭心俞、巨阙、内关、神门、通里,火旺明显者逆时针逆经刮拭心俞、少冲、少泽等穴;③肝阴虚者反复刮拭足厥阴肝经,逆经刮拭足少阳胆经,刮拭肝俞、章门、期门、大都、曲泉,火旺明显者逆时针或逆经刮拭肝俞、胆俞、日月、行间、太冲、足临泣、中渚等穴;④胃阴虚者逆经刮足阳明胃经,刮拭胃俞、中脘、内关、梁丘、足三里、合谷,火旺明显者逆时针或逆经刮解溪、内庭、合谷等穴;⑤大肠液亏者逆经刮手阳明大肠经,刮拭天枢、大横、水道、归来、气冲、府舍、腹结、大肠俞,火旺明显者逆时针或逆经刮曲池、合谷、足三里、上巨虚、丰隆、解溪、内庭等穴。

 技能要点

阴虚体质经络调养

1. 经络的走行与方向 ①肾经的走行是从足走胸,位于下肢内侧后缘,从下向上为顺经方向;②任脉走于前正中线上,从下向上为顺经方向;③督脉走于后正中线上,从上向下为逆经方向。

2. 阴虚体质者往往有内热,故对热邪明显的人,刮痧时要尽量出痧以泻热。

（四）其他调养方法

1. **睡眠调养** 失眠是阴虚体质常见的表现。由于阴液不足，阴不能制阳，导致阳气相对亢盛，而出现虚性亢奋的状态，终夜烦躁而不得眠；同时，长期失眠暗耗心血，使阴液更亏，形成恶性循环。故养成良好的睡眠习惯，对阴虚体质至关重要。

2. **情志调养** 阴液不足，使阴不能制阳，导致阳气相对亢盛，故阴虚之人多性情急躁，遇事易怒，怒盛则伤肝，引动肝火，火扰神明，灼伤阴液，使阴虚更重，形成恶性循环。所以调畅情志对于阴虚体质之人同样是至关重要的。争取做到"恬愉为务，冷静为先"。保持平和的心态，不可轻易动怒，对非原则性问题少与人争，以减少发怒的机会。自己控制不了的时候，应及时求助心理医生或用药物、针灸等疗法进行调整。

3. **生活方式调养** 真阴元精为人体最重要的物质，五脏六腑均赖其滋养。而房劳最易耗伤肾精，肾精亏损，相火偏盛，会扰动精室，使封藏失职，阴虚更甚。中医认为："强力入房则伤肾"，《素问·上古天真论》："醉以入房，以欲竭其精……故半百而衰也。"也就是说情欲过于强盛，精液过度流失，会导致精伤肾亏。可见保精是调理阴虚体质的重要环节。所以要节欲保精，调节性生活，既不能过分节制，也不能纵欲，应使精液有泻有蓄，保持精盈充盛，才能达到阴阳平衡。饮食方面宜清淡，远离温燥、辛辣、肥腻厚味之品，如辣椒、花椒、胡椒、酒、浓茶等。

4. **四季调养** 阴虚阳盛体质之人形瘦多火，常手足心热，口咽干燥，畏热喜凉。夏季天气炎热，阴虚之人体内阴液不足，使热邪内外煎熬，酷暑难耐，故在炎热的夏季宜穿戴丝绸、棉质服饰，应注意避暑，忌在太阳底下剧烈运动，守护阴液。秋冬养阴，应顺势利导，滋养机体的阴气，起居有常，保证充足睡眠，进补滋阴养血之品，选择适当的锻炼，如太极拳、太极剑、八段锦、气功等健身项目，或锻炼静气功，因为"静能生阴，静能生水"，增加体液的生成，改善阴虚体质。

5. **音乐调养** 阴虚阳盛体质的调养应以"滋阴潜阳"为宜，故应注意选择"阴柔"类的乐曲，即清柔、秀丽、婉约、细腻的风格为好，旋律流畅，乐句比较悠长，音色柔和，节奏舒缓为宜。如琴曲《流水》《梅花三弄》《广陵散》《平沙落雁》《胡笳十八拍》《幽兰》《潇湘水云》《春江花月夜》，二胡曲《汉宫秋月》，筝曲《渔舟唱晚》《醉渔唱晚》丝竹乐《满庭芳》《出水莲》《寒江残雪》，琵琶曲《月儿高》，琴歌《阳关三叠》《霓裳羽衣》等。另外，对阴虚体质之人应注意于阳中求阴的治疗方法，选曲时不要过于机械，如有的人平时性格急躁、善怒，心绪烦乱，但却并不喜欢情绪平定、舒缓柔情的乐曲，可以先选用节奏鲜明、速度较快的乐曲，逐渐加入轻柔、宁静的音乐。

 案例分析

某女，48岁，干部，已婚。特征：情绪不稳定，烦躁易怒，身体瘦削，面容憔悴，皮肤干燥，颧赤唇红，头发焦枯、花白，心悸，少眠多梦，胸闷气短，时有耳鸣，视物昏花，手足心热，鼻孔、口唇咽喉干燥，月经量多，色红，质稠，偏热，大便秘结，尿黄短少，喜食香辣食物，舌红，少苔，脉细数。分析此人可能的体质类型、调养原则、药物及推拿调养方法。

第八节 气郁体质的调养

一、形成机制

人体脏腑经络的功能活动，脏腑经络以及气血阴阳的相互关系，无不依赖于气的升降出入运动维持着相对的平衡。如肺的呼吸和宣发肃降,脾的升清和胃的降浊,心肾的阴阳相交、水火既济(心火下降,肾水上升),以及肝主升和肺主降等生理功能之间的协调平衡,都是气的升降出入运动正常的具体体现。气郁,即气机郁滞不畅。气机郁滞不畅,则能影响脏腑、经络、气血、阴阳等功能的协调平衡,产生五脏六腑、表里内外、四肢九窍等各方面的多种病变。由于肝升肺降、脾升胃降,在调整全身气机中起着极其重要的作用,因此,气滞不仅能见肺气壅滞、肝郁气滞或脾胃气滞,而且,肺、肝、脾、胃等脏腑功能的障碍也能形成气滞。但由于肝主疏泄,可以调畅全身的气机,故气郁体质的形成主要与肝郁气滞最为相关。

气郁体质形成主要由于先天禀赋,或精神刺激,情志内郁,肝失疏泄,或痰、湿、食积、瘀血等阻滞,影响到气的流通,形成局部或全身的气机不畅或阻滞,从而导致某些脏腑、经络的功能障碍。

二、特征

【总体特征】气机郁滞,以神情抑郁、忧虑脆弱等气郁表现为主要特征。

【形体特征】形体瘦者为多。

【常见表现】神情抑郁,情感脆弱,烦闷不乐,舌淡红,苔薄白,脉弦。

【心理特征】性格内向不稳定、敏感多虑。

【发病倾向】易患脏躁、梅核气、百合病及郁证等。

【对外界环境适应能力】对精神刺激适应能力较差;不适应阴雨天气。

三、调养原则

气郁体质的形成,主要由于肝气郁滞不畅引起,也与肺、脾、胃相关,故气郁体质的调养原则是疏肝理气,兼调肺脾胃。

四、调养方法

(一) 中药调养

1. 单方 香附、乌药、川楝子、小茴香、青皮、郁金、陈皮、枳壳、厚朴、丁香、柴胡、佛手、木香、砂仁、紫苏梗等。

2. 复方 有行气解郁功效的中药成方,可选用丹栀逍遥散、半夏厚朴汤、四逆散、小柴胡汤、柴胡疏肝汤和香砂六君子汤等。

(二) 膳食调养

1. 气郁体质宜食的食物 佛手、橙子、柑皮、荞麦、韭菜、茴香菜、大蒜、火腿、高粱皮、刀豆、香橼、萝卜等。

2. 药膳食疗方

(1) 川芎糖茶饮

【配方】川芎 6g,绿茶 6g,红糖适量。

【功效】行气活血解郁。

【制法】将上述原料装入碗中,清水一碗半煎至一碗时,去渣饮用。

【分析】川芎气浓香,味苦、辛,具有活血行气,祛风止痛之效。加绿茶对增强机体免疫、防癌、抗衰老都有显著效果。红糖性温、味甘、入脾经,具有益气补血、健脾暖胃、缓急止痛、活血化瘀的作用。适用于气郁体质所致的胸闷、善太息。

(2) 荔枝香附饮

【配方】荔枝核 30g,黄酒 30ml,香附 30g。

【功效】行气解郁。

【制法】将荔枝核、香附研成细末,混合后装入瓷瓶密封保存,每服 6g,以黄酒适量送服,每日 3 次。

【分析】荔枝味甘、酸,性温,入心、脾、肝经,果肉具有补脾益肝、理气补血的功效,荔枝核有理气、散结、止痛的功效;黄酒可促进血液循环,加快新陈代谢,具有补血养颜、通经活络的作用;香附具有行气解郁,调经止痛作用。尤其适用于气郁所致月经不调者。

(3) 白梅花茶

【配方】白梅花 5g。

【功效】疏肝理气,健脾解郁。

【制法】将白梅花冲泡,代茶饮。

【分析】白梅花具有疏肝理气、健脾解郁作用,适用于气郁体质所致之心烦易怒,时欲太息。

(4) 佛手郁金粥

【配方】佛手 15g,郁金 12g,粳米 60g。

【功效】疏肝解郁。

【制法】将佛手、郁金、粳米一起放入锅内,加清水适量,武火煮沸后,文火煮成粥,调味即可。

【分析】佛手具有疏肝理气,和胃止痛之效;郁金有行气化瘀,清心解郁之功。

(5) 素馨花黄花菜瘦肉汤

【配方】猪瘦肉 120g,黄花菜 30g,素馨花 6g。

【功效】疏肝解郁,理气止痛。

【制法】将黄花菜浸软切段,素馨花洗净,猪瘦肉洗净切块。把猪瘦肉、黄花菜放入锅内,加清水适量,武火煮沸后,文火煮 1 小时,然后下素馨花略煮片刻,调味即可。

【分析】素馨花味甘性平,归肝经,具有疏肝解郁之功;黄花菜性平,味甘微辛,可养血平肝,利尿消肿。

(6) 佛手内金山药粥

【配方】佛手 15g,鸡内金 12g,山药 30g,粳米 150g。

【功效】健脾疏肝利胆。

【制法】将佛手、鸡内金加水 500ml,先煎 20 分钟,去渣取汁,再加入粳米、山药共煮成粥,粥成调味即可。

【分析】佛手具有疏肝理气,和胃止痛之效;鸡内金可消食化滞;山药补脾养胃,生津益肺,补肾涩精。

(三) 经络调养

1. 针灸调养

【取穴】

1 组:肝俞、胆俞、期门、章门、膻中、气海、阳陵泉、太冲、行间;

2 组:膈俞、血海、三阴交、中都。

【操作】上述穴位每组每次取 3~4 个,第一组用平补平泻法,第二组用补法。

【辨证加减】肺气壅滞者加肺俞、中府、尺泽、列缺、太渊;脾胃气滞者加脾俞、胃俞、中脘、章门、足三里、阴陵泉、丰隆、公孙等。

2. 推拿调养

【基本手法】

(1) 用一指禅推或拇指揉推法推肝经、脾经、肺经、胃经、三焦经,以肝经为主。

(2) 点按揉推针灸调养中各穴位。

(3) 胁肋部手法:双搓胁肋法、掌压胁肋法、分推季肋下法、推侧腹法、拿腹外侧法。

【辨证加减】肺气壅滞者加推肺经,叩击胸背部,分推胸背部,点按揉肺俞、中府、尺泽、列缺、太渊;脾胃气滞者加推脾经,点按揉脾俞、胃俞、中脘、章门、足三里、阴陵泉、丰隆、公孙,再加推脾运胃法、推运胃脘法、推上腹法、推全腹法。

3. 刮痧调养

【基本刮法】

(1) 用单角刮法刮拭肝经、脾经、肺经、胃经、三焦经,以肝经为主。

(2) 刮拭上文"针灸调养"中各穴位。

【辨证加减】肺气壅滞者加刮肺经,刮肺俞、中府、尺泽、列缺、太渊等;脾胃气滞者加刮脾经、胃经,刮脾俞、胃俞、中脘、章门、足三里、阴陵泉、丰隆、公孙等穴。

 技能要点

气郁体质经络调养

经络的走行与方向 ①肝经的走行是从足走胸,先走在下肢内侧前缘,然后在内踝尖上8寸处转至下肢内侧中间,从下向上为顺经方向;②脾经的走行是从足走胸,先走在下肢内侧中间,然后在内踝尖上8寸处转至下肢内侧前缘,从下向上为顺经方向;③肺经的走行是从胸走手,位于上肢内侧前缘,从上向下为顺经方向;④胃经的走行是从头走足,位于下肢外侧前缘,从上向下为顺经方向;⑤三焦经的走行是从手走头,位于上肢外侧中间,从下向上为顺经方向。

(四) 其他调养方法

1. 情志调养 此种人性格内向,精神常处于抑郁状态,根据《黄帝内经》"喜胜忧"的原则,应主动寻求快乐,多参加社会活动、集体文娱活动,常看喜剧、滑稽剧、听相声,以及观看富有鼓励、激励意义的电影、电视,勿看悲剧、苦情剧。多听轻快、开朗、激动的音乐,以提高情绪。多读积极的、鼓励的、富有乐趣的、展现美好生活前景的书籍,以培养开朗、豁达的意识,在名利上不计较得失,知足常乐。

2. 生活方式调养 此种人可少量饮酒,以通利血脉,提高情绪。多食一些能行气的食物,如佛手、橙子、柑皮、荞麦、韭菜、茴香菜、大蒜、高粱皮、刀豆等。忌食辛辣、咖啡、浓茶等刺激品,少食肥甘厚味的食物。

3. 运动调养 多参加体育锻炼及旅游活动,因体育和旅游活动均能运动身体,流通气血,既欣赏了自然美景,调剂了精神,呼吸了新鲜空气,又能沐浴阳光,增强体质。可做气功,以强壮功、保健功、动桩功为宜,着重锻炼呼吸吐纳功法,以开郁导滞。

4. 音乐调养 气郁体质可以选择聆听两种性质的音乐,一种是舒展、明快、旋律酣畅、生机勃勃的乐曲,如《春辉曲》《鲜花调》《满庭芳》《姑苏行》《彩云追月》《翠湖春晓》;另一种是凄切、悲凉的乐曲,如《江河水》《汉宫秋月》《双声恨》。气郁体质之人在急切地要解除困境时,选择欢快的、热烈的旋律,有时却达不到理想的效果,反而心中会产生一种烦躁感。所以,开始时可以选择一些曲调悲凉的乐曲,使郁结之气缓慢地随音乐得到发泄。然后,再选择一些升发调畅、朝气蓬勃的音乐,才可以使心情逐渐愉悦,不良情绪得到改善。

 案例分析

> 某女,38岁,神情抑郁,情感脆弱,烦闷不乐,形体偏瘦,性格内向不稳定、敏感多虑,舌淡红,苔薄白,脉弦。分析此人可能的体质类型、调养原则、药物及推拿调养方法。

第九节　血瘀体质的调养

一、形成机制

血瘀主要是由于体内推动和促进血液运行的因素减弱,血液运行速度减慢而引起的。首先是心脏的搏动功能,它是血液运行的原动力,其次是肺的宣发和朝百脉功能,还有肝的疏泄功能等。它们的功能失常,会使血液运行速度减慢,引起血瘀。所以,瘀血的产生与心、肺、肝的关系密切。此外,气滞可使血行受阻,气虚可使血行迟缓,痰浊阻于脉络,寒邪入里,邪热入血等均可形成血瘀,同时血瘀形成之后,又可阻于脉络,进一步加重血瘀。

血瘀体质形成主要由于先天禀赋,或后天损伤,忧郁气滞,久病入络,寒邪凝滞,热邪煎灼所致。

二、特征

【总体特征】血行不畅,以肤色晦暗、舌质紫黯等血瘀表现为主要特征。

【形体特征】胖瘦均见。

【常见表现】肤色晦暗,色素沉着,容易出现瘀斑,口唇黯淡,舌黯或有瘀点,舌下络脉紫黯或增粗,脉涩。

【心理特征】易烦,健忘。

【发病倾向】易患癥瘕及痛证、血证等。

【对外界环境适应能力】不能耐受寒邪。

三、调养原则

血瘀体质的主要病理基础是由于气血失调,血脉瘀滞不畅,引起脏腑、组织的血液循环与新陈代谢障碍。调理的时候主要用活血法使不通者得通,不畅者流畅。但同时还要行气,因为血需要依赖阳气以运行,故调理血瘀体质应活血化瘀,行气化滞。

四、调养方法

(一)中药调养

1. 单方　丹参、月季花、三七、赤芍、丹皮、川芎、当归、益母草等。

2. 复方　血瘀体质的药物调养要强调"气帅血行"的观点,血的功能在于滋润濡养全身,五脏六腑无不赖血以养,但血需要依赖阳气以运行,临床上常常见到的"气滞血瘀",宜采用调气活血法、行气活血法。如果气少导致血脉不通,则应用补气和血法,这是"气帅血行"的具体运用,如血府逐瘀汤、膈下逐瘀汤。

另外,调整血瘀体质还应该注意气血虚也可引起血瘀。《金匮要略》中的芎归胶艾汤就是针对血虚有瘀而用的养血行瘀的方剂,补阳还五汤是针对气虚有瘀而用的补气活血通络的方剂。傅青主考虑到产后多气血虚,每伴有多种瘀血的特征,抓住了"血虚有瘀"这个重要病机,运用生化汤治疗多种产后疾病。

(二)膳食调养

1. 血瘀体质宜食的食物　薤白、黑木耳、油菜、蘑菇、香蕈、山楂、香榧、菱角、食醋等。

2. 药膳食疗方

(1) 坤草童鸡

【配方】坤草(益母草)15g,童子鸡500g,鲜月季花10瓣,冬菇15g,火腿5g,香菜叶2g,绍酒30g,白糖10g,精盐5g,香油3g。

【制法】将益母草洗净,放碗内,加入绍酒、白糖,上屉蒸1小时后取出,用纱布过滤,留汁备用。童子鸡宰杀去净毛,洗净,从背部剖开,除去内脏,剁去头、爪,入沸水中烫透。捞出放砂锅内,加入鲜汤、绍酒、冬菇、火腿、葱、姜,煮开后,加入精盐,盖上盖,用小火煨至熟烂。然后拣去葱、姜,加入味精、益母草汁、香油、香菜叶和鲜月季花瓣即成。

【功效】活血化瘀,调经止痛。

【分析】方中益母草,有活血化瘀、调经、消水等功效,为血瘀诸证,特别是妇科瘀血病证的常用要药。月季花功擅活血调经,以之配伍益母草,使该方活血化瘀之效偏重。因均为草木枝叶,于妇人血不足之体则疏通有效,而补养乏力,故以童子鸡配伍,生精养血,兼养五脏,一可补气血之虚,二可以其滋补之功而补益母草、月季花之不及。故全方配伍,药虽少,而配合得当,活血无伤血之虑,补血无瘀阻之患,是一付极好的祛瘀药膳。

(2) 牛筋祛瘀汤

【配方】牛蹄筋100g,当归尾15g,紫丹参10g,雪莲花10g,香菇10g,鸡冠花10g,火腿15g,生姜、葱白、绍酒、味精、盐各适量。

【功效】活血化瘀通脉。

【制法】将牛蹄筋温水洗净,将500ml清水煮沸后,放入食用碱15g,倒入牛蹄筋,盖上锅盖焖2分钟,捞出,用热水洗去油污,反复多次,待牛蹄筋发胀后才能进行加工。发胀后的牛蹄筋切成段状,放入蒸碗中;将当归,丹参入纱布袋放于周边,将雪莲,鸡冠花点缀四周,香菇、火腿摆其上面,放入生姜、葱白及调料,上笼蒸3小时左右,待牛蹄筋熟烂后即可出笼,挑出药袋、葱、姜即可。

【分析】方中当归甘辛性温,入心、肝、脾经,能活血养血、导血归源。丹参味苦微温,入心、肝经,能活瘀血、生新血,凉血安神,长于破血止痛。两味主料相合,以化瘀通脉为主。配料中雪莲花甘苦性温,能散寒、活血、通经。鸡冠花凉血止血、敛营。四味相合,有明显的活血止痛作用。配合牛蹄筋补肝强筋、扶助正气,使全方具有化瘀血、通血脉、止疼痛、舒筋脉之功。

(3) 地龙桃花饼

【配方】干地龙30g,红花20g,赤芍20g,当归50g,川芎10g,黄芪100g,玉米面400g,小麦面100g,桃仁、白糖各适量。

【功效】益气,活血,通络。

【制法】将干地龙以酒浸泡去其气味,然后烘干研为细面;红花、赤芍、当归、川芎、黄芪等入砂锅加水煎成浓汁,再把地龙粉、玉米面、小麦面、白糖倒入药汁中调匀,做圆饼20个,将桃仁去皮尖略炒,匀布饼上,入烤炉烤熟即可。

【分析】方中重用黄芪,甘温,善于大补元气,推动血行。川芎、桃仁均为破血祛瘀之品,性善散,上行头目,下达血海,中开郁结,为血中之气药。桃仁"性善破血,散而不收,泻而无补"(《本草经疏》)。红花、当归均能活血行血、和血养血,其中红花偏于化瘀,当归偏于养血。四者配合,活血兼养血,无破血伤血之弊。赤芍酸苦性凉,能清热凉血化瘀;地龙咸寒,可清热息风通络。两者合用,化瘀通经,以活血生血;玉米面、小麦面主健脾补虚,调中和胃。全方相合,共收补气活血、养血通络之功效。

(4) 山楂内金粥

【配方】山楂片15g,鸡内金1个,粳米50g。

【功效】散气结,化瘀血。

【制法】将山楂片文火炒至棕黄色,然后与粳米同煮到烂。鸡内金1个,用温水洗净,并于37℃烘干,研成细末,倒入煮沸的粥中,即熄炉火,略等片刻即成。

【分析】山楂酸甘微温,入脾、胃、肝经,有助脾健胃,帮助消化之功能;又入血分,善于化瘀,散结,止痛。《医学衷中参西录·医话》盛赞山楂"善入血分为化瘀血之要药"。佐以粳米之甘,能扶正气以行瘀血,为主食。鸡内金性味甘平,入脾胃、膀胱经。善于消食磨积,又有健脾止泻功能。

(5) 鲜藕炒木耳

【配方】鲜藕片250g,黑木耳10g。

【功效】益气补虚,散瘀和血。

【制法】鲜藕洗净切片,略炒,加温水浸软的黑木耳和少许调料,略炒即可。

【分析】藕味甘,生用性凉,有清热止渴,凉血止血之功能;熟用性温,有健脾开胃,养心和血作用。《本草纲目》说藕"能止咳血唾血、血淋下血、血痢血崩"。本品能收涩止血,兼能化瘀,为主食。黑木耳甘平,无毒,具有滋养益胃,活血润燥之功,为辅食。

(6) 三七蒸鸡

【配方】母鸡1只(约1500g),三七20g,姜、葱、料酒、盐各适量。

【制法】将母鸡宰杀去毛,剁去头、爪,剖腹去肠杂,冲洗干净;三七一半上笼蒸软,切成薄片;一半磨粉。姜切片,葱切成大段。将鸡剁成长方形小块装盆,放入三七片,葱、姜摆于鸡块上,加适量料酒、盐、清水,上笼蒸2小时左右,出笼后拣去葱姜,调入味精,拌入三七粉即成。

【功效】散瘀止血定痛,益气养血和营。

【分析】方中三七甘苦而温,功能"和营止血,通脉行瘀,行瘀血而敛新血"(《玉楸药解·卷一》),为治疗瘀血出血之要药。鸡肉甘温,入脾、胃经,可温中益气,补精填髓,主治虚劳瘦弱诸证。两者配伍,一通一补,作用平和,善于理血补虚,无峻攻蛮补之弊,凡瘀血、出血、血虚等诸血分之证均可酌情选用。

(三) 经络调养

1. 针灸调养

【取穴】3组穴位

1组:心俞、肝俞、肺俞、膈俞;

2组：巨阙、内关、郄门、阴郄、血海、三阴交；

3组：膻中、气海、太冲。

【操作】上述穴位每组取3~4个，用平补平泻法。瘀血明显者，可选少冲、中冲、膈俞点刺放血，或者在瘀血局部，疼痛非常明显的地方，点刺放血。

2. 推拿调养

【基本手法】

（1）用一指禅推法或拇指揉推法反复推心经、肝经、肺经。

（2）拇指点按揉或指推针灸调养中各穴位。

（3）根据血瘀产生的原因，选择一些相应的手法：如气虚引起的血瘀，合并气虚症状，可加用气虚推拿手法；阳虚寒凝之血瘀，加用温阳手法或灸法。

3. 刮痧调养

【基本刮法】

（1）用单角刮法反复刮拭心经、肝经、肺经。

（2）用平面按揉法或单角刮法刮拭针灸调养中各穴位。

（3）根据血瘀产生的原因，选择一些相应的刮痧方法：如气虚引起的血瘀，合并气虚症状，可加用气虚刮痧方法；阳虚寒凝之血瘀，加用温阳刮痧方法等。

 技能要点

血瘀体质经络调养

经络的走行与方向　①心经的走行是从胸走手，位于上肢内侧后缘，从上向下为顺经方向；②肝经的走行是从足走胸，先走在下肢内侧前缘，然后在内踝尖上8寸处转至下肢内侧中间，从下向上为顺经方向；③肺经的走行是从胸走手，位于上肢内侧前缘，从上向下为顺经方向。

（四）其他调养方法

血瘀体质的人性格多急躁善怒，情绪不稳，故应保持情绪稳定，调整好心态，心平气和，遇事戒怒；生活要有规律，不可过于安逸，可进行一些有助于促进气血运行的运动项目，如各种舞蹈、步行健身法、徒手健身操等，以免气机郁滞而致血行不畅。冬春季节注意防寒保暖，要做到头暖、背暖、脚暖，起居有常，注意睡眠环境的通风清洁。多食山楂、醋、玫瑰花、金橘等具有活血、散结、行气、疏肝解郁功效的食物，少食肥肉等滋腻之品。

 案例分析

某女，40岁，肤色晦暗，色素沉着，容易出现瘀斑，口唇黯淡，心烦，健忘，不能耐受寒邪。舌黯有瘀点，舌下络脉紫黯或增粗，脉涩。分析此人可能的体质类型、调养原则、药物及推拿调养方法。

第十节　平和体质的保健

一、形成机制

平和体质是一种阴阳平衡的状态，它的形成主要是由于先天禀赋良好，同时后天的饮食起居生活习惯适宜,即后天调养得当。

二、特征

【总体特征】阴阳气血调和,以体态适中、面色红润、精力充沛等为主要特征。

【形体特征】体形匀称健壮。

【常见表现】面色、肤色润泽,头发稠密有光泽,目光有神,鼻色明润,嗅觉通利,唇色红润,不易疲劳,精力充沛,耐受寒热,睡眠良好,胃纳佳,二便正常,舌色淡红,苔薄白,脉和缓有力。

【心理特征】性格随和开朗。

【发病倾向】平素患病较少。

【对外界环境适应能力】对自然环境和社会环境适应能力较强。

三、保养原则

平和体质之人本身就是阴阳气血调和之人,故不需调整,而只需要保养,防止出现体质的偏颇。肾为先天之本,脾为后天之本,故平和体质的保养原则是健脾肾,和阴阳。

四、保养方法

平和体质若要维持这种良好的体质不变,防止出现体质偏颇,除了要保持良好的生活习惯,如合理膳食、充足睡眠,适量运动,戒烟限酒,心理平衡之外,还可以选用推拿、刮痧方法进行保养,因为这两种方法不仅痛苦小,还能产生舒适感,容易被人接受,更重要的是它们对脏腑具有保健作用。

(一)推拿保养法

【取穴】3组穴位

1组:肾俞、脾俞、命门、膈俞、关元俞、气海俞;

2组:中脘、章门、神阙、关元、气海;

3组:血海、阴陵泉、足三里、三阴交、太溪。

【取经】以肾经、脾经、任督二脉、膀胱经为主。

【操作】

1. 用一指禅推法顺着经脉的循行方向推肾经、脾经。

2. 用掌推法反复推胸腹任脉、背部督脉和膀胱经。

3. 用拇指点按揉或指推上述三组穴位,每组选2~3个穴位。

4. 局部手法:推脾运胃法、旋揉神阙法、环摩全腹法、推结肠法、横擦腰骶法、提拿夹脊法。

【分析】因为肾藏有"先天之精",为脏腑阴阳之本,生命之源,故称肾为"先天之本";而机体生命活动的持续和气血津液的生化,都有赖于脾胃运化的水谷精微,故称脾胃为气血生化之源,即"后天之本"。由此可见,脾胃是维持人体健康的根源。任脉是"阴脉之海";督脉是"阳经之海",任督二脉总司全身的阴阳。膀胱经与肾经相表里,而且各脏腑的背俞穴都存在于膀胱经。所以,针对平和体质之人的保养,应以肾经、脾经、任督二脉、膀胱经及其穴位为主。

(二)刮痧保养法

【基本刮法】

1. 用单角刮法顺着经脉的循行方向刮拭肾经、脾经。

2. 用面刮法反复刮拭胸腹任脉、背部督脉和膀胱经。

3. 刮拭穴位,取穴同推拿组,每组穴位选 2~3 个,每穴用平面按揉法或单角刮法刮拭。

(黄 作 弘 陈景华 辛 桐 胡 玲 武琴琴)

复习思考题

1. 体质的定义是什么?

2. 中医对体质形成是如何认识的?

3. 现代医学认为体质的形成因素有哪些?

4. 体质的判定方法和判定标准是什么?

5. 现代体质的分类和特征是什么?

6. 气虚、阳虚、阴虚及痰湿体质的形成机制、调养原则和推拿调养方法分别是什么?

第十章　睡眠调养

 学习要点

　　睡眠的中医及现代医学理论；睡眠的作用；睡眠的质量标准；睡眠的各种调养方法。

　　睡眠是人类最基本的生理需求之一，它与健康有着密切的关系。睡眠是由于身体内部的需要，使感觉性活动和运动性活动暂时停止，但给予适当刺激又能立即觉醒的状态。现代医学研究认为，睡眠是一种主动过程，能贮存能量，恢复精神和体力，使人体得到最好的休息。睡眠与美容也有着非常密切的关系，睡眠充足则面色红润而有光泽；长期睡眠不足则会颜面憔悴，皮肤粗糙而产生皱纹等。

第一节　睡眠医学理论

一、中医睡眠理论

　　中医对睡眠的认识有自己独特的见解。早在《黄帝内经》中就通过阴阳、营卫运行学说对"寐寤"进行了比较深刻、朴素、唯物的阐述，如将生理性睡眠归为阴阳的动态变化，即"阳气尽，阴气盛则目瞑；阴气尽而阳气盛则寤矣"。所以祖国医学对于睡眠的产生机制主要是基于阴阳学说的原理而认识的。目前，中医的睡眠理论主要有如下几个学说：

　　（一）阴阳学说

　　阴阳学说是中医学理论体系的重要组成部分，渗透到中医理论的各个方面。《素问·阴阳应象大论》说："阴阳者，天地之道也，万物之纲纪，变化之父母，生杀之本始，神明之府也"。中医有关睡眠的理论，也离不开阴阳学说的统摄。阴阳学说认为，睡眠和觉醒的生理活动，是由人体的阴阳消长出入变化所产生的。

　　自然界的阴阳变化，具有日节律，人体阴阳消长与其相应，也有明显的日节律。《素问·金匮真言论》说："平旦至日中，天之阳，阳中之阳也；日中至黄昏，天之阳，阳中之阴也；合夜至鸡鸣，天之阴，阴中之阴也；鸡鸣至平旦，天之阴，阴中之阳也。故人亦应之"。天地阴阳的盛衰消长导致一天有昼夜晨昏的节律变化，人与自然相应，故人体的阳气亦随之有消长出入的日节律运动。平旦，人体阳气随外界阳气的生发由里外出，人起床活动；中午，人体阳气最盛；黄昏，阳气渐消；入夜则阳气潜藏于内，人则上床休息。阳入于阴则寐，阳出于阴则寤。阴主静，阳主动；阳气衰，阴气盛，则发生睡眠；阳气盛，阴气衰，人即觉醒，这种阴阳盛衰的变化规律主导睡眠和觉醒的机制。

　　（二）营卫运行学说

　　睡眠的营卫运行学说也归属于阴阳学说之内。阴阳学说中阳气消长出入，指的就是卫气。中医学把睡眠归之于卫气循行,指出卫气在人体内"阴阳相贯,如环无端"地周期性循行,卫气"昼日行于阳,夜行于阴,故阳气尽则卧,阴气尽则寐"。营卫二者,卫气属阳,营气属阴。当营卫失调,如营气虚弱时,卫气相对亢盛则失眠;卫气虚弱时,营气相对亢盛则多寐。因营卫之气在体内循经络经五脏六腑而行,故五脏六腑任何一个环节病变均可影响卫气循行,进而影响睡眠。

(三)神主学说

睡眠的神主学说认为,睡眠和觉醒由神的活动来主宰。正如张景岳所说:"盖寐本乎阴,神其主也。神安则寐,神不安则不寐"。中医所说的神是指人体生命活动的外在表现,又指人的精神、意识、思维活动。《灵枢·本神》篇说:"生之来谓之精,两精相搏谓之神"。神随先天之精而生,孕育于父母,分为神、魂、魄、意、志五种,分藏于五脏,主宰于心。《灵枢·邪客》篇说:"心者,五脏六腑之大主也,精神之所舍也"。心主神明,统摄协调五脏,主持精神意识和思维活动。神在人体具有重要的地位,神的活动,具有一定的规律性,随自然界阴阳消长而变化。白天属阳,阳主动,故神营运于外,人寤而活动;夜晚属阴,阴主静,故神归其舍,内藏于五脏,人卧而寐则休息。

(四)脑髓学说

中医脑髓睡眠学说,认为脑髓为精气汇聚之所,内藏元神,与心气相通。脑髓中寄居"元神","元神"控制着人的睡眠。当"元神"安静、疲劳时,人就进入睡眠状态;当"元神"活跃时,人就进入觉醒状态,故脑髓亦主睡眠。中医脑髓睡眠学说,实际上与中医神主睡眠学说相通。

(五)魂魄学说

魂魄睡眠学说是中医神主学说和脑髓学说的组成部分,魂魄由脑髓产生,寄居在人的五脏之内,表现于外。魂魄皆属于神,魂为阳神,魄为阴神,魂是魄的外在表现,它们相互依存,共同作用决定人的睡眠状态。睡眠时,魂魄藏在肝脏之内,若潜伏不动,睡眠质量就好,否则就会出现多梦、梦游等;觉醒时,魂魄活跃,并开窍于目,对外界刺激做出反应。魂魄相抱,相互协调,运作正常,则人体睡眠安宁。

中医睡眠的五个学说,相互关联,共同组成了中医睡眠的理论体系。以阴阳睡眠学说为总纲领,揭示了睡眠和觉醒的基本原理;营卫运行睡眠学说是阴阳学说的具体化形式,揭示了睡眠的运动本质;而神主睡眠学说突出了中医的整体睡眠观,揭示了睡眠是人体整体的生命活动形式;脑髓学说与神主学说相通;魂魄学说是神主学说和脑髓学说的组成部分。

二、现代医学睡眠理论

(一)睡眠发生的机制

现代医学认为,睡眠是高等脊椎动物周期性出现的一种自发的、可逆的静息状态,表现为机体对外界刺激的反应性降低和意识的暂时中断。睡眠发生的机制至今仍不很清楚,但有关学说很多,主要有以下4种:

1. 睡眠因子学说　又称血液中毒学说,是由法国学者皮隆和爱得最早提出的。他们从熟睡的动物体内抽出血液,注入到正常动物体内,发现觉醒的动物也很快进入睡眠状态,将血液换成脑脊液也是如此。这说明人脑中含有一种促进睡眠的物质,目前科学研究已经证实,人脑中的确存在一种活性糖肽类物质参与睡眠发生,称为睡眠因子。

2. 睡眠中枢学说　瑞士生物学家赫斯利用埋藏电极刺激法,证实了"睡眠中枢"在大脑皮层丘脑之下,即大脑底部第三脑室。他将特制的绝缘电极放于动物下丘脑,当电流通过时,动物很快进入睡眠状态。若改变电极插入的位置,则不出现上述现象。这一实验说明睡眠中枢可能位于下丘脑,动物可通过此中枢调控睡眠。

3. 网状系统上传阻断学说　网状上行激活系统是传导机体内外环境中各种刺激的通路,能维持人的基本觉醒状态。动物实验发现,切断网状结构会使动物失去知觉,其脑波活动与被催眠或麻醉的动物脑波一致。因此科学家推断,人体疲劳时,网状系统会自动阻断机体的各种上行冲动,从而使人脑进入抑制状态。

4. 自律神经系统学说　科学家新近研究认为,大脑边缘系统不仅主管人的情绪与本能,还与"睡眠 - 觉醒"节律有关。因为边缘系统与自律神经系统调控密切相关,而交感神经与副交感神经交替兴奋抑制的结果,就产生了睡眠现象,参与这一过程的神经递质主要有 5-羟色胺、去甲肾上腺素、多巴胺、乙酰胆碱等。

综上所述,有关睡眠机制的学说很多,而且都有一定的实验基础,但是关于睡眠发生的确切机制,还有待于进一步的研究与探索。

（二）睡眠的生理过程

通过对整个睡眠过程的仔细观察,发现睡眠具有两种不同的时相状态,即正相睡眠与异相睡眠。

1. 正相睡眠　脑电波呈现同步化慢波的时相,称为正相睡眠或慢波睡眠。根据脑电波的特征,可将此时相分为 4 期,代表睡眠由浅入深的过程。第 1 期呈现低电压脑波,频率快慢混合,它常出现在睡眠开始和夜间短暂苏醒之后;第 2 期也是较低电压脑波,中间插入短的梭形波和 K 复合波,它是慢波睡眠的主要成分,代表浅睡过程;第 3 期的脑电图常有短暂的高电压波,即 δ 波;第 4 期 δ 波占优势,其出现时间占整个睡眠时间的 50% 以上,表示深睡状态。随着睡眠由浅入深,意识逐步丧失,血压略降,心率、呼吸减慢,瞳孔缩小,体温和代谢率均下降,尿量减少,胃液增多,唾液分泌减少,发汗功能增强等。

一般认为慢波睡眠第 4 期具有消除疲劳、恢复体力和促进生长的作用,因为人在长时间体力劳动或不睡后,在恢复睡眠时此期延续很久;同时,此期腺垂体分泌生长激素明显增多。

2. 异相睡眠　脑电波呈现去同步化的快波时相,称为异相睡眠或快波睡眠,它是在睡眠过程中周期出现的一种激动状态。脑电图示高频低压电波,类似清醒时脑波。自主神经系统活动增强,如心率、呼吸加速,血压升高,脑血流及耗氧量均增加。此外,睡者时时翻身,面和指(趾)端肌肉不时抽动。在实验动物还记录到单个神经细胞的放电活动非但高于慢波相,有时还超过清醒状态下的活动水平。

科学研究发现,这个阶段不仅是睡眠的重要阶段,而且对整个生命体都有特殊的意义。因为这个阶段,体内的各种代谢功能都明显增加以保证脑组织蛋白的合成和消耗物质的补充,使神经系统正常发育,而且也为人们第二天的活动积蓄力量。如果受试者连续几夜在睡眠过程中一出现异相睡眠就被唤醒,则受试者将变得容易激动、烦躁、记忆力下降、注意力不集中等。再任其自然睡眠,则异相睡眠同样出现补偿性增加。此时,觉醒状态可直接进入异相睡眠,而不需经过正相睡眠阶段。异相睡眠与幼儿神经系统的成熟有密切的关系,有利于建立新的突触联系,促进学习记忆和精力恢复。据报道痴呆儿童的异相睡眠量显著少于同年龄的正常儿童,早老性痴呆患者的异相睡眠比例亦明显减少。

人类异相睡眠的相对量随着年龄的增长而逐渐减少,新生儿异相睡眠占总睡眠的 50%,到 10 岁以后才接近成人(约占 20%),以后异相睡眠比例稳定在 20%~25% 左右,到了老年则减少到 14%。异相睡眠与人和动物的学习、智力发育及情感等密切相关,有助于脑力的恢复。

3. 睡眠时相的转化　正相睡眠与异相睡眠是两个相互转化的时相。成年人睡眠一开始首先进入正相睡眠,持续约80~120分钟后,转入异相睡眠,异相睡眠持续约20~30分钟后,又转入慢波睡眠,以后又转入异相睡眠。整个睡眠期间,这种反复转化约4~5次,越接近睡眠后期,异相睡眠持续时间越长。在成年人,正相睡眠和异相睡眠均可直接转为觉醒状态;但觉醒状态一般只能进入慢波睡眠。

知识链接

世界睡眠日

　　2001年国际精神卫生和神经科学基金会主办的全球睡眠和健康计划发起了一项全球性的活动,将每年初春的第一天,即3月21日定为"世界睡眠日"(world sleep day)。这一活动的目的是要唤起人们对睡眠重要性和睡眠质量的关注。2003年中国睡眠研究会把"世界睡眠日"正式引入中国。

三、睡眠的作用

　　人类需要睡眠,这是生物学的选择。睡眠可使人体代谢重新得到调整,从而恢复气血运行的基本规律。睡眠的作用主要有:

(一)消除疲劳,恢复体力

　　睡眠是消除身体疲劳的主要方式。睡眠时副交感神经兴奋,交感神经抑制,体温、心率和血压下降,体内的各种代谢减慢,进而消除身体的疲劳;另外,睡眠期间胃肠道功能改善,营养吸收加快,有利于合成能量物质,以供应机体活动,从而使体力得以恢复。

(二)保护大脑,恢复精力

　　睡眠使脑髓得到气血之充养,进而精神得以振奋,能胜任各种脑力活动。睡眠不足者,表现为烦躁、激动或精神萎靡,注意力涣散,记忆力减退等,长期缺少睡眠则会导致幻觉;而睡眠充足者,精力充沛,思维敏捷,办事效率高。这是由于大脑在睡眠状态下耗氧量大大减少,有利于脑细胞能量贮存。因此,睡眠有利于保护大脑,恢复精力。

(三)增强机体免疫力

　　《素问·刺法论》指出:"正气存内,邪不可干"。正气防御外邪的作用,类似于免疫防御功能。睡眠是人体免疫功能发挥正常作用的调节剂,能增强机体产生抗体的能力,从而增强机体的抵抗力。同时,睡眠还可以使组织器官自我康复加快。因此,改善睡眠有助于提高人体的抗病能力。

(四)促进生长发育

　　气昼行于阳,夜行于阴。白昼精气旺盛,全赖于夜晚阴血的充养,阳得阴助,则生化无穷。因此,睡眠与儿童的生长发育密切相关。婴儿在出生后相当长的时期内,大脑继续发育,需要更多的睡眠。婴儿睡眠中有一半是异相睡眠,而早产儿异相睡眠可达80%。儿童生长速度在睡眠状态下增快,因为在深慢波睡眠期,血浆中生长激素可持续数小时维持在较高水平,所以保证儿童的睡眠时间和质量,可以促进其生长发育。

(五)促进记忆,调整心理

　　脑为诸阳之会,阳得阴助则脑髓得养。睡眠使脑髓得气血之充养,则白昼人的精力充沛,注意力集中,思维敏捷,工作能力增强。短时间睡眠不佳,表现为烦躁、激动或精神萎靡,注意力涣散,记忆力减退;长期睡眠不足很容易出现焦虑、抑郁等情绪,甚至发展至抑郁症、焦虑症。因此,睡眠对于保护人的心理健康与维护人的正常心理活动是很重要的。

（六）充养皮肤,延缓衰老

睡眠对皮肤健美有很大影响。光滑、红润、富有弹性的皮肤,有赖于皮下组织微血管充足的营养供应。睡眠时,皮下和内脏血液循环增多,皮肤分泌和清除过程加强,代谢加快,可使皮肤光滑,面容滋润,皱纹减少。因此,睡眠是良好的美容剂。睡眠不足则会使皮肤供养不足,细胞衰老加快,出现面容憔悴,面色晦暗或苍白,皱纹增多,皮肤粗糙或毛发枯槁等表现。

四、睡眠的质量标准

睡眠质量取决于慢波睡眠中的深度睡眠和快波睡眠在整个睡眠过程中所占的比例。实际生活中对睡眠质量的评定还缺乏准确的量化标准。目前常用的评定标准有:

（一）症状标准

1. 睡眠良好的标准　入睡顺利,时间在 10~15 分钟之内;整个睡眠过程中,从不觉醒;睡醒后有清爽、舒服的感觉。

2. 睡眠不良的标准　入睡困难,时间可长达 30~60 分钟以上;在睡眠中至少觉醒 1 次以上;清醒后有倦怠、头脑昏沉之感。

（二）时相标准

一般来说,不同的年龄阶段,异相睡眠都要占有一定的比例,这样才能保证睡眠的质量。快波睡眠所占的比例婴儿期一般为 50%,幼儿期为 40%,儿童期为 25%,青年期为 20%,成年期为 18%,老年期则下降为 15%。

第二节　睡　眠　调　养

一、心理调适

许多人的失眠是由于心理问题和不良情绪造成的,如工作中的压力、人与人之间的竞争和各种矛盾,以及家庭中的不和谐等,常常难以应付,从而使人的精神处于一种高度紧张状态。这种状态使睡眠时情绪无法平静,心神不安,失眠随之而来。所以应该进行科学合理的心理健康调适和情志调养,具体方法见本书第十一章《情志调养》。

二、生活调养

不良的生活方式常常是失眠的重要原因,如作息时间不规律、睡眠时间过短、睡前剧烈运动、饮食过饱、过度兴奋、睡眠姿势不良等。

（一）保证睡眠时间

睡眠是人的生理需要,足够的睡眠时间是保证健康长寿的重要条件。不同年龄的人对睡眠时间的需求是不相同的。年龄越小,大脑皮层兴奋性越低,对疲劳的耐受性也越差,需要睡眠的时间就越长;而到了老年,大脑皮层功能不如青年人活跃,体力活动也大为减少,所以需要睡眠的时间也相应减少。一般来说,新生儿每天睡眠时间不少于 20 小时,1~2 岁儿童约 13~14 小时,2~4 岁儿童约 12 小时,4~7 岁儿童约 11 小时,7~15 岁儿童约 9~10 小时,15~20 岁青少年约 8~9 小时,成年人每天睡 8 小时左右,老年人约睡 5~6 小时。女性比男性的睡眠时间要多一些。当然,上述时间只是一个参考时间,各人睡眠多少,还与人的体质、性格、健康状况、习惯、环境、季节、劳动强度等许多因素有关。

 知识链接

美容觉的重要性

晚上10:00~凌晨2:00,就是人们常说的美容觉时间。皮肤在这个"黄金时段"新陈代谢速度最快,细胞分裂活跃,分裂速度比平时快8倍左右,皮肤的修复吸收最有效。同时,人进入熟睡状态后,机体会分泌多种有益于皮肤修复的激素,如生长激素,可促进肌肤表皮下的真皮层成长、活跃肌肤的新陈代谢,从而产生娇嫩的肌肤。因此,美容觉对女性延缓容颜衰老至关重要,被称为皮肤的最佳修复期。

(二)调整睡眠方位

睡眠的方位与健康密切相关。中国古代养生家根据天人相应、五行相生理论,对睡眠方位提出过几种不同的主张:

1. 勿向北卧 《备急千金要方·卷二十七·道林养性》提出:"头勿北卧"。《老老恒言·安寝》也指出:"首勿北卧,谓避阴气"。古代养生家认为北方属水,阴中之阴位,主水主寒,恐北首而卧,阴寒之气直伤人体元阳,损害元神之府。现代科学研究认为,地球是个大磁场,其磁极为南北向,同时人体是一个带有磁性的小磁场,地球这个大磁场对人体的小磁场会产生同性相斥、异性相吸作用。人体卧位朝向如果与南北磁极相顺,即头朝北或头朝南时,健康均会受到一定的影响。武汉某医院通过对脑血栓患者床铺摆设方向调查发现,头北脚南铺位的老人,其脑血栓发病率高于其他方向寝卧的老人。国外资料表明,头朝北足朝南而卧,易诱发心肌梗死。

2. 东西而卧 唐代著名医家孙思邈在《备急千金要方·卷二十七·道林养性》中说:"凡人卧,春夏向东,秋冬向西"。从季节上看,春夏属阳,秋冬属阴;从方位上讲,东方属阳,西方属阴。春夏之季阳气升发旺盛,秋冬之季阳气收敛潜藏,故春夏之季,头向东卧以顺应阳气;秋冬之季,头向西卧以顺应阴气,符合中医"春夏养阳,秋冬养阴"的养生原则。

3. 向东而卧 古代一些养生家主张,一年四季头都应向东而卧,不因四时而变更。因头为诸阳之会,人体之最上方,气血升发所向,而东方主阳气升发,四季头朝东卧,以顺应东方升发之阳气,可保证清升浊降,头脑清晰。

(三)改善睡眠姿势

1. 仰卧位 很多医家认为仰卧对人体健康不利。孔子在《论语·乡党》中有"寝不尸"之说,即睡觉时不要像尸体那样仰面平躺。仰面睡卧,脊柱四肢肌肉处于紧张状态,舌后坠,腹绷急,不利于睡眠时呼吸,常使人出现鼾证,肥胖者甚至可出现呼吸暂停。还有部分仰卧者,经常把手放在胸前或腹部,容易做噩梦。

2. 俯卧位 俯睡时,心肺承受压力较大,会影响正常的呼吸和循环功能;胸腹部有压迫感,易做噩梦;为使呼吸顺畅,长时间把头转向一侧,极易导致颈肌扭伤并影响面部皮肤血液循环,加速皮肤的老化;对于婴儿来说,面部骨骼未发育完全,俯卧时间过长,会造成头面部和口腔骨骼变化,严重的还会导致畸形。

3. 右侧卧位 右侧睡时,肢体自然弯曲,全身肌肉得到充分的放松,呼吸通畅,有利于血液回流入肝脏,减轻对心脏的压迫,促进血液的循环。另外,右侧睡时,胃的出口在下方,有助于胃的内容物排出。但是此姿势会使右侧肢体受到压迫,出现酸痛麻木等症状。

4. 左侧卧位　左侧睡时,胃排空速度减慢,心脏受压,故对于胃肠功能及心功能不全的患者不宜采用左侧卧位。

总之,睡觉不宜采用左侧和俯卧位,最佳姿势是右侧位,其次是仰卧位。

(四) 培养良好习惯

1. 按时起居　即入睡和起床尽量做到规律化。定时上床睡觉,有利于缩短入睡时间,一般来说,上床时间以 21:00~22:00 为佳,不宜超过 23:00。许多人有晚睡的习惯,但睡觉过晚,则违反了阴阳消长的规律。23:00 到凌晨 1:00,属于子时,阳气开始升发。"阳入于阴则寐,阳出于阴则寤",子时始睡,由于阳气升而不降,则不利于入睡,既睡也不能实,容易转醒。每天按时入睡和起床,有助于强化睡眠—觉醒的生物节律,起床后精神焕发,精力充沛。

2. 培养睡前习惯　每天临睡前应做一些和缓的有助于睡眠的习惯性活动,如喝药茶、喝牛奶、泡脚、洗澡、写日记或听音乐等,这有助于形成睡眠条件反射。但千万不能做剧烈运动,睡前活动应与白天的主要活动相反,如体力劳动者睡前应看点书报或听些音乐,脑力动者则可进行轻微的体力活动如散步、做操等。

3. 晚餐适度　晚餐不宜吃得过饱,尽量少吃不宜消化、油腻或有刺激气味的食物,睡前 2 小时不可喝含酒精或咖啡因的饮料,睡前尽量少进食,以免影响睡眠。

4. 减少思虑　睡前不要用脑过度,苦思冥想会使大脑兴奋而难以入睡。

5. 避免药物依赖　长期服用安眠药会使人产生依赖,一旦停用,将导致失眠更加恶化,甚至还会出现焦虑、震颤、头痛、眩晕等症状。因此,安眠药只能在必要时使用,不可长期服用。

三、改善环境

睡眠质量与环境因素息息相关,影响睡眠的环境因素主要有:

1. 温度　睡眠时,如果室内温度过高,人体会产生炽热感,甚至身体过度排汗,导致缺水,从而影响睡眠;如果室内温度过低,人体会以收紧肌肉的方式保持体温,导致肌肉紧张,不利于入睡。理想的寝室温度为 21~26℃。

2. 湿度　空气中湿度过高或过低都不利于睡眠。如果空气的湿度过高,会妨碍人体汗液的正常散发,使得体温无法下降,因此会产生头昏脑胀的感觉;如果湿度过低,则空气过于干燥,造成皮肤、黏膜发干、发紧。寝室的理想相对湿度应保持在 50%~70%。

3. 空气　人睡眠时的新陈代谢,需要充足的氧气供应。如果室内的空气不流通,二氧化碳含量增加,氧气的含量减少,不利于人体的新陈代谢,就不利于消除身体疲劳,甚至会影响人的大脑功能,使人疲倦,工作效率下降。因此居室通风对睡眠质量的影响也比较大。最好在睡前开门窗通一次风,使氧气充足,有利于大脑细胞恢复功能,缓解疲劳。

4. 声音　一般来说,睡眠能够接受的声音应该在 45 分贝以下,如果大于或者等于 45 分贝就会对入睡产生很大影响。卧室是睡眠的最主要场所,因此,卧室内应采用一些隔音措施。无论是墙壁、窗户还是窗帘都要注意它们的隔音效果。睡觉的时候尽量关闭所有的电器,避免电器产生噪音。这些都可以避免或者减弱声音对睡眠的影响。

5. 光线　睡眠时光线宜昏暗。这是因为在较强的光线刺激下,人体会产生一种抑制睡眠的激素,使人保持比较清醒的状态或使睡眠不安稳,浅睡期增多;相反,在较暗的光线下,人体内会产生促进睡眠的激素。因此,床铺宜设在室中幽暗的角落,或以屏风或隔窗与厅堂隔开。

6. 色彩　色彩也能影响人的睡眠。不同的人对不同的色彩有不同的敏感度,因此,人们应该根据自己对于色彩的喜好、敏感度等来选择卧室中的墙壁、窗帘、被褥、家具等的颜色,来创造一个适合自己睡眠的卧室环境。

7. 卧具　与睡眠质量有关的卧具主要有床和枕头。

(1) 床　床的高度以略高于就寝者的膝盖为宜。床过高,易使人产生紧张情绪而影响安眠;床过低,则易于感受寒湿,使人难以安卧,甚至患关节炎等病。床铺面积应稍大,以睡眠时能自由翻身为宜,这有利于气血流通,筋骨舒展。床铺长度应为身高加上20cm左右,这样才能放下枕头,并使两腿展开。床铺软硬要适中,以保证脊柱维持正常生理弯曲,使肌肉不易产生疲劳。过软的床,会造成脊柱周围韧带和关节的负荷增加,肌肉被动紧张,久则引起腰背酸痛;而过硬的床,会增加对肌肉的压力,使人难以入睡或睡后易醒。

(2) 枕头　适宜的枕头有利于全身放松,保护颈部和大脑,促进和改善睡眠。现代研究认为,枕头以稍低于肩到同侧颈部距离为宜。枕高是根据人体颈部7个颈椎排列的生理曲线而确定的,只有适应这一生理弯曲,才能使肩颈部肌肉、韧带及关节处于放松状态,枕头过高和过低都是有害的。高枕妨碍头部血液循环,易造成脑缺血、打鼾和落枕;低枕会使头部充血,易造成眼睑和颜面浮肿。枕头的长度应足够翻一个身后的位置。枕头不易过宽,过宽则超过头颈部关节,肌肉易紧张,以15~20cm为宜。枕头宜软硬度适中,稍有弹性。枕头太硬,头颈与枕的相对压力增大,会引起头部不适;枕头太软,则难以维持正常高度,使头颈部得不到一定支持而疲劳;枕头弹性太大,则头部不断受到外部弹力的作用,易产生肌肉的疲劳和损伤。因此,一般枕芯多选用稻谷壳、荞麦皮、木棉、羽毛片、散泡沫胶等,软硬适宜,略有弹性,对睡眠和健康都有益处。

四、中药调养

(一) 单方

调整睡眠的中药主要为安神药。根据药物来源及应用特点不同,安神药分为重镇安神和养心安神两类。前者为质地沉重的矿石类物质,如朱砂、龙骨、琥珀、磁石等,多用于心悸失眠、惊痫发狂、烦躁易怒等阳气躁动、心神不安的实证;后者为植物药,如酸枣仁、柏子仁、远志、合欢皮、夜交藤、茯神等,具有养心滋肝作用,用于心肝血虚、心神失养所致的心悸怔忡、失眠多梦等神志不宁的虚证,并常与补血养心药同用,以增强疗效。

(二) 复方

1. 归脾汤

【组成】白术 3g,当归 3g,白茯苓 3g,炒黄芪 3g,远志 3g,龙眼肉 3g,炒酸枣仁 3g,人参 6g,木香 1.5g,炙甘草 1g。

【功用】益气补血,健脾养心。

【主治】心脾气血两虚证。心悸怔忡,健忘失眠,盗汗,体倦食少,面色萎黄,舌淡,苔薄白,脉细弱。

2. 黄连阿胶汤

【组成】黄连 3g,阿胶 9g,黄芩 9g,鸡子黄 2 枚,白芍 9g。

【功用】滋阴降火安神。

【主治】用于心肾不交,阴虚火旺较重的心烦失眠,舌红苔燥,脉细数者。

3. 安神定志丸

【组成】远志 6g,石菖蒲 5g,茯苓 15g,朱砂 2g(冲服),龙齿 25g(先煎),党参 9g。

【功用】宁心安神,除痰通窍。

【主治】精神烦扰、惊悸失眠、癫痫。

4. 龙胆泻肝汤

【组成】龙胆草 6g,黄芩 9g,山栀子 9g,泽泻 12g,木通 9g,车前子 9g,当归 8g,生地黄 20g,柴胡 10g,生甘草 6g。

【功用】泻肝胆实火,清下焦湿热。

【主治】肝胆实火上扰,症见头痛目赤,失眠,胁痛口苦,耳聋耳鸣等。

5. 温胆汤

【组成】法半夏 12g,陈皮 6g,枳实 12g,竹茹 12g,茯苓 12g,黄连 10g,栀子 12g,珍珠母 30g,甘草 6g。

【功用】清热化痰、和中安神。

【主治】痰饮内阻,心神失养,惊恐失眠,头目眩晕,苔白腻,脉弦滑。

五、经络调养

(一)体针调养

【取穴】神门、心俞、三阴交、安眠。

【辨证加减】心脾两虚者加脾俞、膈俞、足三里等;肝郁化火者加肝俞、太冲、行间、足窍阴、风池等;痰热内扰者加丰隆、内庭、中脘等;阴虚火旺者加肾俞、太溪、涌泉等;心虚胆怯者加胆俞、大陵、丘墟等。

【操作】毫针刺法,虚证用补法,实证用泻法,每日 1 次,每次留针 20~30 分钟,10 次为 1 个疗程。

(二)耳针调养

【取穴】皮质下、交感、心、脾、肾、内分泌、神门。

【操作】每次选 3~4 穴,交替使用,每日 1 次,每次留针 30 分钟,10 次为 1 个疗程。亦可揿针埋藏或王不留行籽贴压,每 3~5 日更换 1 次。

(三)皮肤针调养

【取穴】印堂、百会、督脉、华佗夹脊、背部膀胱经。

【操作】梅花针叩刺,至皮肤潮红为度。每日 1 次,10 次为 1 个疗程。

(四)推拿调养

1. 头面及颈肩部操作

【取穴】印堂、神庭、太阳、睛明、鱼腰、角孙、百会、风池、安眠穴。

【操作】坐位或仰卧位。

(1) 医者行一指禅"∞字"推法,反复分推前额 2~3 分钟;

(2) 指按揉上述穴位,每穴 1 分钟;

(3) 抹前额 2~3 分钟;

(4) 从前发际至风池穴做五指拿法,反复 2~3 分钟;

(5) 双手交替在头部做扫散法,约 1 分钟;

(6) 沿前额至头顶方向做指尖击法,反复 2~3 分钟。

2. 腰背部操作

【取穴】心俞、肝俞、脾俞、胃俞、肾俞、命门,背部督脉、华佗夹脊。

【操作】患者俯卧位。

（1）一指禅推或拇指按揉心俞、肝俞、脾俞、胃俞、肾俞、命门等穴位,每穴 0.5~1 分钟。

（2）捏脊 3~4 分钟。

（3）掌推背部督脉、膀胱经各 3~4 分钟。

3. 辨证加减

（1）心脾两虚:指按、指揉神门、天枢、足三里、三阴交,擦督脉。

（2）阴虚火旺:推桥弓,擦涌泉。

（3）肝郁化火:指按揉肝俞、胆俞、期门、章门、太冲、行间,搓胁肋。

（4）痰热内扰:指按揉神门、内关、丰隆、足三里,横擦脾俞、胃俞。

六、膳食调养

（一）肝郁化火型

1. 栀子香附粥

【配方】栀子仁 3~5g,粳米 50~100g,鲜车前草 30g,香附 6g。

【制法】将车前草洗净,煎汁去渣。取汁与粳米煮粥。将栀子仁、香附研末,待粥将成时,调入粥中。

2. 田基黄煮鸡蛋

【配方】鲜田基黄 120g(或干品 30~60g)、鸡蛋 2 个、木香 3~5g。

【制法】将田基黄与鸡蛋入锅中加适量清水同煎,蛋熟后去壳加木香末再水煎片刻即可。

（二）阴虚火旺型

1. 知地饴糖乌骨鸡

【配方】乌骨鸡 1 只、生地黄 150g、知母 50g、饴糖 100g。

【制法】将乌骨鸡活杀,去毛及脏杂,洗净。生地黄、知母切碎,与饴糖拌匀后,纳入鸡腹,用线缝好。把鸡放入炖盅内,加适量水,盖上盖,隔水炖至鸡肉烂熟即可。

2. 参竹粥

【配方】沙参 15g,玉竹 15g,粳米 60g。

【制法】将沙参、玉竹用布包好,同粳米煮食。

（三）心脾两虚型

1. 枣仁白术粥

【配方】酸枣仁 10g,白术 10g,粳米 50g。

【制法】将枣仁、白术煎汤,去药渣后放入粳米煮成粥,调味后食用。

2. 瘦肉莲子汤

【配方】猪瘦肉 250g,莲子肉 50g。

【制法】将猪瘦肉切成片后,加入莲子肉,加水共炖熟,调味后食用。

（四）心虚胆怯型

1. 龙牡柏子仁药粥

【配方】龙骨 50g,牡蛎 50g,柏子仁 30g,大米 100g。

【制法】前 3 味水煎,去渣取汁,与大米煮粥。每日 1 剂,分 2 次食用。

2. 酸枣仁粥

【配方】炒酸枣仁 20g，牡蛎 30g，龙骨 30g，粳米 100g。

【制法】先煎酸枣仁、牡蛎、龙骨，过滤取汁备用；粳米加水煮粥，待半熟时加入药汁，再煮至粥稠。

（五）痰热内扰型

1. 莲子百合汤

【配方】瘦猪肉 250g、莲子 30g、百合 30g。

【制法】共放砂锅内加水煮汤饮之。每天 1 次，连服数天。

2. 竹沥粥

【配方】淡竹沥汁 30g，粟米（即小米）100g。

【制法】先煮米做粥，快熟时下竹沥汁，搅匀。

七、音乐调养

睡眠不佳的人多数是长期从事脑力劳动之人，大脑皮层常处于紧张状态，兴奋与抑制功能失调，伴有不同程度的神经衰弱。强烈节奏的乐曲，对大脑的兴奋刺激较强，会使听者烦躁辗转，起不到催眠作用；而患者喜爱或熟悉的歌曲，有可能使人情不自禁地唱起来，因此也不足取。催眠音乐宜选用和声简单、音声和谐、旋律变化跳跃较小、缓慢轻悠的乐曲，以二胡和箫的音色比较好，中心频率在 125~250Hz 左右容易诱人入睡。传统上用于调整睡眠的乐曲主要有《春江花月夜》《摇篮曲》《姑苏行》及《二泉映月》等。

选用五行调式中的羽调式、宫调式音乐，安神助眠作用也明显。尤其是根据调式要求重新编配的旋律，患者多不熟悉，所以效果会更好。

自然音乐，大自然的声音，如山泉、溪流的叮咚之声，清晨林间群鸟的啼鸣，秋风和春雨，都能造成一种宁静、旷远、清新、安全的感觉，使大脑皮层由兴奋转入抑制状态，而达到催眠的效果。

（武琴琴）

❓复习思考题

1. 睡眠的作用有哪些？
2. 睡眠的质量标准有哪些？
3. 影响睡眠的环境因素有哪些？
4. 睡眠的调养方法有哪些？

第十一章 情志调养

 学习要点

　　健康心理的培养及不良心理的调适；中医情志调养的原则及方法。

　　情志，即七情和五志。七情是指喜、怒、忧、思、悲、恐、惊七种情绪，五志则是七情与五脏一一对应的喜、怒、思、悲、恐五种情绪。人之七情，与生俱来，是人体对客观外界事物刺激在情志方面的正常反应，没有这些情志活动，人体就无法适应千变万化的社会生活。七情当发即发，不但不会伤人，还可使人阴阳气血调和，有益于身心健康和疾病恢复，唯有长期持续的忧愁思虑，或暴喜大怒，才会内伤脏腑，造成脏腑气血功能紊乱，诱发或加速病情恶化。如《医醇剩义》说："夫喜怒忧思悲恐惊，人人共有之境。若当喜而喜，当怒而怒，当忧而忧，是即喜怒哀乐，发而皆中节也。此天下之至和，尚何伤之有？惟未事而先意将迎，既去而尚多留恋，则无时不在喜怒忧思之境中，而此心无复有坦荡之日，虽欲不伤，庸可得乎"因此，正确地把握情志活动的限度，就可以充分享受情感活动带来的欢乐与情趣，还可以避免情志失控产生的痛苦与疾患，从而避免各种损美性疾病的发生，使美达到一种更高的境界。目前比较常用的情志调养方法主要包括现代心理健康调适技术和传统中医药对情志的调养两个方面。

第一节　心理健康调适

一、健康心理的培养

　　现代健康不仅指生理上的健康，还包括心理和社会适应等方面的完好状态，即包括身、心两方面的健康。心理健康是指对于环境及其相互关系具有高效而愉快的适应。培养健康心理是指经过自我心理调节和心理治疗使心理保持健康的方法。

　　（一）正确认识自我

　　人要有正确的自我意识，既能正确地了解自我、评价自我，又能接受自我。心理健康者能体验到自己存在的价值，对自己的能力、性格和优缺点都能做出恰当的、客观的评价；在努力发掘自我潜能的同时，对于自己无法补救的缺陷，也能安然处之；生活目标和理想切合实际，从不产生非分的期望，也从不苛刻地要求自己。因而，不会因为理想和现实的差距过大，而产生自责、自怨和自卑等不健康心态，也不会产生心理危机。

　　（二）增加人际交往

　　人际交往活动能反映人的心理健康状态。人与人之间正常、友好的交往不仅是维持心理健康的一个必不可少的条件，也是获得心理健康的重要途径。心理健康的人乐于与人交往，不仅能接受自己，也能接受他人，悦纳他人，并为他人和集体所理解和接受，能与他人相

181

互沟通和交往,人际关系协调和谐。在与人相处时,积极的态度(如同情、关心、友善、尊敬、信任等)总是多于消极的态度(如嫉妒、猜疑、畏惧、敌视等)。因而在社会生活中有较强的适应能力和较充足的安全感。

(三)敢于面对现实

心理健康的人能够面对现实,接受现实,并能积极主动地去适应现实和改造现实,而不是逃避现实。能客观地看待周围的事物和环境,并能与现实环境保持良好的接触;既有高于现实的理想,又不会沉溺于不切实际的幻想和奢望中;对自己的力量充满信心,面对生活、学习和工作中的各种困难和挑战都能妥善处理。心理不健康的人往往以幻想代替现实,而不敢面对现实,没有足够的勇气去接受现实的挑战;总是抱怨自己"生不逢时",或责备社会环境对自己太不公平而怨天尤人,因而无法适应现实环境。

(四)锻炼意志品质

现代心理学认为,意志是人在工作、学习和日常活动中,为达到预定目标,控制自己的情绪和情感,克服体力和智力上的困难去争取成功的行为。对于意志力的锻炼,首先要树立正确的人生观,由此产生崇高的抱负、坚定的信念,这样就能培养坚韧不拔的意志,磨砺百折不挠的毅力。同时在面对困难与挫折时,随时与来自于内心的懦弱心理作斗争。不断用其意志战胜消极悲观情绪及彷徨逃避心理。另外,还要经常一分为二地检查自己的意志品质,严格要求,自我监督,善于控制、调节自己的行动和情绪,从而使意志得到不断锻炼。事实证明,信念、意志坚定的人,能较好地控制和调节自己的情绪,保持良好的精神状态。所以,加强意志力的锻炼,对于增强心理免疫力、促进健康与美丽具有重要意义。

(五)培养高尚美德

古人把道德修养作为养生的一项重要内容。儒家创始人孔子在《中庸·第一十七章》中说:"修身以道,修德以仁""大德必得其寿"。他认为讲道德的人,待人宽厚大度,故能心旷神怡,体貌安详舒泰得以高寿。古代的道家、墨家、法家、医家等,也都把养德列为摄生首务,并一直影响着后世历代养生家。

从生理来讲,道德高尚,光明磊落,性格豁达,心理宁静,有利于神志安定,气血调和,精神饱满,形体健壮,各种生理功能正常而有规律。这说明养德可以养气、养神,使"形与神俱",健康长寿。现代养生实践证明注意道德修养,塑造美好的心灵,助人为乐,养成健康高尚的生活情趣,获得精神满足,是保证身心健康的重要措施。

(六)性格开朗乐观

性格是人的一种心理特征。性格开朗是胸怀宽广、气量豁达所反映出来的一种心理状态。性格虽然与遗传因素直接相关,但随着环境和时间的变化,是可以改变的。人们都有改变性格使其适应自然、社会和健康的愿望。医学研究证明,人的性格与健康和疾病的关系极为密切。性格开朗,活泼乐观,患各种疾病的几率非常小,即使患病也容易治愈;而不良的性格对人体健康的危害却是多方面的。

保持乐观的方法主要是少私寡欲。少私,是指减少私心杂念;寡欲,是降低对名利和物质的嗜欲。私心太重,嗜欲不止,欲望过于强烈,达不到目的,就会产生忧郁、悲观、失望、苦闷等不良情绪,从而扰乱清静之神,使心神处于无休止的混乱之中,导致气机紊乱而发病。因此,减少私心杂念,能保持乐观常在,使心神常乐常欢。

(七)保持心理平衡

当代社会的特点之一是竞争,有些人在竞争失败后,可产生自卑感。社会需要是多方面的,人的兴趣和能力也是多种多样的,人各有所长,各有所短,从来不曾有过全能的"天才"。因此,不必为一时一事的失败而苦恼,丧失信心。而应在实践中不断总结经验教训,克服自卑感,不断挖掘自己的潜能,扬长避短,科学合理地安排工作和学习,从而增加自己的成功率。竞争的社会更易产生嫉妒心理,这种消极的心理状态会降低人体生理功能而导致身心疾病。消除嫉妒心理的基本方法,就是培养正确的拼搏精神,即树立欢迎别人超过自己,更有勇气超过别人的正确观念。摆脱一切不良情绪,发挥自己的长处,在可能的范围内达到最佳水平。

二、不良心理的调适

心理调适是使用心理科学的方法对认知、情绪、意志、意向等心理活动进行调整,以保持或恢复正常状态的实践活动。下面介绍一些常见的心理困境及其调适方法。

(一) 封闭心理

自我封闭是指个人将自己与外界隔绝开来,很少或根本没有社交活动,除了必要的工作、学习、购物以外,大部分时间将自己关在家里,不与他人来往。自我封闭者都很孤独,没有朋友,甚至害怕社交活动,因而是一种不适应环境的病态心理现象。

1. 封闭心理的成因 自我封闭心理实质上是一种心理防御机制。由于个人在生活及成长过程中常常可能遇到一些挫折,进而引起个人的焦虑。有些人抗挫折的能力较差,使得焦虑越积越多,只能以自我封闭的方式来回避环境,降低挫折感。还有些人受社会错误观念的影响,如"逢人只讲三分话,不可全抛一片心""出头椽子先遭烂",如此等,就降低了社会交往与自我表现的程度。

2. 封闭心理的自我调适

(1) 培养自信:在现实生活中,人们常会面对许多挫折,有些人习惯将失败归因于自己,总是自怨自艾。他们十分关注别人的评价,遇事忐忑不安。我们应学会将成功归因于自己,把失败归结于外部因素,不在乎别人说三道四,走自己的路,乐于接受自己。

(2) 增加交往:现代社会要求人不仅要"读万卷书",而且还要"交八方友"。交往能使人的思维能力和生活能力逐步提高并得到完善;交往能使人的思想观念保持新陈代谢;交往能丰富人的情感,维护人的心理健康。只有开放自我、表现自我,才能使自己成为集体中的一员,享受到人间的快乐和温暖,而不再感到孤独与寂寞。一个人的发展高度,决定于自我开放、自我表现的程度。谁敢于开放,谁敢于表现,谁就能得到更好的发展,因此要改变封闭状态。

(3) 身心互补:强壮的体质,能使人以饱满的精神和旺盛的斗志投身到学习、工作、生活当中。自我封闭的人可以通过参加体育运动,增强体能,磨炼克服困难的意志力,以达到培养自信心的目的。经常参加登山、游泳等体育锻炼活动,还可以培养新的兴趣,保持旺盛的精力,丰富生活情调,增加人际交往,以实现消除不良嗜好,克服低级情趣,维护心理健康的目的。

(4) 系统脱敏:自我封闭者要正视现实,要勇敢地介入社会生活,找机会多接触和了解外人。这样不断摸索经验,可扩大与外界的交往。这可以从最简单的小事做起,逐步完成难度动作。

(二) 空虚心理

空虚心理是指人的精神世界一片空白,没有信仰,没有寄托,百无聊赖。精神空虚者常常萎靡不振,缺乏社会责任感,连自己的家庭及个人生活都可能无法正常维持下去,甚至给社会带来危害。

1. 空虚心理的成因

(1) 缺乏自信:个人的早期生活不幸、父母早逝或生活在离异家庭,从小得不到温暖与关怀,自暴自弃,看不到前途和光明。社会上的流浪儿,闲杂人员多半属此类。

(2) 错误认知:对社会现实和人生价值存在错误的认知,将个人价值与社会价值对立起来,只讲个人利益,不尽社会义务。当社会责任与个人利益发生冲突时,过分计较个人得失,一旦个人要求不能得到满足,就"万念俱灰",这种情形在青少年中较为普遍。

(3) 精神匮乏:在现代社会里,人们都在努力创造与积攒财富,但是财富与财富带来的快乐并非成正比例。当财富集聚到一定程度后,一些人对金钱则没有了以前的那种新鲜感、快乐感和满足感,甚至会对之产生麻木乃至厌倦。而当生活没有了往日奋斗追求的动力,人生也就失去了目的与意义,于是有些人在百无聊赖中度日,或者设法寻求一些更新更强的刺激,如赌博、吸毒等。

2. 空虚心理的自我调适

(1) 正确认识社会现实:社会既有积极的方面,也有消极的方面。应正视社会的消极因素,通过学习,提高思想觉悟,接受现实,正视现实,改造现实。

(2) 提高心理承受能力:"不以物喜,不以己悲",正确对待失误与挫折,在逆境中锻炼成长。做事要有恒心,做人要有理想与抱负,顺境中要有更高的追求,不能只停留在物质的追求与享乐上,做到"贫贱不移,富贵不淫"。

(3) 培养读书兴趣:读书能使空虚者从狭窄的经验天地奔向无限浩瀚的知识海洋,从中获得智慧、汲取力量,从而情绪高涨、精神饱满,使空虚的心灵不断得到充实。

(4) 参与社会实践:实践长才干,实践出成绩。成绩能强化个人价值,满足个人自尊、自爱、自信的需要。有成就动机与自我实现的高层次精神需求,可以为人生增添新的活力。

(三) 压抑心理

压抑是一种较为普遍的病态心理。心理学上专指个人受挫后,不是将变化的思想情感释放出来,而是将其压抑在心头,不愿承认烦恼的存在。压抑是一种潜意识,能使人的心态和行为变得消极和古怪起来。

1. 压抑心理的成因

(1) 身心缺陷:如天生丑陋,有生理缺陷,或者才能不及别人等,都可能引起他人的讥讽和嘲笑。在他人的消极评价中,个体极易产生自卑感和自我否定感。其中有些人会加倍努力,化压力为动力,有些则可能感到压抑和痛苦,变得自我封闭或自暴自弃。

(2) 气质性格:气质是人的高级神经活动类型。根据气质的特点属抑郁质的人具有敏感、多愁善感的特点,对同一事物,他们的压抑感可能比其他气质的人更明显。可见调整改造个人的性格和气质对克服压抑感是十分必要的。

2. 压抑心理的自我调适

(1) 正视社会:要知道社会有光明面,也有阴暗面。看待社会不能过于理想化,要看到社会成员之间实际上存在着不平等的地位。人与人不能互相攀比,不能用自己的标准去衡量社会的公平性,而应正视社会、承认差别、努力去缩小与别人的差距。

(2) 正视自己:要停止自我比较,不要担心不如别人,要自己接受自己,确立一种自强、自信、自立的心态。遇到挫折,应先从自己的主观方面去寻找原因。坚信"人无完人",每个人都有长处和短处,只要积极有为,长善救失,则"天生我材必有用"。

(3) 适时宣泄:当情绪压抑时,不妨采用适当的方法把消极的情绪宣泄出来,有助于维护心理健康,恢复生活兴趣。

(四) 浮躁心理

"浮躁"指轻浮,做事无恒心,见异思迁,不安分守己,总想投机取巧,成天无所事事,脾气大。浮躁是一种病态心理表现。

1. 浮躁心理的成因　人与人之间的攀比是产生浮躁心理的直接原因。"人比人,气死人"。通过攀比,对社会生存环境不适应,对自己生存状态不满意,于是过火的欲望油然而生,因而使人们显得异常脆弱、敏感、冒险,稍有"诱惑"就会盲从。

2. 浮躁心理的自我调适

(1) 消除攀比心理:比较是人获得自我认识的重要方式,然而比较要得法,知己又知彼才能知道是否具有可比性,避免得出错误的结论。认清这一点,人的心理失衡现象就会大大减低,也就不会产生心神不宁、无所适从的感觉。

(2) 自我暗示法:比如自我安慰:"不要紧,事情不会像他们所说的那样坏""千万不要发怒,发怒是愚蠢的行为,对自己和他人都没有好处""对这点挫折,自己能挺得过去"。往往这种自我暗示会起到平心静气的作用,进而削弱愤怒的强度。

(3) 想象放松法:利用自我冥想放松躯体,放松想象顺序是由下至上,由脚至头逐步放松,反复两遍。或听一些与自己感情共鸣的音乐或看带有喜剧色彩的小品、相声,也可得到清洁心理环境的作用。

(4) 环境转移法:是把自己的注意力自觉地、主动地从愤怒、浮躁的环境中转移到其他事物上去,以便降低或削弱愤怒的强度。

(五) 嫉妒心理

嫉妒心理是个体与周围环境出现失衡时,由于不能正确看待自己与他人,从而产生的一种比不上别人而导致忌恨的心理。嫉妒心理人人都有,只是或轻或重的问题。

1. 嫉妒心理的成因　嫉妒心理主要是因竞争受挫产生的。因为生活当中竞争无处不在,如果一个人生性好强,做任何事情都喜欢争第一,那么一旦遭遇失败就很有可能对比自己强的人产生严重的嫉妒心理。嫉妒者往往心胸比较狭隘,同时对自己缺乏信心,不能容忍他人优于自己,所以选择攻击、诋毁对手,希望在诋毁他人的过程中来提升自己的自信心。

2. 嫉妒心理的自我调适

(1) 变通:变恶性刺激为良性刺激,酸葡萄与甜柠檬效应,心理学上又叫合理化。就是通过找一些理由为自己开脱,以减轻痛苦,缓解紧张,使内心获得平衡的办法。心理调适可借用某种"合理化"的理由来解释事实,变恶性刺激为良性刺激。

 知识链接

酸葡萄效应和甜柠檬效应

弗洛伊德指出,常见的合理化有两种,一是希望达到的目的没有达到,心理便否定该目的的价值或意义,俗称酸葡萄效应;二是未达到预定的期望或目标,便提高目前现状的价值或意义,俗称甜柠檬效应。如狐狸吃不到葡萄,就说葡萄是酸的,只能得到柠檬,就说柠檬是甜的,于是便不感到苦恼。

(2) 端正态度:嫉妒往往是由于误解所引起的,即人家取得了成就,便误以为是对自己的否定和威胁。其实,这只不过是一种主观臆想。一个人的成功不仅要靠自己的努力,更要靠别人的帮助,人们给予他赞美和荣誉的同时,并没有损害其他任何人。

(3) 扬长避短:嫉妒之心多产生在和自己水平差不多,彼此又有许多联系的人之间。尤其是那些原先不如自己的人后来超过自己时,嫉妒便油然而生。尺有所短,寸有所长,要拿自己的长处和别人的短处比,这样嫉妒之心就不会那么强烈了。

(4) 化嫉妒为动力:天生我材必有用,要在具有竞争的客观环境中正确的对待自己。不要把自己的同事或朋友当作自己的竞争对手,而是要当作自己前进的动力。要学会把别人的成功当作一道美丽的风景来欣赏,这样自己才能达到一种更高的境界。

(六) 虚荣心理

虚荣心就是以不适当的虚假方式来保护自己自尊心的一种心理状态,是为了取得荣誉和引起普遍注意而表现出来的一种不正当的社会情感。

1. 虚荣心理的成因　虚荣心的产生与人的需要有关。人类的需要有很多种,包括生理需要、安全需要、归属和爱的需要、尊重的需要、自我实现的需要等。一个人的需要超过了自己的担负能力,就会想通过不适当的手段来达到自尊心的满足,这就产生了虚荣心。

2. 虚荣心理的自我调适

(1) 提高自我认知:提高自我认知,正确认识自己的优缺点,分清自尊心和虚荣心的界限。

(2) 做到自尊自重:诚实、正直是做人最起码的要求。我们决不能为了一时的心理满足而丧失人格。只有做到自尊自重,才不至于在外界的干扰下失去人格。我们要珍惜自己的人格,崇尚高尚的人格可以使虚荣心没有抬头的机会。

(3) 树立崇高理想:人应该追求内心的真实美,不图虚名,同时,要正确的评价自己,既看到长处,又看到不足,时刻把实现理想作为主要的努力方向。

(4) 正确对待舆论:要正确对待舆论,正确看待他人的优越条件,不要影响自己的进步,而应该作为自己前进的动力。要通过自己的努力满足自己的需要。只有这样的自信和自强,才能不被虚荣心所驱使,成为一个高尚的人。

(5) 克服盲目的攀比心理:横向的去跟他人比较,心理永远都无法平衡,会促使虚荣心越发强烈,一定要比就跟自己的过去比,看看各方面有没有进步。

(七) 自卑心理

自卑,就是自己轻视自己。自卑心理严重的人,并不一定就是他本人具有某种缺陷或者短处,而是不能悦意容纳自己,自惭形秽,常常把自己放在一个低人一等,不被自己喜欢,进而演绎成别人看不起的位置,并由此陷入不可自拔的境地。

1. 自卑心理的成因　自我认识不足,过低评估自己,特别是权威人士对自己的评价;气质抑郁、性格内向者大都对事物的感受性强,对事物带来的消极后果有放大趋向;客观存在的某种缺陷或挫折也易引起自卑。

2. 自卑心理的自我调适

(1) 正确认识自我:提高自我认识,既要看到自己的优点和长处,又要看到自己的缺点和不足,不能总拿自己的短处去比别人的长处,把自己看得一无是处。

(2) 加强人际交往:自卑感的人往往缺乏人际交往,缺乏情感交流,缺乏社会支持。人际交往是心理健康的重要条件。

(3) 运用自我暗示:当遇到某些情况感到信心不足时,不妨运用语言暗示:"别人行,我也能行""别人能成功,我也能成功"从而增强自己改变现状的信心。

（4）正确自我调节：一是以勤补拙，知道自己在哪些方面有缺陷，不背思想包袱，以最大的决心和顽强的毅力去克服这些缺陷；二是扬长避短，日常生活中，应注意自我调节，"失之东隅，收之桑榆"，扬长避短，克服自卑。

第二节 中医情志调养

一、调养原则

（一）调和阴阳

阴阳失调是情志失调的根本原因，《素问·生气通天论》说："阴平阳秘，精神乃治；阴阳离决，精气乃绝"。人的精力充沛，心理活动正常是机体阴阳协调的综合体现。如果阴阳失调则形病及神，可引起各种情志疾病，如当"阴气少而阳气胜，故热而烦满也"（《素问·逆调论》），"阴不胜其阳，则脉流薄疾，病乃狂"（《素问·生气通天论》）。由此可见，调畅神志必须在调和阴阳的基础上，损其偏盛，补其偏衰，实则泻之，虚则补之，阳虚扶阳，阴虚补阴，使其恢复平衡。

（二）调理气血

气血是维持人体生命活动的物质基础，也是神志产生的物质基础，《素问·六节藏象论》说："天食人以五气，地食人以五味。五气入鼻，藏于心肺，上使五色修明，音声能彰。五味入口，藏于肠胃，味有所藏，以养五气，气和而生，津液相成，神乃自生"。阐述了水谷精气营养五脏，五脏功能正常，气、血、津液和调，"神乃自生"。《灵枢·平人绝谷》说："五脏安定，血脉和利，精神乃居，故神者，水谷之精气也"。水谷精气不断的生成和被利用，保证了五脏功能正常，血脉充盈调畅，精与神的运动就能维持，无论何种原因导致气血亏虚，均可出现不同程度的神志方面问题，如神倦乏力，失眠，健忘，烦躁，甚至癫痫、昏迷等。可见气血与神志关系非常密切，所以调理气血可以调畅情志。

（三）形神同治

形与神是相互作用，相互依存的，张介宾说"无神则形不可活"（《类经·针刺类》）。《素问·上古天真论》云："故能形与神俱，而尽终其天年，度百岁乃去"指出形与神协调旺盛，生命才能延续。中医学非常强调"形神合一""形与神俱""形神一体"等。形体与精神，是一个不可分割的统一整体，形体产生精神，精神与形体有机结合，相伴相随，俱往俱来，俱生俱灭。

形体强弱直接决定精神的盛衰。《灵枢·营卫生会》说："壮者之气血盛，其肌肉滑，气道通，营卫之行，不失其常，故昼精而夜瞑。老者之气血衰，其肌肉枯，气道涩，五脏之气相搏，其营气衰少而卫气内伐，故昼不精，夜不瞑"，指出人在壮年时，血气旺盛，身体强健，因此白天精神饱满，夜间睡眠也好；人到老年时，血气衰退，身体衰弱，因此白天精神不振，夜间睡眠不好。精神也可反过来影响形体，《素问·生气通天论》说："大怒则形气绝，而血菀于上，使人薄厥"，反映精神反作用于形体的认识。

形与神之间的互用、互制关系，在治疗疾病和养生方面均有重要的作用，调神可以健形，刺形可以调神。"夫上古圣人之教下也，皆谓之虚邪贼风，避之有时，恬淡虚无，真气从之，精神内守，病安从来"（《素问·上古天真论》）。

（四）疏导情志

适度的七情，良好的情绪，可使肝气条达，气机畅通，脾胃健运，气血化源充足，形神得以营养。只有突然、强烈或长期持久的情志刺激,超过了人体本身的正常生理活动范围,使人体气机紊乱、脏腑阴阳气血失调,才会导致疾病的发生。《素问·举痛论》曰:"百病生于气也。怒则气上,喜则气缓,悲则气消,恐则气下……思则气结"。虽然七情致病在临床所表现出来的病证多种多样,但是其基本病机在于气机失常。故调理气机是治疗关键。在具体的治疗方法上,可以用言语或行为来影响患者。如《灵枢·师传》中"告之以其败,语之以其善,导之以其所便,开之以其所苦"就是本疗法的经典论述。总之,在疏导情志方面,治疗方法很多,或针、或药、或心理行为疗法,归结在一个基本点上就是调理气机。

(五)三因制宜

三因制宜是指根据患者的具体情况,因时、因地、因人制定相应的情志调养措施。

1. **因时制宜** 是根据时令气候节律的特点,来制定适宜的调养方法。中医学认为,四时气候和时间节律的变化,对人体生理活动、病理变化都会产生一定的影响,所以调养时要根据四时阴阳的消长、寒暑的变化、气候的转移来调节自己的情志状态,使之与自然协调一致,以达情志舒畅。如春季为肝气升发的季节,肝木有生长、升发、条达的特性,故调养要注意调节气机,舒畅情志。

2. **因地制宜** 因地制宜,是根据地理环境特点,来制定适宜的调养方法。不同的地方区域,其地势有高下、气候有寒温燥湿之分,并且水土品质和人们的生活习惯等亦各不相同。人们长期在某一地理环境中生活,一方面形成了某种特殊体质,并通过生理上的不断调节来适应地理环境特点的影响;另一方面,如果地理环境的影响超过了人体的适应能力,尤其是其中不利因素对人体的伤害性作用过大,就可以造成人体脏腑功能的失调而致病,并且显现出病理变化的地域性特点。因此,我们在治疗疾病时必须考虑到地理环境特点对人体生理和病理的影响,才能制定出适宜的治法。

3. **因人制宜** 因人制宜,是根据患者的年龄、性别、体质、生活习惯等不同特点,来制订调养措施。

(1)年龄因素:人的年龄不同,则生理状况和气血盈亏等情况不同,因而不同年龄段,其病理变化的特点也各不相同,所以治疗用药应该有所区别。特别是小儿和老人,尤当注意治疗宜忌。

知识链接

不同年龄段的情志调养方法

1. **儿童期**:小儿是稚阴稚阳之体,"肌肤嫩,神气怯,易于感触",这种形神特点是小儿情志疾病的内在因素。治疗小儿疾患,既要少用补益,亦应忌投峻攻之剂,用药量宜轻,疗程宜短,调养时需根据实际情况,注意良好体质的培养。

2. **青年期**:此期主要完成学业、就业、恋爱、婚姻,接受各种挑战,要面对各种压力,经常会出现不同程度的情志障碍。要结合青年期的心理和生理特点,攻邪泻实,指导其形成正确的人生观、价值观,避免心理不适应发生情志障碍。

3. **中年期**:中年人有较强的自主能力,处于生理机能由盛渐衰的转折时期,其精血暗耗,阴阳渐亏,故容易出现脏腑功能失调的病理特点。工作奔波劳累,心理和经济负担较重,亦会出现很多心理问题,治疗上要结合此期的心理和生理特点,考虑攻补兼施,劳逸结合,保持精神愉快。

4. **老年期**:老人生理机能减退,气血阴阳亏虚,脏腑功能衰弱,发生病变后,多为虚证或虚实夹杂证。所以治疗老年疾患,对虚证,宜用补法,且病程多较长;对实证以攻法祛邪时,要考虑老人衰退、虚弱的生理特点,注意用药量应比青壮年小,中病即止,防止攻邪过度而损伤原已亏虚的正气。

(2) 性别因素：性别不同，男女各有其生理病理特点，"女子以肝为先天""男子以肾为先天"。从生理上来说，女子属阴，以血为用；男子属阳，以精为用。从心理特点来看，女子以肝气为中心，女性偏于感性，多情志病，《素问·阴阳别论》说："有不得隐曲，女子不月"，说明精神刺激对妇科疾病有着重要的影响。临床具体运用时，要注意男女各自生理特点所导致的疾病差异。

(3) 体质因素：由于先天禀赋与后天环境的影响，人群中每个个体的体质存在着多方面的差异。而不同体质有不同的心理特征，如痰湿之人性情偏温和、稳重，多善于忍耐；而气郁之人性情多内向不稳定、敏感多虑。对这些偏颇体质之人做情志调养时要从体质调养入手，从根本上解决问题。

二、调养方法

(一) 疏导调节法

1. 情志制约法　又称以情胜情法，它是根据情志及五脏间存在的阴阳五行生克原理，用互相制约、互相克制的情志，转移和干扰原来对机体有害的情志，以达到协调情志的目的。《素问·阴阳应象大论》说："怒伤肝，忧胜怒；喜伤心，恐胜喜；思伤脾，怒胜思；忧伤肺，喜胜忧；恐伤肾，思胜恐。"

(1) 怒伤肝者，以悲胜之：是根据"悲则气消"的原理，使患者发生悲哀，达到康复身心的一类疗法，对消散内郁的结气和抑制兴奋的情绪有较好的作用。以悲制怒，可以选择凄切感人的乐曲来缓解过怒的情绪，如琴曲《小胡笳》，管子曲《江河水》，二胡曲《汉宫秋月》，广东音乐《双声恨》，二胡曲《病中吟》。另外，在古代医案中，也有过以"喜胜怒"的记载，在具体情况中应灵活掌握治疗原则。

(2) 喜伤心者，以恐胜之：该法又称惊恐疗法，适用于神情兴奋、狂躁的病证。音乐疗法也依据五行生克之理，但是尽量不用令人恐惧的声音或音乐。根据水克火的原理，可以选择柔和、清润的音乐来安定心神、沉降阳气。这类音乐有二胡曲《二泉映月》，丝竹曲《寒江残雪》，琴曲《平沙落雁》《潇湘水云》《小河淌水》等。

(3) 思伤脾者，以怒胜之：是利用发怒时肝气升发的作用，来解除体内气机郁滞的一种方法，它适用于长期思虑不解、气结成疾或情绪异常低沉的病证。音乐疗法可以选择情绪激昂的一类乐曲。按五行生克为木克土，木性升发、调畅、生机勃勃，此类情绪的乐曲均有佳效。如二胡曲《光明行》《听松》，琵琶曲《大浪淘沙》《霸王卸甲》，筝曲《战台风》，琴曲《酒狂》《广陵散》，广东音乐《赛龙夺锦》。

(4) 忧伤肺者，以喜胜之：又称笑疗。对于由于神伤而表现得抑郁、低沉的种种病证，皆可使用。音乐疗法可选用管弦乐《花好月圆》《喜洋洋》《瑶族舞曲》，丝竹乐《欢乐歌》，笛曲《喜相逢》，广东音乐《鸟投林》等。这些乐曲都有欢乐愉快的情绪，旋律明快流畅、曲调轻盈优美，在情志上达到喜胜悲的目的。

(5) 恐伤肾者，以思胜之：主要是通过"思则气结"，以收敛涣散的神气，使患者主动地排解某些不良情绪，达到康复之目的。根据五行学说"土胜水"的原理，温厚、中和、沉稳的乐曲对恐惧心理有抚慰和治疗作用。这一类情绪的乐曲颇多，如琴曲《梅花三弄》《阳春白雪》，福建南曲《梅花操》，江南丝竹《霓裳曲》《中花六板》《满庭芳》《忆多娇》等。这些乐曲古朴雅致，旋律流畅，气韵浑厚，淡雅脱俗。

以情胜情法的合理运用

在运用"以情胜情"方法时,要掌握患者对情志刺激的敏感程度,以便选择适当方法,避免太过或不及。以情胜情实际上是一种整体气机调整方法,只要掌握情志影响气机运行的特点,采用相应方法即可,切不可简单机械、千篇一律的照搬。倘若单纯拘泥于五行相生相克而滥用情志制约法,有可能增加新的不良刺激。因此,只有掌握其精神实质,方法运用得当,才能真正起到协调情志的作用。

2. 节制法 就是调和、控制情感,防止七情过极,达到心理平衡。此法适用于喜怒情志所伤者。具体的方法很多,如太极拳、导引术、书法、绘画等,皆能怡神静心,舒和膻中之气。心思清虚宁静则志无所乱,以避大喜大怒。现代研究表明,只有善于避免忧郁、悲伤等不愉快的消极情绪,使心理处于怡然自得的乐观状态,才会对人体的生理起着十分良好的作用。

3. 宣泄法 把积聚、抑郁在心中的不良情绪,通过适当的方式发泄出去,以尽快恢复心理平衡,称为宣泄法。适用于忧、思、悲的调摄。事实证明,宣泄法可使人从苦恼、郁结的消极心理中解脱出来,尽快恢复心理平衡。例如当忧郁、烦闷时,可以向朋友倾诉,把郁闷宣散出来;遇到不幸,悲痛万分时,不妨痛痛快快地大哭一场,让眼泪尽情地流出来,会感到舒服;遭逢挫折,心情压抑时,还可以通过急促、强烈、粗犷、无拘无束的大声喊叫,将内心的郁积发泄出来,从而使精神状态和心理状态恢复平衡。发泄不良情绪,必须采取正当的途径和渠道,绝不可采用不理智的冲动性的行为方式,否则非但无益,反而会带来新的烦恼,引起更严重的不良情绪。

4. 转移法 又称移情法,即通过一定的方法和措施改变人的思想,或改变周围环境,使患者远离不良刺激,这就是"移情易性"的意疗方法。最常用的方法是情趣移情法,在烦闷不安、情绪不佳时,可听音乐、欣赏戏剧、电影等,还可根据自己的兴趣和爱好,从事自己喜欢的活动,如书法、绘画、弹琴、唱歌等,用这些方法排解愁绪、寄托情怀、怡养心神、舒畅气机,有益于人的身心健康。

(二)药物调畅法

情志致病在中医属于七情内伤,其特点是直接伤及内脏,以心、肝、脾为常见,其基本机制在于气机失常,所以药物防治也是重要手段。应针对这一特点和脏腑病位而选用药物。

1. 调肝 情志致病与肝的关系最为密切。因肝主疏泄,具有调畅气机及调畅情志的功能,情志太过或不及,最易伤肝,引起气机失调,所以把调肝放在首要位置,主要包括以下三个方面:

(1)疏肝理气:通过调理肝之疏泄功能,使气机条达,是情志调畅最常用的一种方法。常用方剂有逍遥散、柴胡疏肝散、越鞠丸、金铃子散。

(2)抑肝:用于因肝疏泄太过或郁久化火或逆犯他脏所致的情志失调。常用方剂有痛泻要方、泻青丸、左金丸、龙胆泻肝汤。

(3)平肝:用于肝肾阴虚或肝郁日久伤阴,肝阳上亢所致的情志失调。常用方剂有为镇肝熄风汤。

2. 调心 因心藏神,为五脏六腑之大主,七情内伤而致情志失调,必然伤及心神。心神被伤又反过来影响脏腑功能,形成恶性循环,所以调心是调畅情志的重要环节。常用方法有:

(1)安神:心神被七情所扰,出现心悸、失眠、心烦、易惊、不耐思虑等,而躁动之心神又扰乱脏腑功能,故调心以安神为首要。代表方剂有养血安神的天王补心丹和重镇安神的朱砂安神丸。

（2）开窍醒神：情志之病严重时，每见神昏窍闭时应以开窍醒神为急迫。包括凉开的代表方剂安宫牛黄丸，用于痰热壅盛、神昏窍闭之证；温开的代表方剂苏合香丸，用于痰湿闭塞、神昏窍闭之证。

（3）清心泻火：代表方剂为泻心汤，用于热毒炽盛、神明被扰、狂躁不安之证；或栀子豉汤，用于虚热内扰、虚烦不眠之证。

3. 消除瘀滞　情志失调的基本变化是气机失常。气滞不行，必然致使血瘀、湿滞、痰凝。故调畅情志，清除体内瘀滞产物是重要方面，常用方法有：

（1）祛瘀通络：代表方剂为血府逐瘀汤，用于七情内伤、肝郁气滞、瘀血停积之证。

（2）化湿逐痰：代表方剂为二陈汤，用于痰湿停滞病证；亦可用半夏厚朴汤治疗气滞痰阻之梅核气；半夏白术天麻汤之风痰眩晕病证；若属实热老痰作祟，见癫狂、惊悸、眩晕等证，可用滚痰丸。

4. 调和气血阴阳　七情内伤还可损伤气血，而出现气血阴阳不足，故情志调养也应注意补益气血阴阳。代表方剂分别为四物汤、四君子汤、六味地黄丸、肾气丸等。

（三）经络调理法

经络调理法是运用针灸、推拿、刮痧、火罐等疗法，通过疏通经络达到调理脏腑，调畅七情的一种方法。

1. 喜　喜归心属火，喜则意和气舒，营卫舒畅。但喜而过度，可使心气受损，神明失用。一方面可因喜气太过而致心气虚，可见心血不足之惊悸、怔忡，心气亏虚之气短、胸闷、头晕乏力，心肾不交之心悸、失眠等证；另一方面可引起精神失常，如感情不能自制，睡眠不宁，甚则精神恍惚，注意力不集中，语言错乱或发狂证等。

【取穴】3组穴位

1组：风池、印堂、太阳、神庭；

2组：膻中、巨阙、气海、关元、心俞；

3组：神门、通里、大陵、劳宫、内关。

【治法】

（1）从印堂穴开始至神庭穴，用一指禅推法或指按揉法。

（2）四指并拢于胸骨上璇玑穴处，逐步向下按压，至中庭穴止。

（3）顺经脉循行方向指推手少阴心经及手厥阴心包经。

（4）掌推法反复推背部督脉。

（5）掌推法反复推背部膀胱经。

（6）点脊中法：以拇指着力于大椎穴处，自上而下点按脊中各穴，至腰阳关穴处止。

（7）点夹脊法：两手拇指端分置于第1胸椎棘突下旁开0.5寸处，沿脊椎下行，有节律的进行点按夹脊穴。

（8）上述三组穴位，每组取2~3个，点按揉或指推第1、3组穴位，顺时针点按揉或顺经指推第2组穴位。

2. 怒　怒为恼火、气愤之意，是一种勃发向上或怒无所泄的情绪反应。前者称暴怒，怒而即发；后者称郁怒，怒而不发。肝在志为怒，郁怒则气郁，暴怒则气上。过度愤怒，可影响肝的疏泄功能，而使肝气上逆，血随气逆，并走于上，多见于气血旺盛之人；另外还有暴怒伤阴之说，肝火炽盛，耗伤阴血则水不涵木，临床可见头胀头痛、面红目赤，或呕血、衄血，甚则昏厥猝倒。郁怒致病影响气机而成肝郁气滞之证。

【取穴】3组穴位

1组:三阴交、复溜、太溪;

2组:章门、期门、大都、曲泉、膻中、气海、肝俞;

3组:胆俞、日月、行间、太冲、足临泣、中渚、肝俞。

【治法】

(1)一指禅或拇指揉推法反复推足厥阴肝经。

(2)一指禅或拇指揉推法逆经推足少阳胆经。

(3)一指禅或拇指揉推法顺经推足少阴肾经。

(4)顺时针点按揉或顺经指推第1组穴位;点按揉或指推第2、3组穴位;经常暴怒者逆时针点按揉或逆经推第3组穴位。

3. 忧　忧是情感的抑郁,有忧郁、发愁之意。肺在志为忧,肺为相傅之官,主全身之气的升降出入运动,主治节。忧,则肺的功能失常而肺气郁结,日久肺气耗散,临床表现以表情忧伤、抑郁寡欢、叹气频作、默默不语、睡眠不安多见。气郁还伤脾,可积液成痰,常见神志不清,痴呆不语,喉中痰鸣,肢体抽搐等症。正如张介宾所言:"忧为肺之志,而亦伤脾者,母子之气通也"。

【取穴】3组穴位

1组:肺俞、脾俞、胃俞、肾俞、气海俞;

2组:膻中、天突、中府、章门、神阙、气海、关元;

3组:阴陵泉、足三里、公孙、太白、太渊。

【治法】

(1)用一指禅或拇指揉推法顺经推肺、脾、胃、肾经。

(2)顺时针方向点按揉或顺经推上述穴位。

(3)推脾运胃法,一指禅推三脘法。

4. 思　是指反复考虑,动脑筋。过度思虑,首先伤脾,影响运化,临床表现为食欲不振,脘腹胀满,大便溏泄等症;心为脾之母,思则气结,母气不行,母病及子,子盗母气,伤及心神,就会出现心悸、怔忡、健忘、失眠、面色萎黄、少言倦怠等心脾两虚之证,此乃思伤脾亦伤心之意。

【取穴】3组穴位

1组:脾俞、心俞、胃俞、膈俞;

2组:章门、巨阙、神阙、气海、关元;

3组:血海、阴陵泉、足三里、三阴交、公孙、通里、神门。

【治法】

(1)用一指禅法或拇指揉推法顺经推脾经、心经。

(2)顺时针方向点按揉或顺经推上述穴位。

(3)推脾运胃法,一指禅推三脘法。

5. 悲　悲为伤心、难过之意。多见心境凄凉,垂头丧气,叹息不已,愁眉不展,面色惨淡,有时泪涌而泣,声低而缓慢。悲属金,主要伤及心肺两脏。过度悲哀会使上焦郁而化火,消耗肺气,悲哀愁忧则心动,心动则五脏六腑皆受影响,所以悲伤肺,又伤心。因此抑郁悲伤不仅伤及肺,还常致多脏腑病变。

【取穴】3组穴位

1组:肺俞、心俞、气海俞;

2组:中府、云门、膻中、天突、巨阙、神阙、关元、气海;

3组:太渊、尺泽、列缺、通里、神门。

【治法】

（1）用一指禅或拇指揉推法顺经推肺经、心经。

（2）顺时针方向点按揉或顺经指推以上诸穴。

6. 恐　恐是害怕之意,是异常情况下的应激情绪。肾在志为恐,肾气不足则恐。肾藏志,心藏神,血不足则志歉,志歉则恐,恐则神怯,故《素问·调经论》认为"血不足则恐"。内脏气血不足导致恐惧发生之后,恐惧又能使气机功能紊乱。恐惧过度,则消耗肾气,肾气下陷,升降失常,而出现尿频甚则二便失禁、阳痿、遗精、滑泄等病证。

【取穴】3组穴位

1组:百会、肾俞、命门、心俞、膈俞、关元俞、气海俞、八髎;

2组:巨阙、京门、神阙、气海、关元、中极;

3组:委中、委阳、昆仑、神门、内关。

【治法】

（1）用一指禅或拇指揉推法顺经推肾经。

（2）用一指禅或拇指揉推法顺经推心经。

（3）用单掌或双掌顺经推两侧膀胱经的背部和下肢部。

（4）旋摩百会法、旋揉神阙法、横擦腰骶法。

（5）顺时针点按揉或顺经推上述穴位。

7. 惊　惊与恐相似,即惊吓之意。但惊为不自知,从外而致;恐为自知,从内而生。惊是骤遇危险,突然面难,不知所措,或目击异物,耳闻巨响,致目瞪口呆,甚至昏厥。《临证指南医案·惊》有"惊则伤胆,恐则伤肾"之说。七情之惊致病,主要伤及心、胆两经。临床出现心悸、怔忡、惊厥等症。

【取穴】2组穴位

1组:肝俞、胆俞、心俞、期门、日月、巨阙;

2组:足临泣、阳陵泉、内关、外关、中渚、神门、通里。

【治法】

（1）用一指禅或拇指揉推法顺经推胆经。

（2）用一指禅或拇指揉推法顺经推心经。

（3）顺时针点按揉或顺经指推上述穴位。

（四）药膳调养法

1. 双花茶

【配方】绿梅花、玫瑰花各等份。

【制法】将绿梅花、玫瑰花同入杯中,用沸水冲泡,加盖,焖10分钟即可。

【功效】清热解毒活血。

【用法】当茶频频饮用,一般冲泡3~5次。

2. 当归尾赤芍散

【配方】当归尾、赤芍各等份。

【制法】将当归尾、赤芍切片,晒干或烘干,共研成细粉,瓶装备用。

【功效】活血化瘀、和络通脉。

【用法】每日 2 次,每次 10g,温开水送服。

3. 柏子仁煮花生米

【配方】柏子仁 15g,花生米 50g。

【制法】将柏子仁晒干,去除外壳及种皮,阴干后备用。花生米拣去杂质,用温开水发泡 1 小时,捞出,与柏子仁同入锅中,加水适量,用小火煨炖至花生米熟烂即成。

【功效】补气养血,健脾和胃。

【用法】上下午分服,喝汤吃花生米和柏子仁。

4. 甘麦红枣蜜饮

【配方】浮小麦 30g,红枣 10 枚,炙甘草 3g,蜂蜜 30g。

【制法】将浮小麦、红枣、炙甘草同入锅中,加水适量,煎煮 2 次,每次 30 分钟,合并煎液,趁热调入蜂蜜,搅匀即成。

【功效】养心除烦,补脾安神。

【用法】上下午分服。

5. 牡蛎肉枸杞子汤

【配方】鲜牡蛎肉 200g,枸杞子 20g。

【制法】将洗净的牡蛎肉切成片,与洗净的枸杞子同入锅中,加水适量,先以大火煮沸,再改小火煨炖至牡蛎肉熟烂,调入精盐、芝麻油,再煮片刻即成。

【功效】补益肝肾,养心安神。

【用法】佐餐当菜,吃肉喝汤。

6. 玉竹茯神饼

【配方】玉竹 20g,茯神 30g,粳米 100g,白糖 30g。

【制法】将玉竹晒干,切片,研成细末;茯神切片,阴干,研成细粉;粳米淘净,研成细粉,与玉竹粉、茯神粉、白糖同入锅中,加水适量,调成糊状,用小火在平锅中摊烙成薄饼。

【功效】养阴宁心,镇静安神。

【用法】当点心,随意服用。

7. 麦冬莲心茶

【配方】麦冬 20g,莲子心 2g。

【制法】将麦冬洗净,晒干,与莲子心同入杯中,用沸水冲泡,焖 15 分钟即可。

【功效】清心除烦。

【用法】当茶频频饮用,一般可冲泡 3~5 次。

8. 夜交藤蜜饮

【配方】夜交藤 30g,蜂蜜 15g。

【制法】将夜交藤晒干,切段,入锅中,加水适量,煎煮 1 小时,去渣取汁,调入蜂蜜即成。

【功效】养心安神。

【用法】每晚临睡前服用 1 次。

(廖 燕)

复习思考题

1. 如何培养健康的心理？
2. 中医情志调养的原则是什么？
3. 何谓情志制约法？
4. 常用的睡眠调养方法有哪些？

第十二章　局部调养

 学习要点

面部、头颈部、背腰胸腹部及四肢部的推拿及刮痧调养方法。

第一节　面部调养

一、推拿调养

（一）常规养颜推拿

可促进面部气血流通,对润泽皮肤,保持皮肤弹性,延缓肌肤衰老,防止皱纹产生有较好的作用。具体操作方法如下:

患者仰卧位,术者坐于患者头前方:

1. 双手食、中、无名指面或大鱼际置于前额正中,分别向两侧环形抹至太阳穴为止,反复操作1分钟。

2. 双手拇指横置于前额,从中间向两旁交替做抹法1分钟。

3. 双手食、中指分别置于两侧攒竹穴,沿眼眶由内向外做环形摩动1分钟。

4. 双手拇指指尖由睛明向瞳子髎分别经上下眼眶轻轻按压,先上后下,各3次。

5. 食指按于攒竹,中指按于鱼腰,无名指按于丝竹空,三指同时用力点按10次。然后食指点按睛明穴10次,拇指点按承泣穴10次,再点按瞳子髎10次。

6. 双手食、中、无名指在两颊由内向外做环形抹法1分钟。

7. 双手拇指指腹从内眼角沿鼻翼两侧向下抹30秒,再从鼻根至鼻尖抹30秒。

8. 用双手中指、无名指从人中分推至两侧地仓,再从两侧地仓推至承浆穴,然后反方向推至人中,共1分钟左右。再用双手中指、无名指按上述方向叩击牙齿1分钟。

9. 双手拇指从印堂分推至太阳、耳门、听宫、听会,然后沿面颊继续推抹至大迎,每穴点按2次,反复5~10遍。

10. 双手拇指从印堂分推至太阳,再至率谷,每穴点按2次。然后,双手拇指从脑后向下推至风池穴,点按揉风池穴10~15次。

11. 以双手拇、中指分别点按头维、四白,阳白、颧髎、上关、下关、翳风、地仓、颊车、迎香,每穴点按10次。

12. 双手手掌从下颌运至面颊,再至前额,然后分至两侧,再从耳前回到承浆,反复操作1分钟左右。

13. 用一指禅推法或拇指点按揉合谷、曲池、足三里,每穴1分钟。

（二）除皱推拿

1. 消除额纹法

（1）用食指点按头维、神庭、阳白、印堂、太阳穴，每穴点按 10~20 次。

（2）用两手拇指从眉弓上方向前发际做单向抹法，由中线开始，逐渐抹至两侧额角，共操作 2~3 分钟。

（3）用两手食指指腹从额头中央向两侧做小幅度按揉，共按揉 3~5 分钟。

（4）用左手食、中指将额头有皱纹处皮肤撑开，右手食、中指并拢，用指腹在皱纹处，与皱纹方向垂直做轻柔的抹法 10~20 次，依次在额部有皱纹处操作。

（5）用食、中、无名指指腹轻轻拍打额头皮肤 1 分钟。

2. 消除眼周皱纹法

（1）用食指点按双侧睛明、承泣、瞳子髎穴，每穴点按 10~20 次。

（2）用两手食指的指腹沿两眼眶周围作小幅度按揉 3~5 分钟。

（3）用左手食、中指将眼周有皱纹处皮肤撑开，右手食、中指并拢，用指腹在皱纹处，与皱纹方向垂直作轻柔的抹法 10~20 次，依次在眼部有皱纹处操作。

（4）用同侧手的拇指与食指将外眼角上下皮肤固定，稍稍绷紧，然后用另一手的食指的指腹，沿着眼轮匝肌的环状走向作眼周按摩，每侧 10~20 圈，手法宜轻柔。

（5）用食、中、无名指三指腹轻轻拍打眼周皮肤 1 分钟。

3. 消除鼻唇皱纹法

（1）用食指点按双侧迎香、四白、禾髎、巨髎、颧髎穴，每穴点按 10~20 次。

（2）用两手食指的指腹沿鼻唇沟作小幅度按揉 3~5 分钟。

（3）用左手食、中指将鼻唇沟有皱纹处皮肤撑开，右手食、中指并拢，用指腹在皱纹处，与皱纹方向垂直作轻柔的抹法 10~20 次，依次在鼻唇沟有皱纹处操作。

（4）用食、中、无名指指腹轻轻拍打鼻周皮肤 1 分钟。

二、刮痧调养

面部刮痧手法不同于身体其他部位的刮痧，它不需要出痧，但要尽量增加刮痧的舒适感，减轻疼痛程度，并能达到美容养颜的效果。

（一）基本手法

1. 平刮法

【操作】以刮痧板长边接触皮肤，刮痧板向着刮拭的方向倾斜，角度尽量小于 15°，自上而下或从内向外均匀的向同一方向缓慢刮拭。

2. 揉刮法

【操作】以刮痧板的整个长边或短边接触皮肤，刮痧板向着刮拭的方向倾斜，倾斜的角度尽量小于 15°，自上而下或从内向外均匀地连续作缓慢柔和的旋转刮拭，也就是边刮拭，边缓慢向前旋转移动。

3. 摩刮法

【操作】两手各持一块刮痧板，将刮痧板平面置于手掌心或四指部位，手指不接触皮肤，两块刮痧板平面紧贴面部两侧皮肤，以掌心或四指力量按压刮痧板的平面，将按压力渗透至面部肌肉深部，两块刮痧板在面部两侧同时自下而上或从内向外均匀地连续做缓慢、柔和的旋转移动，也就是边按压、边缓慢向前旋转移动。

4. 提拉法

【操作】两手各持一块刮痧板,放在面部同一侧,用刮痧板长边接触皮肤,刮痧板向刮拭的方向倾斜,倾斜的角度为 20°~30°,两块刮痧板交替从下向上刮拭。刮拭的按压力渗透到肌肉的深部,以肌肉运动带动皮肤向上提升,边提升,边刮拭。也可以两手各持一块刮痧板,分别放在面部两侧,同时刮拭提拉两侧肌肤。

（二）面部刮痧步骤与方法

面部刮痧分三大步骤,一是自上而下,从内向外,按额头区、眼周区、面颊区、鼻区、口唇区、下颌区的顺序操作;二是面部点穴;三是结束手法。具体操作如下:

1. 额头区

（1）用刮痧板的短边,以揉刮法从额头中间向两侧刮拭前额 10~20 次。

（2）用刮痧板的短边,以平刮法从额头中间向两侧刮拭前额 10~20 次。

（3）用刮痧板的角部以平面按揉法按揉太阳穴 20 次结束。

2. 眼周区

（1）用刮痧板角部以垂直按揉法按揉睛明 20 次。

（2）用刮痧板的长边,以平刮法从睛明沿上眼眶经过攒竹、鱼腰向外刮至外眼角瞳子髎,用平面按揉法按揉瞳子髎 3 次,反复 10~20 次。

（3）用刮痧板的长边,以平刮法从睛明沿下眼眶经承泣向外刮至外眼角瞳子髎,用平面按揉法按揉瞳子髎 3 次,反复 10~20 次结束。

3. 面颊区

（1）用平面按揉法按揉上迎香 10~20 次,然后用刮痧板的长边,以平刮法从上迎香向外经四白、承泣至太阳 10~20 次,最后用平面按揉法按揉太阳 10~20 次。

（2）用平面按揉法按揉迎香 10~20 次,然后用刮痧板长边,以平刮法沿颧骨内下方,向外上经颧髎刮至下关 10~20 次,最后用平面按揉法按揉下关 10~20 次结束。

4. 鼻区

（1）用刮痧板的长边,以平刮法从前额正中自上向下刮拭,经印堂刮至鼻尖 10~20 次。

（2）用刮痧板的两个角部骑跨在鼻梁上,从鼻根刮至鼻尖 10~20 次。

（3）用刮痧板的角部由上向下刮拭鼻翼部 10~20 次结束。

5. 口唇区

（1）用平面按揉法按揉人中 10~20 次,然后用平刮法沿上唇向两侧刮至嘴角地仓 10~20 次,用平面按揉法按揉地仓 10~20 次。

（2）用平面按揉法按揉承浆 10~20 次,然后以平刮法沿下唇向两侧经嘴角地仓、大迎刮至颊车 10~20 次,最后用平面按揉法按揉颊车 10~20 次结束。

6. 下颌区双手各持一块刮痧板,用刮痧板两角部中间的凹槽骑跨在下颌骨处,以平刮法从中间向两侧分别刮至下颌角处,共 10~20 次,最后用平面按揉法按揉耳后翳风 10~20 次结束。

7. 面部点穴用刮痧板的角部以点按法点按以下穴位:头维、神庭、阳白、太阳、攒竹、鱼腰、丝竹空、瞳子髎、承泣、四白、迎香、地仓、颊车、大迎、承浆等穴位,每穴点按 5~10 次。

8. 结束手法

（1）用摩刮法按从下向上的顺序摩面 3~5 分钟,疏理经气,放松肌肉。

（2）用提拉法按从下向上的顺序刮拭面部,提升收紧肌肉,结束刮拭。

针刺祛斑

主穴:面部色斑区、中脘穴。针刺施术特点是浅刺留针。常规消毒后,用0.12毫米×13毫米的毫针,以围刺、散刺的手法,在色斑颜色最深的部位,正中直刺一针,四周斜向中心横卧透刺4针。根据色斑区域的大小,在色斑与正常皮肤交界区散刺3~5针,以缩小色斑范围。中脘穴浅刺,进入皮下即可。留针30分钟,每天一次,10次为1个疗程。

配穴:肝郁气滞型加太冲、行间、肝俞;胃肠积滞型加天枢、上巨虚;脾虚湿阻型加阴陵泉、三阴交;脾肾两虚型加关元、脾俞、肾俞。所选穴位常规消毒后,选用0.30毫米×50毫米毫针,进针0.5~1寸,得气后行平补平泻手法,留针30分钟,每天一次,10次为1个疗程。

第二节 头颈部调养

一、头部调养

(一)推拿调养

【方法一】

1. 患者半卧位或坐位,医者立于患者后面,依次用一指禅推法反复推头部的督脉、膀胱经、胆经、三焦经,每经2~3分钟。

2. 依次用虚掌拍法、指尖击法、扫散法、梳法、拿法作用于头部,从前向后,从中间向两侧,手法要覆盖有毛发生长的所有部位,不可遗漏。每种手法3~5分钟。

3. 用一指禅推法或拇指点按揉神庭、太阳、百会、印堂、头维、角孙,脑户、风池、风府、完骨、天柱,每穴1~2分钟。

4. 俯卧位,用掌根反复推背部督脉和膀胱经5分钟左右。再点按肾俞、脾俞、肝俞、心俞,每穴1~2分钟。

本法适用于各种人群的头发保养或发质发色不佳的治疗,且对头痛、眩晕也有治疗作用。

【方法二】

1. 指梳头法:两手五指微屈,以十指指端从前发际起,经头顶向后发际推进。反复操作20~40次。

2. 按头皮:两手五指自然张开,用指端从额前开始,至头部正中按压头皮至枕后发际,然后按头顶两侧头皮,直至整个头部。按压时以头皮有酸胀感为度,每次2~3分钟。

3. 提拉头发:两手十指分开抓住头发,轻轻用力向上提拉,直至全部头发都提拉1次,时间2~3分钟。

4. 干洗头发:用两手十指按摩整个头部的头发,如洗头状,约2~3分钟。

5. 拍打头皮:双手四指并拢,轻轻拍打整个头部的头皮1~2分钟。

以上五个步骤每日早晚各做1次,长期坚持,可防治白发、脱发、头发干燥、枯黄等。

(二)刮痧调养

全身经脉中所有的阳经都上达于头部,故说"头为诸阳之会",所以刮拭头部的经脉,不但增加局部的血液循环,促进组织细胞新陈代谢,改善脑部供养,还可间接地增强五脏六腑的功能,调整脏腑功能失调,对神经衰弱、脑供血不足、头痛、头晕、失眠、记忆力减退等有预防和治疗作用。

头部刮痧多采取坐姿,背部靠在椅背上或者骑坐在椅子上,双臂放在靠背上。体质虚弱者可取卧位,仰卧位可刮拭前头部、头顶部及侧头部,俯卧位可刮拭后头部。给他人头部刮痧时,宜双手配合,一手刮拭,另一手扶持被刮者头部,这样可以保持头部稳定,提高治疗效果。头部刮痧一定要有向头皮下的按压力。不用拘泥刮拭的次数,只要刮到头皮有微热感即可,每次头部刮痧时间在 5~10 分钟。保健刮痧要把头部所有的部位都刮到,不要有遗漏。

头部有头发覆盖,一般不涂刮痧油,如遇头发稀少者,重点刮拭部位可以滴少量刮痧油。头部刮痧选用水牛角刮痧板梳,将刮痧板的梳齿部位接触头皮,用面刮法刮拭,重点穴位用刮痧板的角部刮痧。

头部的刮痧方法主要有三种:

1. 循经刮拭　头部循行的经脉主要有督脉、膀胱经、胆经、三焦经。其中督脉循行于头部正中,膀胱经循行于头部中线的两侧,胆经和三焦经循行于侧头部。循经刮拭,即沿着经脉的走行进行刮痧。一般应从前向后,先中间,后两边进行刮拭,即依次刮拭督脉、膀胱经、胆经、三焦经。

2. 顺头发的自然方向刮拭　这种刮痧方法也叫梳头法,适用于头部保健,可以保持原有的发型。一般头顶部从前向后刮、从后向前刮或从左向右刮、从右向左刮,侧头部从前向后刮,后头部从上至下进行刮痧。总之,要顺着头发的自然方向进行刮痧。

3. 放射刮拭　就是以百会为中心,呈放射状向全头的各个部位进行刮痧。

二、颈部调养

颈部是人体形态美的窗口,拥有优美修长的颈部,可传达出女人的细腻、妩媚、温柔与性感。颈部共有 8 条经脉通过,颈前部有任脉和胃经,颈侧面有大肠经、小肠经、三焦经和胆经,颈后面有督脉和膀胱经。

(一)推拿调养

1. 仰卧位,术者坐于受术者头上方

(1)术者将双手手掌横置于颌骨下,双手指尖相对,向两侧慢慢用力抹擦,至双手指分别达到两侧耳垂下稍停顿,反复 1~2 分钟。

(2)以双手手掌置于颈前,双掌根对准前正中线,同时向两侧慢慢用力抹擦,至掌根达两侧胸锁乳突肌稍停顿,反复 1~2 分钟。

(3)将双手掌分别平放在颈部两侧,从乳突慢慢用力向下抹擦至缺盆,反复 1~2 分钟。

(4)双手五指并拢横放于颈前一侧,从一侧锁骨下开始,向上抹至下颌骨,双手交替,并逐渐向另一侧移动,反复 1~2 分钟。

(5)用拇指或中指尖点按承浆、大迎、颊车、天牖、天窗、扶突、人迎等穴,每穴 3~5 次。

2. 俯卧位

(1)双手手掌横置于枕骨下,双掌根对准后正中线,同时向两侧慢慢用力抹擦,至掌根达两侧胸锁乳突肌稍停顿,反复 1~2 分钟。

(2)将双手掌分别平放在颈部两侧,从枕骨下慢慢用力向下抹擦至肩,反复 1~2 分钟。

(3)双手五指并拢横放于颈后一侧,从一侧颈肩部开始,向上抹至枕骨下,双手交替,并逐渐向另一侧移动,反复 1~2 分钟。

（4）手掌根部着力于颈部,自风府、风池穴而下,缓慢有节律的揉至颈根部,反复1~2分钟。

（5）一手固定头部,另一手以拇指吸定于风府穴,以均匀柔和的一指禅推法逐渐向下推至大椎穴处,反复3~5分钟。

（6）双手拇指分别着力于颈项部两侧,同时用一指禅推法从上向下操作1~2分钟,形似蝴蝶翻飞。

（7）从风池穴至肩井穴做㨰法1~2分钟,两侧交替操作。

（8）拿揉颈项1~2分钟。

（9）用拇指或中指尖点按哑门、天柱、风池、大椎及颈部夹脊穴,每穴3~5次。

（二）刮痧调养

1. 颈后部刮痧 一般取坐位。被刮者骑坐在有靠背的椅子上,双手臂平放在椅背上,有利于颈肩部的肌肉放松,还可以避免刮痧时身体晃动。身体微微前倾,头部略低,以充分暴露颈椎,刮痧者应该站在被刮者的侧面,刮拭颈椎时要一只手拿刮痧板,另一只手扶托住被刮者的额头,以固定头部,免其晃动。颈后部刮痧共分3步:

（1）用"面刮法"刮拭颈椎中间督脉部位2~3分钟。

（2）用"双角刮法"刮拭颈椎后部的膀胱经2~3分钟。

（3）用"面刮法"刮拭颈部两侧的胆经2~3分钟。

2. 颈前部刮痧 一般取仰卧位。术者坐于受术者头前方,因颈部有血管、咽喉、甲状腺、气管和食管,所以手法一定要轻柔和缓并涂抹足够的刮痧介质,具体的操作是用"面刮法"从上向下刮,首先刮拭颈部的前面,再刮颈部两侧,每一部位刮拭2~3分钟。

第三节 背腰胸腹部调养

一、背腰部调养

（一）推拿调养

背腰部推拿一般采用俯卧位或坐位,俯卧时腹部下面垫一软枕,坐位时应骑坐在靠背椅上,双手平放在椅背上,具体操作如下:

1. 双手掌直推、分推肩背腰及上肢部2~3分钟。

2. 双手掌揉背部督脉、膀胱经及肩部2~3分钟。

3. 双手拇指点按揉或一指禅推背部膀胱经、夹脊穴、肩井、天宗、肩贞、臑俞、秉风、曲垣、肩外俞、肩中俞、肩髃、肩髎等穴,每穴0.5~1分钟。

4. 双手交叉㨰、抱拳㨰督脉1~2分钟,掌揉督脉、膀胱经1~2分钟。

5. 拇指推、拳推夹脊穴和膀胱经1~2分钟;弹拨膀胱经1~2分钟;掌揉督脉、膀胱经1~2分钟。

6. 捏脊、捏膀胱经,侧捏夹脊3~5分钟。

7. 双手或前臂揉㨰腰背2~3分钟。

8. 拳击、侧掌击、合掌击、掌背击、拍肩背腰部2~3分钟。

9. 推擦肩背腰部1~2分钟。

10. 按揉、掌振、拍击腰骶部1~2分钟。

（二）刮痧调养

背部刮痧一般采取坐姿，骑坐在有靠背的椅子上，双手臂平放在椅背上，刮痧者应站在被刮者的侧面。如果身体比较虚弱，可以根据治疗部位的需要，俯卧或侧卧在床上，俯卧位最好腹部下面垫个软枕，避免腰部下陷，肌肉紧张。无论采取什么姿势，最重要的是刮拭部位肌肉一定要放松。

背部循行的经脉是督脉和膀胱经，背部刮痧要先刮正中部位的督脉，因为督脉总督一身的阳经，先刮督脉有助于疏通全身的阳经。在刮督脉时最好先刮大椎穴，因为它是多条经脉的交会穴，有利于疏通其他经脉。具体的操作步骤如下：

1. 先用"面刮法"自上而下刮拭督脉 3~5 分钟。

2. 用"双角刮法"同时刮拭督脉两侧的夹脊穴 3~5 分钟。

3. 用"面刮法"自上而下刮拭两侧膀胱经的第一侧线和第二侧线 3~5 分钟。膀胱经的刮法有两种，如果只刮膀胱经第 1 侧线，用刮痧板的短边接触皮肤；如果同时刮拭两条膀胱经，则以整个刮痧板的长边接触皮肤。

腰背部的刮痧是分段进行的，每次刮拭 4~5 寸长。当分段刮拭完毕后，用"疏理经气"法从上向下做大面积快速连续刮拭。

二、胸部调养

胸部有任脉、肾经、脾经、胃经、心包经、肺经、胆经等多条经脉循行，胸腔是心、肺二脏所居，左右胸廓下方肋骨处是上腹部脏器肝胆、脾脏、胰腺的体表投影区。

（一）推拿调养

受术者取仰卧位，术者坐于受术者头前方。

1. 双手指腹从膻中穴向下向外环绕乳房推擦 3 分钟。

2. 双手中指点按膺窗、天池、乳根、膻中穴，每穴 1 分钟。

3. 术者双手掌心对准双乳头，用掌揉法于两侧乳房操作 3~5 分钟，继而围绕乳房做顺时针及逆时针的推摩法各 3 分钟。

4. 五指分开微屈拿住乳房，由乳房外周向乳头集中的方向拉动 30 次。再用五指拿住乳房做振法 5 分钟，继以拇、食、中指捏捻乳头 1 分钟。

5. 双手掌由上向下轻推至乳中，再由下向上从乳房外侧拉上来，反复操作 20~30 次。以拇、食、中指捏住乳头向上方提拉 5 次。

6. 双手交替空掌从胸侧及乳下，向乳中推送，将胸侧及背部脂肪组织推向乳房。

7. 双手中指点按鸠尾、中庭、膻中、玉堂、紫宫、华盖、璇玑，沿锁骨下缘至云门、中府、大包、期门、乳根、膺窗、屋翳、库房、气户，各点按片刻。

8. 双手四指并拢相叠用指腹沿乳房周围做 8 字形轻柔推擦。

（二）刮痧调养

胸部皮肤薄且敏感，加之瘦弱的人肋骨凸显，因此刮痧时用"平刮法"，刮拭的速度要缓慢，以减轻疼痛，增加舒适感。乳头处禁刮。

胸部刮痧可以采取坐姿，坐在有靠背的椅子上，也可以采用仰卧位或侧卧位。具体的操作步骤如下：

1. 先用"单角刮法"自上而下刮拭任脉膻中穴至鸠尾穴 10~20 次。

2. 用刮痧板的短边，以"面刮法"自上而下，按从内向外的顺序依次刮拭胸部经脉，每经

1~2分钟。

3. 将刮痧板竖放在任脉上,沿着肋骨的走行用"平刮法"从内向外分别刮拭两侧胸部3~5分钟(男性)。

4. 两手各持一块刮痧板,放在同侧乳房的下方,用刮痧板的整个长边接触皮肤,以"平刮法"从乳房的外下方向内上方交替进行刮拭3~5分钟,提升乳房(女性)。

5. 用"单角刮法"刮云门、中府穴,每穴1分钟左右。

三、腹部调养

(一)推拿调养

1. 右手掌平贴腹部,左手掌置于右手指背上,用全掌在腹部按揉1分钟。

2. 双手叠压用掌根顺时针方向依次沿升结肠→横结肠→降结肠→乙状结肠方向做按揉法10次。

3. 双手叠压,掌根用力向下推按,继而手指用力向回压,一推一回,由中间向两边,由上而下慢慢移动,遍及全腹,反复1~3分钟。

4. 掌压腹部,从上腹开始,双手掌分别置于左右侧腹上,垂直下压,从中间向两侧沿水平方向移动,由轻到重,逐渐加力,再依次按压中腹、下腹,每一部位按压1分钟。

5. 双手叠压,以大鱼际和掌根部着力,自上腹部推至下腹部,先中间,后两边,依次推遍全腹,反复操作8~10分钟。

6. 术者以两手拇指掌侧对置于脐上两侧的滑肉门穴处,余四指分置于腹部两侧,自上而下,自外向内进行挤推,约3分钟。

7. 双手叠压,以神阙为中心,在腹部沿顺时针方向进行摩腹3分钟左右,摩腹的同时稍向下用力按压,带动皮下肌肉一同运动,再用同法逆时针摩腹3分钟。

8. 双手拇指与其余四指对张,从一侧腹部拿起腹部皮肤和肌肉,一点点向对侧推移,动作要缓慢,还可轻轻提起,操作大约3分钟。

9. 双手掌打开,分别横放在腹部两侧的脐上、下部位,分别向对侧用力推拉,反复操作2分钟。

10. 双手拇指从神阙向上推至上脘,再顺两侧肋弓缘向下后方推擦至脾俞,双手中指点按脾俞,再向上快速拉动,反复操作5~10次。

11. 点按中脘、气海、水分、关元、子宫、天枢、大横、梁丘、足三里、三阴交,每穴5次左右。

(二)刮痧调养

腹部刮痧采取仰卧位,首先用"面刮法"自上而下,由中间向两边依次刮拭任脉、肾经、胃经、脾经、肝经、胆经,每经刮痧1~3分钟;然后用刮痧板的角部点按腹部常用穴位,如:中脘、章门、天枢、大横、水分、气海、关元、水道等。

第四节 四肢部调养

一、上肢部调养

(一)推拿调养

1. 从受术者肩部开始沿上肢外侧、前侧、后侧依次做揉法,反复3~5分钟,力量由轻至重,达到患者最大耐受度。

2. 手掌推擦上肢外侧、前侧、后侧至远端,反复 2~3 分钟,尽量用力,使上肢发热为度。

3. 术者一手拿住患者手腕,另一手从下向上沿上肢外侧、前侧、后侧拿捏上肢肌肉,力量从轻至重,反复 3~5 分钟。

4. 从下向上沿上肢外侧、前侧、后侧推擦至肩,反复 2~3 分钟,尽量用力,使上肢有灼热感为度。

5. 用拇指点按揉上肢脂肪堆积最明显处,力量由轻至重,使局部酸胀,达到患者最大耐受度,每个部位反复 1~2 分钟。再用指尖点按肩髃、肩髎、臂臑、臑会、天府、天泉、青灵、消泺、清冷渊、曲池、少海、手三里、下廉、温溜、四渎、孔最、合谷,每穴 3~5 次。

6. 用空掌从上向下叩打上肢,遇到脂肪堆积部位适当加力,反复 2~3 分钟。换另一上肢同法操作。

（二）刮痧调养

上肢部有 6 条经脉循行,用"面刮法"从上向下刮拭,一般习惯先刮上肢内侧手三阴经,顺序是手太阴肺经、手厥阴心包经、手少阴心经;再刮上肢外侧的手三阳经,顺序是手阳明大肠经、手少阳三焦经、手太阳小肠经;最后用刮痧板的角部点按上肢常用穴位:肩髃、臂臑、曲池、外关、手三里、合谷等。

二、下肢部调养

（一）推拿调养

1. 仰卧位

（1）用单手依次从受术者髌骨至腹股沟、膝关节外侧至股骨大转子、膝关节内侧至耻骨联合下缘做滚法 5~10 分钟。

（2）从上向下用手掌按揉下肢前、外、内侧,边按揉边做螺旋形运动,至踝关节,反复 5~10 分钟。

（3）双手从下向上沿下肢前侧、外侧、内侧拿捏肌肉,反复 5~10 分钟。

（4）手掌从上向下沿下肢前侧、外侧、内侧推擦至踝关节,反复 10 分钟。

（5）空掌或空拳从上向下叩打下肢前侧、外侧、内侧,遇脂肪堆积部位适当加力,反复 3~5 分钟。

（6）拇指点揉下肢前侧及内侧脂肪堆积明显处,每部位 1 分钟;再用手指或指尖点按髀关、伏兔、梁丘、足三里、丰隆、足五里、箕门、阴包、血海、阴陵泉、三阴交,每穴 5 次。

2. 俯卧位

（1）单手依次从受术者踝关节至臀横纹,用滚法操作 5~10 分钟。

（2）从上向下用手掌按揉下肢后侧,边按揉边做螺旋形运动,至踝关节,反复 10 分钟。

（3）从下向上拿捏下肢后侧肌肉,反复 3~5 分钟。

（4）手掌从上向下沿下肢后侧推擦至踝关节,反复 3~5 分钟。

（5）空掌或空拳从上向下叩打下肢后侧,遇脂肪堆积部位适当加力,反复 3~5 分钟。

（6）用拇指按揉下肢后侧脂肪堆积明显处,由轻至重,每个部位 1 分钟,再用手指或肘尖点按承扶、殷门、委中、合阳、承筋、承山、昆仑,每穴 1 分钟。

3. 侧卧位,下腿微屈,上腿伸直

（1）拇指点按揉下肢外侧脂肪堆积明显处及环跳、风市、膝阳关、阳陵泉、丰隆、悬钟等穴,每穴5次。

(2) 空掌或空拳从上向下叩打下肢外侧,遇脂肪堆积部位适当加力,反复2~3分钟。

另一侧下肢同法操作。以上手法尽量用力,使下肢有灼热感。

(二) 刮痧调养

腿部有6条经脉循行,刮痧时一般采取俯卧位或仰卧位,用"面刮法"进行刮拭。先刮下肢外侧3条阳经,依次是足阳明胃经、足少阳胆经、足太阳膀胱经;再刮下肢内侧3条阴经,依次是足太阴脾经、足厥阴肝经、足少阴肾经;最后用刮痧板的角部点按揉下肢常用穴位,如伏兔、梁丘、血海、足三里、阴陵泉、丰隆、三阴交、委中、承山、昆仑等。

(李　嘉)

？复习思考题

1. 面部推拿调养的操作方法有哪些?

2. 面部刮痧基本手法及操作步骤是什么?

3. 头部刮痧方法有哪些?

4. 背腰部推拿操作步骤是什么?

《美容保健技术》教学大纲
（供医疗美容技术专业用）

一、课程性质与任务

《美容保健技术》是一门理论性、实践性和技能性很强的多学科交叉的新兴课程，它是在中医学和美学理论指导下，研究防衰驻颜的理论原则和技术方法的一门专业技术课程，是医疗美容技术专业的主干课程。《美容保健技术》的主要任务是以中医整体观念为基础，在医学和美学理论指导下，研究防衰驻颜、强身健体理论、原则和技术方法，培养学生掌握药物、针灸、推拿、刮痧、饮食、音乐、运动等美容保健技能，对人体进行内外综合调理，以达到预防疾病、延缓衰老、驻颜美形之目的，为美容保健实践奠定良好的理论与技能基础。

二、课程目标

本大纲适用于医疗美容技术专业大学专科层次使用，依据医疗美容技术专业"市场需求为导向、岗位需要为前提、能力培养为重点"的培养目标，本课程的教学目标是：通过课堂理论与实践教学，使本专业学生掌握适应美容岗位需要的美容保健技术的相关理论知识及操作技能，并具有运用这些理论知识和操作技能预防疾病、延缓衰老、驻颜美形的能力。具体的知识、能力、素质目标分别如下：

【知识教学目标】

1. 掌握药物、膳食、针灸、推拿、刮痧、火罐、音乐、运动等常用美容保健技术的应用，重点掌握运用以上方法对人体进行内外综合调养，即体质、睡眠、情志及局部调养，以预防疾病、延缓衰老、驻颜美形之技能。

2. 熟悉阴阳五行、藏象学说、气血津液等与美容相关的中医理论及衰老理论。

3. 了解美容保健技术的定义、特点、种类及发展简史。

【能力培养目标】

具有美容保健技术的基本知识与技能，能针对各种体质偏颇及损容性问题进行正确调养的能力，特别是具有较好的美容保健施术技能；同时还应具有一定的在美容保健行业就业、创业和继续学习的能力。

【素质教育目标】

1. 专业思想巩固，具有强烈的事业心和责任感；

2. 有严谨求实的科学态度，良好的职业道德和全心全意为人民服务的精神；

3. 具有严肃认真、勤奋好学、刻苦钻研、善于自学的优秀品质；

4. 具有一定的美容保健宣教能力。

三、教学内容和要求

第一章 绪 论

【知识教学目标】

1. 掌握美容保健技术的定义、内容、特点。

2. 熟悉中医理论与美容的关系。

3. 了解美容保健技术的发展简史。

【能力培养目标】

具有将中医理论熟练运用于美容保健技术的能力。

【教学内容】

第一节　美容保健技术的定义、内容和特点

重点讲述美容保健技术的定义、研究内容及美容保健技术的特点。

第二节　与美容保健相关的中医理论

1. 简述阴阳五行学说、藏象学说、气血津液理论的基本内容。

2. 重点讲述阴阳五行学说、藏象学说、气血津液理论对美容保健的指导和应用。

第三节　美容保健技术发展简史

讲述从先秦至现代美容保健技术的发展过程。

第二章　药物美容保健

【知识教学目标】

1. 掌握中药美容保健的特点、原理。

2. 熟悉中药美容保健的使用方法。

3. 了解西药美容的种类及特点。

【能力培养目标】

能熟练运用中药进行美容保健。

【教学内容】

第一节　中药美容保健

1. 简单讲解药物美容保健的定义、用药途径。

2. 讲述中药美容的原理及药物性能与美容的关系。

3. 重点讲述美容保健中药的使用方法。

第二节　西药美容保健

简述美容西药的种类及作用原理。

第三节　外用美容药物的给药方法

简述中药药浴、超声药物透入、直流电药物离子导入的原理和操作方法。

第三章　经络美容保健

【知识教学目标】

1. 掌握美容保健常用腧穴的定位、作用和操作。

2. 掌握针灸、推拿、刮痧、拔罐美容的操作方法。

3. 掌握经络美容的特点及原理。

4. 了解针灸、推拿、刮痧、拔罐美容的适用范围及操作注意事项。

【能力培养目标】

1. 能熟练在人体上点出常用腧穴。

2. 熟练掌握针灸、推拿、刮痧、拔罐美容的操作方法。

【教学内容】

第一节　美容保健常用腧穴

重点讲述美容保健常用腧穴的定位、美容保健作用和操作。

第二节　针灸美容保健

1. 简述针刺、灸法、拔罐美容保健的原理。

2. 简述针刺、灸法、拔罐美容保健的操作方法。

第三节　推拿美容保健

1. 简述推拿美容保健的原理。

2. 重点讲述推拿美容保健常用手法及脏腑保健常规手法。

第四节　刮痧美容保健

1. 简述刮痧美容保健的原理、适用范围、注意事项。

2. 简述刮痧美容的顺序、步骤、时间与间隔、刮痧疗法的反应和处理。

3. 重点讲述刮痧美容保健器具和操作方法。

第四章　膳食美容保健

【知识教学目标】

1. 掌握膳食美容保健的原则。

2. 掌握合理膳食的相关知识。

3. 熟悉食物的性能与配伍。

4. 了解各种营养素对美容的影响。

【能力培养目标】

具备合理营养配餐的能力。

【教学内容】

第一节　食物的性能与配伍

讲述食物的性能与配伍关系。

第二节　食物的营养素与美容的关系

讲述蛋白质、脂肪、碳水化物、无机盐、维生素、水和膳食纤维对美容的影响。

第三节　膳食美容保健

1. 讲述膳食美容的原则。

2. 重点讲述合理膳食的定义、要求及构成。

第五章　音乐美容保健

【知识教学目标】

1. 掌握音乐治疗的方法。

2. 熟悉专门用于保健的音乐。

3. 了解音乐保健传统及现代理论。

【能力培养目标】

具有利用音乐进行美容保健的能力。

【教学内容】

第一节　音乐保健理论

讲述音乐的阴阳五行属性、音乐的基本要素及音乐的作用。

第二节　音乐美容保健方法

讲述音乐的聆听法、主动参与法和其他方法。

第三节　常用的美容保健音乐

讲述用于美容保健的音乐,包括冥想音乐、日本的系列治疗音乐、中国的治疗音乐及背景音乐。

第六章　运动美容保健

【知识教学目标】

1. 掌握运动保健的原则与方法。

2. 熟悉运动健身的基本常识。

3. 了解运动的作用、全民健身路径和职业性身体练习。

【能力培养目标】

具有科学合理运动健身的能力。

【教学内容】

第一节　运动的作用

讲述运动对人体各个方面的作用。

第二节　运动知要

1. 重点讲述运动保健的原则、步骤。

2. 简述运动的时间和注意事项。

第三节　有氧运动

1. 重点讲述常见的有氧运动项目。

2. 讲述有氧运动的作用原理及有氧运动负荷。

第四节　全民健身路径

讲述全民健身路径的种类和方法。

第五节　职业性身体练习

讲述伏案型、站立型、综合型职业的身体练习方法。

第六节　中医传统养生功法——八段锦

讲述八段锦的作用机理、动作要领、临床应用和注意事项。

第七章　生活方式与美容保健

【知识教学目标】

1. 掌握健康的生活方式及其保健作用。

2. 熟悉不良生活方式及其对健康的影响。

3. 了解生活方式及生活方式病的相关知识。

【能力培养目标】

具有指导人们建立良好生活方式的能力。

【教学内容】

第一节　规律生活与美容保健

讲述健康的生活方式及其保健作用。

第二节　不良嗜好与美容保健

讲述不良生活方式对健康的影响。

第八章　环境与美容保健

【知识教学目标】

1. 掌握环境有害因素的防护。

2. 熟悉四季美容保健的原则与方法。

3. 了解环境有害因素的种类。

【能力培养目标】

具有指导人们规避环境危害和进行四季养生的能力。

【教学内容】

第一节　自然环境与美容保健

讲述环境有害因素的分类及防护措施。

第二节　四季美容保健

讲述四季美容保健的原则与方法。

第九章　体　质　调　养

【知识教学目标】

1. 掌握体质的定义、分类及判定方法。

2. 掌握各种体质的特征、调养原则及调养方法。

3. 熟悉体质与证的关系及各种体质形成的机理。

4. 了解中医及现代医学对体质形成的认识。

【能力培养目标】

具有判断体质类型及调养体质偏颇的能力。

【教学内容】

第一节　体质的形成

讲述中医及现代医学对体质形成的认识。

第二节　体质的分类与判定

讲述古代与现代体质的分类与特征及体质的判定方法与标准。

第三节　气虚体质的调养

讲述气虚体质的形成机制、特征、调养原则和调养方法。

第四节　阳虚体质的调养

讲述阳虚体质的形成机制、特征、调养原则和调养方法。

第五节　痰湿体质的调养

讲述痰湿体质的形成机制、特征、调养原则和调养方法。

第六节　湿热体质的调养

讲述湿热体质的形成机制、特征、调养原则和调养方法。

第七节　阴虚体质的调养

讲述阴虚体质的形成机制、特征、调养原则和调养方法。

第八节　气郁体质的调养

讲述气郁体质的形成机制、特征、调养原则和调养方法。

第九节　血瘀体质的调养

讲述血瘀体质的形成机制、特征、调养原则和调养方法。

第十节　平和体质的保健

讲述平和体质的形成机制、特征、保养原则和保养方法。

第十章　睡 眠 调 养

【知识教学目标】

1. 掌握睡眠的调养方法。

2. 熟悉睡眠相关的医学理论。

3. 了解睡眠的作用及质量标准。

【能力培养目标】

具有运用各种方法调养睡眠的能力。

【教学内容】

第一节　睡眠医学理论

讲述中医及现代医学睡眠理论,睡眠的作用和质量标准。

第二节　睡眠调养

讲述各种睡眠调养方法。

第十一章　情 志 调 养

【知识教学目标】

1. 掌握情志调养的各种方法。

2. 熟悉情志调养的原则。

3. 了解健康心理的培养方法及不良心理的调适方法。

【能力培养目标】

具有熟练运用各种方法调畅情志的能力。

【教学内容】

第一节　心理健康调适

讲述健康心理的培养方法及不良心理的调适方法。

第二节　中医情志调养

讲述中医情志调养的原则和各种方法。

第十二章　局 部 调 养

【知识教学目标】

1. 掌握头面背腰部的推拿及刮痧调养方法。

2. 熟悉胸腹四肢部的推拿及刮痧调养方法。

【能力培养目标】

具有运用推拿及刮痧方法调养身体局部的能力。

【教学内容】

第一节　面部调养

讲述面部的推拿及刮痧调养方法。

第二节　头颈部调养

讲述头颈部的推拿及刮痧调养方法。

第三节　背腰胸腹部调养

讲述背腰胸腹部的推拿及刮痧调养方法。

第四节　四肢部调养

讲述上肢及下肢部的推拿及刮痧方法。

四、实践教学环节与要求

实训一　面部刮痧

【实训目的】

熟练操作面部刮痧手法。

【实训内容】

面部刮痧步骤与方法。

实训二　身体局部刮痧

【实训目的】

熟练操作头、颈、肩、背部刮痧手法。

了解胸、腹、上肢、下肢部刮痧手法。

【实训内容】

头部、颈部、肩部、背部、胸部、腹部、上肢、下肢刮痧步骤与方法。

实训三　音乐欣赏

【实训目的】

能够熟练的为各类人群选取适宜的保健音乐。

【实训内容】

欣赏用于美容保健的传统音乐和现代音乐。

实训四　体质判定

【实训目的】

能够熟练的为自己和他人判断体质类型。

【实训内容】

运用中医体质判定方法和标准为自己和他人判断体质类型。

实训五　气虚体质推拿调养

【实训目的】

熟练操作气虚体质的推拿调养方法。

【实训内容】

气虚体质的推拿调养方法。

实训六　阳虚体质推拿调养

【实训目的】

熟练操作阳虚体质的推拿调养方法。

【实训内容】

阳虚体质的推拿调养方法。

实训七　阴虚体质推拿调养

【实训目的】

熟练操作阴虚体质的推拿调养方法。

【实训内容】

阴虚体质的推拿调养方法。

实训八　痰湿体质推拿调养

【实训目的】

熟练操作痰湿体质的推拿调养方法。

【实训内容】

痰湿体质的推拿调养方法。

实训九　湿热体质推拿调养

【实训目的】

熟练操作湿热体质的推拿调养方法。

【实训内容】

湿热体质的推拿调养方法。

实训十　气郁体质推拿调养

【实训目的】

熟练操作气郁体质的推拿调养方法。

【实训内容】

气郁体质的推拿调养方法。

实训十一　血瘀体质推拿调养

【实训目的】

熟练操作血瘀体质的推拿调养方法。

【实训内容】

血瘀体质的推拿调养方法。

实训十二　平和体质推拿调养

【实训目的】

熟练操作平和体质的推拿调养方法。

【实训内容】

平和体质的推拿调养方法。

五、教学时间分配

根据教学计划,三年制医疗美容技术专业《美容保健技术》课程总学时为72学时(理论课学时48,实践课学时24)。各章学时分配列表如下,各校可根据具体情况做适当调整。

教学内容	总学时	理论学时	实践学时
第一章　绪论	2	2	
第二章　药物美容保健	4	4	
第三章　经络美容保健	10	4	6
第四章　膳食营养美容保健	4	4	
第五章　音乐美容保健	6	4	2
第六章　运动美容保健	4	4	
第七章　生活方式与美容保健	2	2	
第八章　环境美容保健	2	2	
第九章　体质调养			
第一节　体质的形成	2	2	
第二节　体质的分类与判定	2	2	
第三节　气虚体质调养	3	1	2

续表

教学内容		总学时	理论学时	实践学时
第四节	阳虚体质调养	3	1	2
第五节	痰湿体质调养	3	1	2
第六节	湿热体质调养	3	1	2
第七节	阴虚体质调养	2	1	1
第八节	气郁体质调养	2	1	1
第九节	血瘀体质调养	2	1	1
第十节	平和体质保健	2	1	1
第十章	睡眠调养	4	4	
第十一章	情志调养	4	4	
第十二章	局部调养	6	2	4
合计		72	48	24

六、大 纲 说 明

1. 本大纲适用于医疗美容技术专业、中医学(美容)专业大学专科层次使用。

2. 根据教学的特点,注重理论与实践相结合,强化实践技能操作,并注意与中医美容学、经络美容学、美容药物学、美容实用技术等学科的横向联系,以防重复讲授。

3. 大纲中规定的内容顺序、实践技能、学时分配等,各校根据情况,必要时可适当调整。

4. 本大纲中重点内容,应通过不同的教学方法、教学手段,配合必要的模型、挂图、视频、课件等,加强形象化、直观化教学,使学生熟练掌握课程的内容。

主要参考书目

1. 刘奇.抗衰老学[M].北京:军事医学科学出版社,2006.
2. 杨智荣.美容保健技术[M].北京:人民卫生出版社,2007.
3. 党毅,肖颖.中药保健食品研制与开发[M].北京:人民卫生出版社,2005.
4. 谭兴贵.中医药膳学[M].北京:中国中医药出版社,2005.
5. 匡调元.人体体质学[M].上海:上海科学技术出版社,1996.
6. 刘艳骄,好荣林.中医睡眠医学[M].北京:人民卫生出版社,2002.
7. 张秀勤,王振山.全息经络刮痧美容[M].北京:人民军医出版社,2005.
8. 华嘉增.妇女保健新编[M].上海:复旦大学出版社,2005.
9. 范欣生.音乐疗法[M].北京:中国中医药出版社,2002.
10. 王耀华.音乐学概论[M].北京:高等教育出版社,2005.
11. 王琦.中医体质学[M].北京:人民卫生出版社,2009.